バイオ検査薬の開発
Development of Bio-Diagnostic Reagents

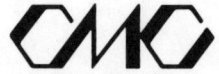

普及版刊行にあたって

　本書は1992年4月に臨床検査薬に利用できる技術を解説するとともに当時のニーズも抽出しようとする目的で発行されたものであります。当時は新規に臨床検査薬の開発・製造に参入する企業も出現した時代であり、従来からの臨床検査薬メーカーばかりでなく、新規参入メーカーにも参考に供していただくことを意図したものでありました。

　時代が経過して今日では医療に関する法規・制度や医療の体系も大きく変貌し、さらに大きく変貌を遂げようとしています。DRG/PPSやEBMなど新しい制度や医療の考え方が持ち込まれています。そのような環境を考慮しつつ旧版を見れば、各界の諸先生方の記事は今なお検査薬開発などに非常に有用であり、現在広く求められるポイントオブケア(POC)テストの開発などにも十分に参考にして頂けるものと考えられます。

　このことから、著者の先生方にご了解をいただき普及版を刊行することと致しました。普及版では技術の製品解説を中心にすることとし、現在では意味を失っている臨床検査アンケート調査および体外診断用医薬品の認可手順の記事を削除致しました。

　尚、普及版刊行にあたっては初版発行時のままとし、加筆・訂正等を行っていないことを申し添えます。

2000年7月

　　　　　　　　　　　　　　　　　　　　　　　株式会社　ピーアールディー
　　　　　　　　　　　　　　　　　　　　　　　　　　　　山本　重夫

執筆者一覧（執筆順）

片 山 善 章　　国立循環器病センター　臨床検査部
星 野 忠　　　日本大学　医学部
河 野 均 也　　日本大学　医学部
縉 荘 和 子　　東京医科大学　臨床病理学教室
　　　　　　　（現・東京医科大学　臨床病理学教室，東洋公衆衛生学院）
藤 巻 道 男　　東京医科大学　臨床病理学教室
　　　　　　　（現・東京医科大学名誉教授，東洋公衆衛生学院　学院長）
小 栗 豊 子　　順天堂大学附属病院　中央臨床検査室
　　　　　　　（現・順天堂大学附属病院　臨床検査部）
猪 狩 淳　　　順天堂大学　医学部
渡 辺 文 夫　　神奈川県立衛生短期大学　技術科
　　　　　　　（現・特定非営利活動法人　南陽台地域福祉センター理事）
磯 部 和 正　　筑波大学　臨床医学系
中 井 利 昭　　筑波大学　臨床医学系
高 橋 豊 三　　横浜市立大学　医学部
中 島 憲一郎　　長崎大学　薬学部
　　　　　　　（現・長崎大学大学院　薬学研究科）
長谷川 明　　　東燃㈱　基礎研究所
　　　　　　　（現・プロメガ㈱）
舟 橋 真 一　　東燃㈱　基礎研究所
　　　　　　　（現・㈱中外分子医学研究所）
菊 地 俊 郎　　東洋紡績㈱　生化学事業部
日 方 幹 雄　　日本合成ゴム㈱　筑波研究所
　　　　　　　（現・ＪＳＲ㈱　筑波研究所）
今 井 利 夫　　東邦大学　理学部
笠 原 靖　　　富士レビオ㈱　中央研究所
　　　　　　　（現・昭和大学　医学部）
刈 田 保 樹　　NOK EG&G オプトエレクトロニクス㈱
　　　　　　　（現・ネオプト㈱　ディバイス技術部）
軽 部 征 夫　　東京大学　先端科学技術センター
竹 内 正 樹　　㈱東芝　検体技術部
岡 田 淳　　　関東逓信病院　臨床検査科
　　　　　　　（現・ＮＴＴ東日本関東病院　臨床検査科）
山 本 重 夫　　㈱ピーアールディー

（所属は1992年時点。（　）内は2000年6月現在）

目　　次

第1章　総　　論

1　臨床検査薬の技術 …………………… 1
　1.1　最近の生化学的検査法の現状
　　　　　　　………片山善章… 1
　　1.1.1　はじめに ………………… 1
　　1.1.2　酵素的測定法の特徴 ……… 1
　　1.1.3　日常検査に利用されている
　　　　　酵素的測定法 ………………… 1
　　　(1)　電解質および金属の酵素的測
　　　　　定法 …………………………… 3
　　　(2)　酵素的測定法の問題点 ……… 3
　　1.1.4　電解質および金属の酵素的
　　　　　測定法 ………………………… 3
　　1.1.5　酵素的測定法の問題点 ……… 3
　　1.1.6　血清酵素の酵素的測定法 …… 6
　　1.1.7　血清酵素のアイソザイムの
　　　　　測定 …………………………… 7
　　1.1.8　おわりに …………………… 9
　1.2　免疫学的検査
　　　　　　　………星野 忠, 河野均也… 10
　　1.2.1　はじめに …………………… 10
　　1.2.2　非放射性イムノアッセイの
　　　　　分類 …………………………… 10
　　　(1)　酵素イムノアッセイ

　　　　　（EIA）法 …………… 10
　　　(2)　蛍光イムノアッセイ
　　　　　（FIA）法 …………… 10
　　　(3)　発光イムノアッセイ
　　　　　（LIA）法 …………… 12
　　1.2.3　おわりに …………………… 12
　1.3　血液学的検査
　　　　　　　………縉荘和子, 藤巻道男… 14
　　1.3.1　はじめに …………………… 14
　　1.3.2　プロテインC測定の自動化 … 14
　　1.3.3　第XIII因子, Dダイマーの
　　　　　自動化 ………………………… 15
　　1.3.4　TAT・PICの自動化 …… 16
　　1.3.5　今後の動向 ………………… 17
　1.4　微生物学的検査
　　　　　　　………小栗豊子, 猪狩 淳… 19
　　1.4.1　はじめに …………………… 19
　　1.4.2　臨床微生物検査における迅
　　　　　速化の現状 …………………… 19
　　1.4.3　病原微生物の迅速検査に用
　　　　　いられる技術 ………………… 19
　　　(1)　共同凝集反応（Co-agglutin-
　　　　　ation test）……………… 19

I

- (2) ラテックス凝集反応〔Latex agglutination test〕LA… 20
- (3) 蛍光抗体法〔Immunofluorescent antibody technique(IFA), Fluorescent antibody test (FA)〕…………… 20
- (4) 酵素抗体法〔Enzyme immunoassay(EIA), Enzyme-linked immunosorbent assay(ELISA)〕………………… 21
- (5) 逆受身赤血球凝集反応〔Reversed passive hemagglutination test(RPHA)〕または逆受身ラテックス凝集反応〔Reversed passive latexagglutination test (RPLA)〕……………… 21
- (6) 放射免疫測定法(Radioimmunoassay(RIA)………… 21
- (7) 免疫電子顕微鏡法〔Immune electron microscopy (IEM)〕…………………… 21
- (8) DNAプローブ法…………… 21

- 1.4.4 おわりに…………………… 22
- 2 臨床検査機器の技術………**渡辺文夫**… 23
- 2.1 はじめに…………………… 23
- 2.2 生化学的検査用機器………… 23
  - 2.2.1 種類と機構………………… 25
  - 2.2.2 フロー方式の技術………… 25
  - 2.2.3 ディスクリート方式の技術… 30
  - 2.2.4 フィルム方式……………… 35
  - 2.2.5 共通要素技術……………… 36
- 2.3 免疫学的検査用機器………… 39
  - 2.3.1 種類………………………… 39
  - 2.3.2 比濁法（TIA）、比朧法（NIA）………………… 40
  - 2.3.3 ラテックス免疫凝集法（LIA）……………… 40
  - 2.3.4 酵素標識免疫分析法（EIA）…………………… 40
- 2.4 血液学的検査用機器………… 40
  - 2.4.1 自動血球計数器…………… 41
  - 2.4.2 自動白血球分類装置……… 44
  - 2.4.3 セルソータ………………… 44
- 2.5 細菌学的検査用機器………… 44

第2章 検査薬と検査機器

- 1 バイオ検査薬用の素材……………… 46
- 1.1 モノクローナル抗体
  ………**磯部和正、中井利昭**… 46
  - 1.1.1 はじめに……………………… 46
  - 1.1.2 モノクローナル抗体作成法…………………………… 46
    - (1) 一般的なモノクローナル抗体作成……………………… 46
    - (2) 遺伝子工学によるモノクローナル抗体作成……………… 48
  - 1.1.3 モノクローナル抗体の応用… 49
  - 1.1.4 おわりに……………………… 51

1.2　オリゴヌクレオチドの利用
　　　　………高橋豊三… 54
　1.2.1　はじめに…………………… 54
　1.2.2　合成オリゴヌクレオチド…… 54
　1.2.3　オリゴヌクレオチド類似体… 55
　1.2.4　オリゴヌクレオチドの末端
　　　　修飾……………………… 56
　1.2.5　リボザイム ribozyme……… 57
　1.2.6　三重らせん構造の形成…… 57
　1.2.7　オリゴヌクレオチドの細胞
　　　　内吸収とその行方………… 61
　1.2.8　抗ウイルス効果……………… 63
　　(1)　HIVの抑制………………… 63
　1.2.9　おわりに…………………… 65
1.3　生物発光体／化学発光体の種類
　　　　………中島憲一郎… 73
　1.3.1　はじめに…………………… 73
　1.3.2　生物発光体………………… 73
　　(1)　ホタルの発光………………… 74
　　(2)　バクテリアの発光……………… 74
　　(3)　発光タンパク質……………… 74
　　(4)　その他………………………… 75
　1.3.3　化学発光体………………… 76
　　(1)　ルミノール系………………… 76
　　(2)　アクリジン系………………… 76
　　(3)　アダマンチルジオキセタン系… 78
　　(4)　シュウ酸エステル系………… 78
　　(5)　その他………………………… 79
　1.3.4　おわりに…………………… 79
1.4　発蛍光体…………中島憲一郎… 81
　1.4.1　はじめに…………………… 81
　1.4.2　発蛍光団…………………… 81

　1.4.3　官能基に特異的な蛍光試薬… 81
　　(1)　チオール化合物……………… 82
　　(2)　アミノ化合物………………… 83
　　(3)　カルボニル化合物…………… 85
　　(4)　カルボン酸…………………… 85
　　(5)　アルコール性化合物………… 87
　1.4.4　酵素基質蛍光試薬…………… 87
　1.4.5　おわりに…………………… 88
1.5　組換え抗原
　　　　………長谷川　明, 舟橋真一… 90
　1.5.1　はじめに…………………… 90
　1.5.2　C型肝炎診断薬……………… 91
　1.5.3　第一世代のHCV診断薬…… 91
　1.5.4　第二世代のHCV診断薬…… 92
　1.5.5　ヒト免疫不全ウイルス（H
　　　　IV）診断薬……………… 93
　1.5.6　ヒト成人白血病診断薬……… 95
　1.5.7　おわりに…………………… 97
1.6　新しい酵素とその利用
　　　　………菊地俊郎… 99
　1.6.1　はじめに…………………… 99
　1.6.2　臨床検査薬用酵素の設計…… 100
　1.6.3　酵素特性を改良した酵素
　　　　（*Bucillus* 属耐熱性ウリカ
　　　　ーゼ）…………………… 101
　　(1)　染色体DNAの調製………… 101
　　(2)　形質導入…………………… 102
　　(3)　ウサギのウリカーゼ抗体の調
　　　　製…………………………… 102
　　(4)　プラークハイブリダイゼーシ
　　　　ョンによるウリカーゼ遺伝子
　　　　の単離……………………… 102

(5)	ウリカーゼ遺伝子の解析………	103
(6)	発現プラスミッドの構築………	104
(7)	大腸菌でのウリカーゼの生産…	104

1.6.4 新しい尿素の測定系
　　　（酵母ウレアアミドリアーゼ）……………………………… 106
1.6.5 酵素法による電解質の測定
　　　（グリセロールキナーゼ）… 108
1.6.6 高感度発光検出系酵素
　　　（発光細菌ルシフェラーゼ, フラビン還元酵素）………… 109
1.6.7 遺伝子診断用酵素
　　　（耐熱性DNAポリメラーゼ）……………………………… 110
1.6.8 おわりに………………………… 111
1.7 ラテックス………………………… 113
　1.7.1 はじめに………**日方幹雄**… 113
　1.7.2 概論……………………………… 113
　1.7.3 ラテックスの種類と感作方法………………………………… 114
　(1) 物理吸着用ラテックス………… 114
　(2) 化学結合用ラテックス………… 115
　(3) 着色ラテックス………………… 116
　(4) 血球凝集反応用ラテックス…… 116
　(5) 磁性ラテックス………………… 116
　1.7.4 用途……………………………… 117
　(1) スライドテスト法……………… 117
　(2) 光学測定法……………………… 117
　(3) マイクロタイター法…………… 117
　(4) 微粒子ＥＩＡ…………………… 117
　(5) フィルター分離法……………… 117
　(6) 免疫クロマト法………………… 118

(7)	DNA診断…………………………	118
(8)	その他……………………………	118

1.7.5 検査薬の作製………………… 119
　(1) 感作……………………………… 119
　(2) 粒径と感度……………………… 119
　(3) 性能評価………………………… 120
　(4) 分散液…………………………… 120
1.7.6 おわりに………………………… 120
2 測定系の最近の進歩…………… 122
2.1 ＥＩＡ法………**今井利夫**… 122
　2.1.1 はじめに………………………… 122
　2.1.2 測定法の分類…………………… 122
　2.1.3 測定法…………………………… 124
　(1) 抗原の測定……………………… 124
　(2) 抗体の測定……………………… 134
2.2 ＣＬＩＡ…**中井利昭, 磯部和正**… 137
　2.2.1 はじめに………………………… 137
　2.2.2 化学発光とは…………………… 137
　2.2.3 化学発光イムノアッセイの概要……………………………… 137
　(1) ＣＬＩＡ………………………… 138
　(2) ＣＬＥＩＡ……………………… 139
　(3) 化学発光イムノアッセイの臨床への応用例…………………… 140
　2.2.4 おわりに………………………… 142
2.3 DNAプローブ法……**笠原　靖**… 144
　2.3.1 はじめに………………………… 144
　2.3.2 測定原理………………………… 145
　2.3.3 ハイブリダイゼーションの反応機構……………………… 146
　2.3.4 プローブの調製………………… 147
　2.3.5 spotハイブリダイゼーショ

2.3.6 サザンブロット（Southern blot）ハイブリダイゼーション…………… 149
2.3.7 *in situ* ハイブリダイゼーション………………………… 151
2.3.8 ターゲットDNAの増幅法… 152
　(1) PCR(polymerase chain reaction)…………………… 152
　(2) LCR(ligase chain reaction)………………………… 153
　(3) 3SR(self-sustained sequence replication)……… 155
　(4) PCR／OLA ELISA 測定法………………………… 155
2.3.9 おわりに………………………… 156
3 検出系と機器………………………………… 158
3.1 レーザを利用する検出機器
　　　………刈田保樹, 軽部征夫… 158
3.1.1 はじめに………………………… 158
3.1.2 光音響分析法…………………… 158
3.1.3 SPRセンサ(Surface Prasmon Sensor)…………… 161
3.1.4 レーザネフェロメトリー
　　 (Laser Nephelometry)……… 164
3.1.5 光CT(Optical Computed Tomography)……………… 164
3.2 DNA関連機器 — *in situ* ハイブリダイゼーション法および免疫組織化学染色法のための自動装置…………高橋豊三… 166
　序文……………………………………… 166

3.2.1 はじめに………………………… 166
3.2.2 材料と方法……………………… 168
　(1) 化学試薬……………………… 168
　(2) 細胞と組織…………………… 169
　(3) パラフィン切片……………… 169
　(4) 自動装置とその操作………… 169
3.2.3 非放射性標識DNAプローブ……………………………………… 172
3.2.4 *in situ* ハイブリダイゼーションと免疫組織化学染色… 173
3.2.5 結果……………………………… 174
　(1) 自動装置……………………… 174
　(2) この自動装置を用いた応用例… 175
3.2.6 おわりに………………………… 189
3.3 生化学自動分析装置…竹内正樹… 201
3.3.1 生化学自動分析装置の歴史… 201
3.3.2 生化学自動分析装置の方式… 201
　(1) Continuous Flow 方式（連続流れ方式）………………… 203
　(2) Discrete方式（分離独立分析方式）…………………… 203
　(3) 遠心方式……………………… 204
　(4) 試薬パック方式……………… 205
　(5) ドライケミストリー方式…… 206
3.3.3 自動分析装置に使用されている分析技術………………… 206
　(1) 試薬アプリケーションの条件… 206
　(2) 測定の演算処理……………… 207
3.3.4 おわりに………………………… 209

第3章 資料編

主要病原性微生物と検査薬
　　　　………岡田　淳… 210

第1章 総　論

1 臨床検査薬の技術

1.1 最近の生化学的検査法の現状

片山善章*

1.1.1 はじめに

　生体試料中諸成分の化学的分析とは，化学反応を利用して測定するという意味であるが，最近の生化学的検査（臨床化学検査ともいう）の分析法は一部を除いて，ほとんどが酵素反応を利用した酵素的測定法に変遷した。したがって，現在の生化学的検査はこの酵素的測定法を利用し，自動化とともに，ここ十数年の間に急速に進歩，発展し，臨床診断，治療に大きく貢献している。

1.1.2 酵素的測定法の特徴

　酵素的測定法の特徴は
① 酵素の特異性を利用して多成分系である生体試料中の目的成分を除タンパクや溶媒抽出などの繁雑な操作を経ずに測定することができる。
② したがって，反応が緩和で，しかも反応時間の速い測定法が構築できる。また，用いる試料を微量化できる。
③ もちろん，危険，有害な試薬の使用が少なくなるので環境汚染を少なくすることができる。
などの諸点をあげることができる。
　また，酵素的測定法によって生体成分を測定する場合，そこに利用される酵素反応は単独で組み立てられることは少なく，ほとんどが複数の酵素を組み立てて構築される。目的成分に直接反応する酵素を初発酵素と呼び，その種類は酸化酵素，脱水素酵素，加水分解酵素，リン酸化酵素などがある。そして反応の結果，検出に用いられる酵素を指示酵素と呼び，その種類はペルオキシダーゼ（POD），脱水素酵素（dehydrogenase-DH）,が主流を占めている。また，脱水素酵素は初発酵素であるとともに指示酵素の場合もある。

1.1.3 日常検査に利用されている酵素的測定法

　これらの初発酵素と指示酵素を組み合わせて構築された各種生体成分の酵素的測定のうち，現在，日常検査に利用されている方法を表1に示した。

---

　*　Yoshiaki Katayama　　国立循環器病センター　臨床検査部

表1 日常検査に利用されている酵素的測定法

生体成分	酵素反応	検出物質	
glucose	GOD-電極	O_2, H_2O_2	
	GOD-POD	H_2O_2	
	HK(Gluk)-G6PDH	NADPH	↑
	GluDH	NADH	↑
lactate	LDH	NADH	↑
	LOD-POD	H_2O_2	
pyruvate	LDH	NADH	↓
	PyOD-POD	H_2O_2	
NH_3	GLDH	NADH	↓
urea	Urease-GLDH	NADH	↓
urate	Uricase-POD	H_2O_2	
	Uricase-CAT-FADH	NADH	↑
creatinine	CRTN・DInase-GLDH	NADH	↓
	CRTNnase-CRTnase-SOD-POD	H_2O_2	
	CRTNnase-CRTnase-SOD-FADH	NADH	↑
	CRTNnase-CK-PK-LDH	NADH	↓
polyamine（尿）	APAH-PtOD-POD	H_2O_2	
polyamine（血液）	PAOD-PtOD-POD	H_2O_2	
cholesterol	COD-POD	H_2O_2	
	CDH	NADH	↑
triglyceride	LPL-GK-G3POD	H_2O_2	
	LPL-GK-PK-LDH	NADH	↓
phospholipid	PLPase D-POD	H_2O_2	
fatty acid	ACS-ACOD-POD	H_2O_2	
phosphorous	PNP-XOD-POD	H_2O_2	
	SP-PGM-G6PDH	NADH	↑
Mg	HK-G6PDH	NADPH	↑
	GK-G3POD-POD	H_2O_2	
bilirubin	BOD	bilirubin	
bile acid	3αSDH	NADH	↑
sialate	NANA・AID-LDH	NADH	↓
	NANA・AID-PyOD-POD	H_2O_2	
	NANA・AID-NAGA・2EPM	H_2O_2	
	-NAGA・OD-POD		

GOD：glucose oxidase. POD：peroxidase. HK：hexokinase. Gluk：glucokinase. G6PDH：glucose-6-phosphate dehydrogenase. GluDH：glucose dehydyogenase. LDH：lactate dehydrogenase. LOD：lactate oxidase. PyOD：pyravata oxidase. GLDH：glutamate dehydrogenase. FADH：formaldehyde dehydrogenase. CAT：catalase. CRTNDInase：creatinine deiminase. CRTNnase：creatininase. CRTnase：creatinase. CK：creatine kinase. PK：pyruvate kinase. APAD：acetylpolyamine amidohydrolase. PtOD：putresine oxidase. PAOD：polyamine oxidase. COD：cholesterol oxidase. CDH：cholesterol dehydrogenase. LPL：lipoprotein lipase. GK：glycerol kinase. G3POD：glycerol-3-phosphate oxidase. PLPase D：phospholipase D. ACS：acyl CoA synthetase. ACOD：acyl CoA oxidase. PNP：purine nucleotide phosphorylase. XOD：xanthine oxidase. SP：sucrose phosphorylase. PGM：phosphoglucosemutase. BOD：bilirubin oxidase. 3αSDH：3α-steroid dehydrogenase. NANA・AID：N-acetylneuraminate aldolase. NAGA・2EPM：N-acetylglucosamine 2-epimerase. NAGA・OD：N-acetylglucosamin oxidase. (↑：吸光度増加. ↓：吸光度減少)

1.1.4 電解質および金属の酵素的測定法

Mgは表1に示したように，すでに日常検査に利用されつつあるので，この項ではNa$^+$, K$^+$, Cl$^-$, Ca^{2+}, Fe^{2+}について反応式を示しておく。

① Na$^+$の酵素的測定法[1]

$$o\text{-nitrophenyl-}\beta\text{-D-galactopyranoside} + H_2O \xrightarrow[\beta\text{-galactosidase}]{Na^+} \text{D-galactose} + HO\text{-}C_6H_4\text{-}NO_2$$

② K$^+$の酵素的測定法[2]

$$PEP + ADP \xrightarrow[PK]{K^+} pyruvate + ADP$$

$$pyruvate + NADH \xrightarrow{LDH} lactate + NAD$$

　　　PEP：phosphoenol pyruvate, PK：pyruvate kinase
　　　LDH：lactate dehydrogenase

③ Cl$^-$の酵素的測定法[3]

$$EDTA\text{-}Ca^{2+} + \alpha\text{-AMY (inactive)} \longrightarrow EDTA + \alpha\text{-AMY-}Ca^{2+} \text{ (active)}$$

$$G7\text{-CNP} \xrightarrow[\alpha,\beta\text{-glucosidase}]{\alpha\text{-AMY-}Ca^{2+}} 2\text{-chloro-4-nitrophenol} + G7$$

　　　α-AMY：α-amylase

④ Ca^{2+}の酵素的測定法[4]

$$G_3\text{-CNP} \xrightarrow[Ca^{2+},\ Cl^-]{\alpha\text{-AMY}} 2\text{-chloro-4-nitrophenol} + G3$$

⑤ Fe^{2+}の酵素的測定の可能性

$$citrate \xrightarrow[apo\text{-Aconitase}]{Fe^{2+}} cis\text{-Aconitate}$$

$$cis\text{-Aconitate} \xrightarrow[apo\text{-Aconitase}]{Fe^{2+}} isocitrate$$

$$isocitrate + NAD \xrightarrow{ICDH} 2\text{-oxoglutrate} + NADH$$

　　　ICDH：isocitrate dehydrogenase

1.1.5 酵素的測定法の問題点

現在，日常検査に利用されている酵素的測定法のうち，図1に示したオキシダーゼを用いて過酸化水素をPOD反応を利用して測定する方法は，図2に示すような種々の発色系が報告されて利用されている。しかし，このPOD反応はアスコルビン酸やビリルビンを代表とする干渉物質

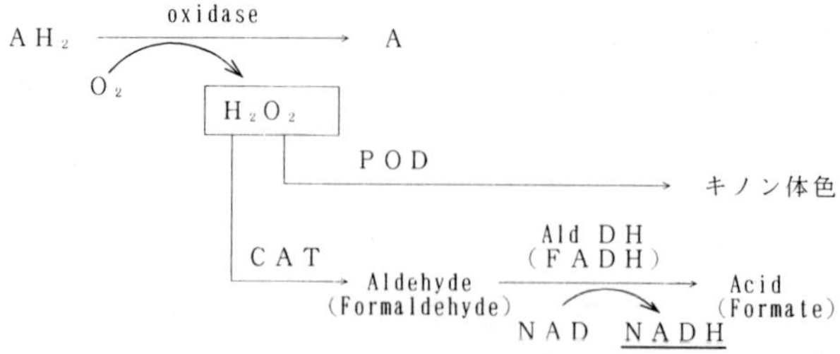

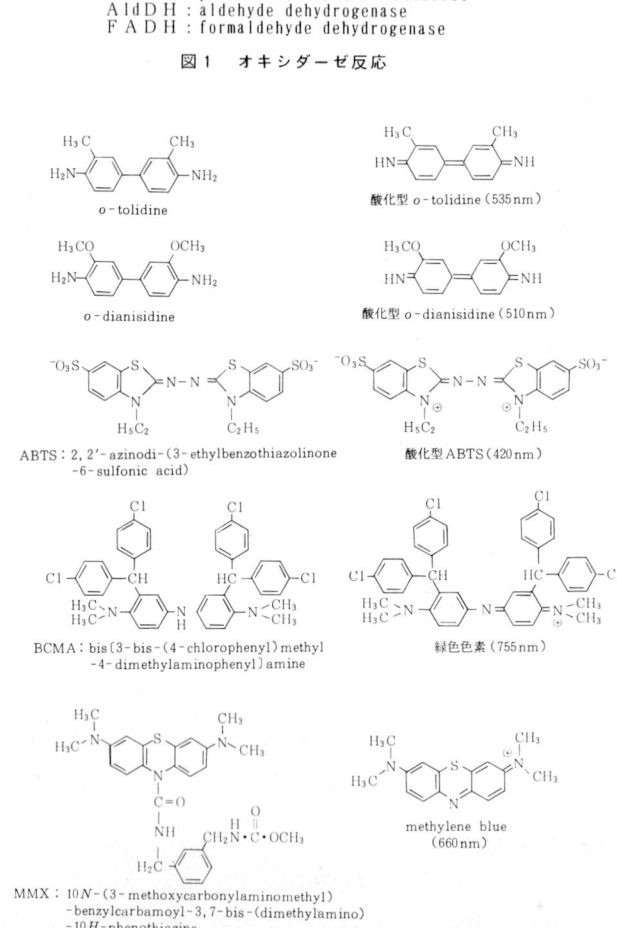

図1 オキシダーゼ反応

図2-1 peroxidase存在下でH₂O₂を検出する色原体

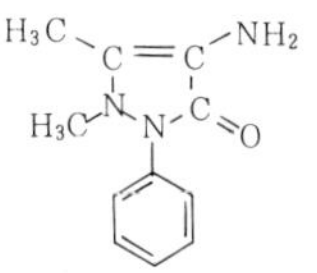

4-amino antipyrine

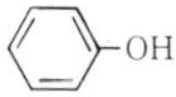

phenol

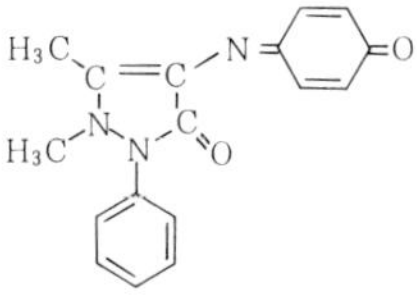

測定波長 500 nm

フェノール系

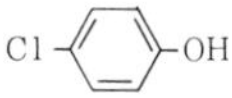

p-chlorophenol 500, 535 nm

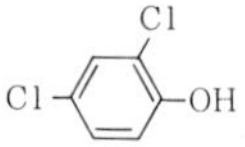

2,4-dichlorophenol 500 nm

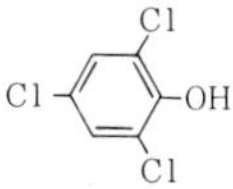

2,4,6-trichlorophenol 500 nm

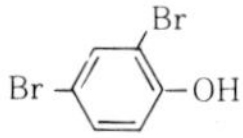

2,4-dibromophenol 500 nm

アニリン系

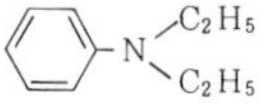

N,N'-diethylaniline 550 nm

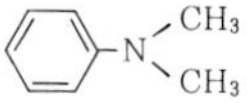

N,N'-dimethylaniline 550 nm

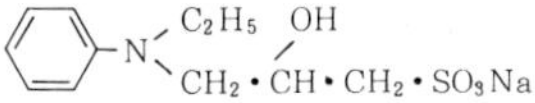

N-ethyl-N-(2-hydroxy-3-sulfopropyl)-aniline (EHSPA) 550 nm

図2-2　peroxidase存在下で4-アミノアンチピリンとフェノール系，アニリン系，トルイジン系，アニシジン系化合物との縮合反応によるH_2O_2の検出 (1)

トルイジン系

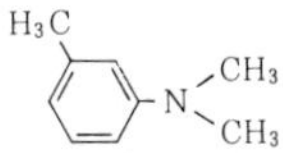

N,N'-dimethyl-m-toluidine 545 nm

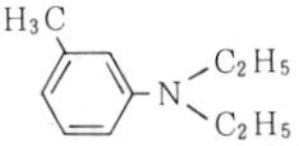

N,N'-diethyl-m-toluidine 500 nm

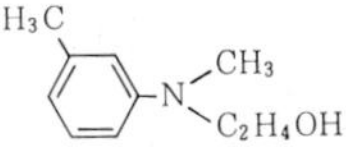

N-methyl-N-hydroxyethyl-m-toluidine 550 nm

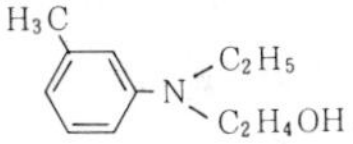

N-ethyl-N-hydroxyethyl-m-toluidine

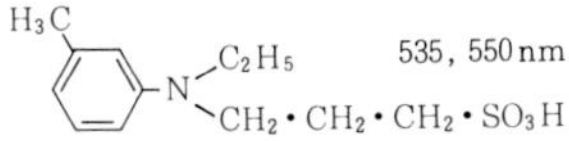

N-ethyl-N-sulfopropyl-m-toluidine 535, 550 nm

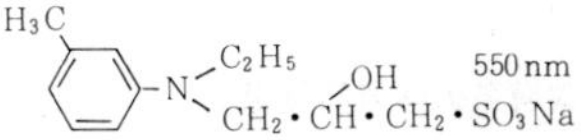

N-ethyl-N-(2-hydroxy-3-sulfopropyl)-m-toluidine 550 nm

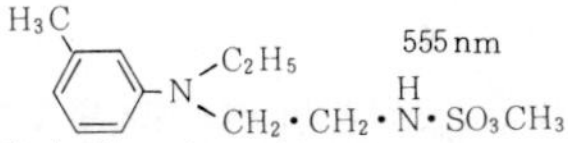

N-ethyl-N-sufonamide ethyl-m-toluidine 555 nm

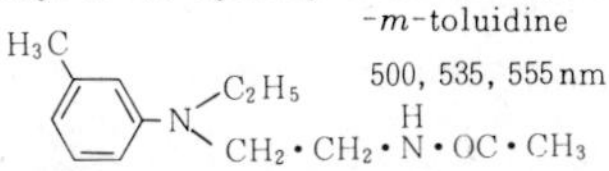

N-ethyl-N-acethyethyl-m-toluidine 500, 535, 555 nm

図2-2　peroxidase存在下で4-アミノアンチピリンとフェノール系，アニリン系，トルイジン系，アニシジン系化合物との縮合反応によるH_2O_2の検出 (2)

アニシジン系

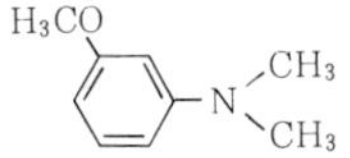

H₃CO–C₆H₄–N(CH₃)₂   535 nm
N,N'-dimethyl-m-anisidine

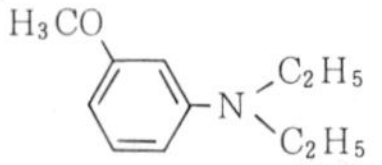

H₃CO–C₆H₄–N(C₂H₅)₂   535 nm
N,N'-diethyl-m-anisidine

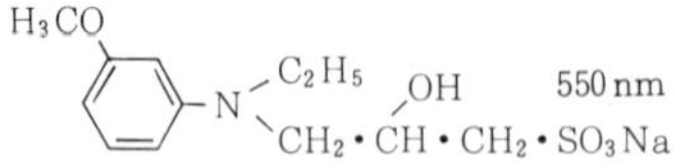

H₃CO–C₆H₄–N(C₂H₅)(CH₂·CH(OH)·CH₂·SO₃Na)   550 nm
N-ethyl-N-(2-hydroxy-3-sulfopropyl)-m-anisidine

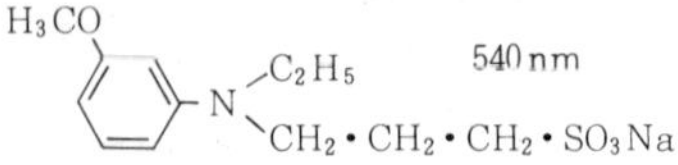

H₃CO–C₆H₄–N(C₂H₅)(CH₂·CH₂·CH₂·SO₃Na)   540 nm
N-ethyl-N-sulfopropyl-m-anisidine

その他

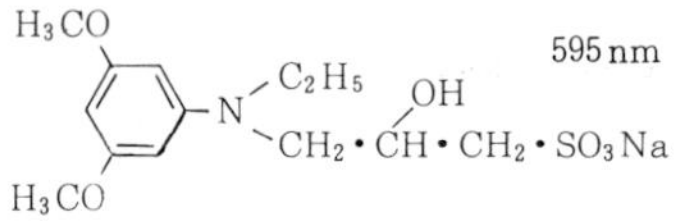

(H₃CO)₂–C₆H₃–N(C₂H₅)(CH₂·CH(OH)·CH₂·SO₃Na)   595 nm

Cl₂–C₆H₂(OH)–SO₃H   510 nm

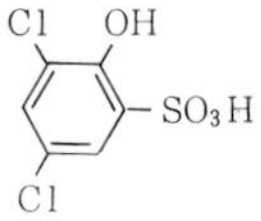

図2-2　peroxidase存在下で4-アミノアンチピリンとフェノール系，アニリン系，トルイジン系，アニシジン系化合物との縮合反応によるH₂O₂の検出 (3)

の影響を受ける。この干渉物質の影響を，是非，回避したいものである。その対策として図2に示した種々の発色系が開発され，また発色時のpHを検討して組み立てられているが，根本的には完全に干渉物質の影響を除くことは困難である。過酸化水素をCAT-AldDH反応系を利用してNADHの増加を測定する方がPOD反応よりも干渉物質の影響は少ない。したがって，図3に示すように脱水素反応の方が酵素的測定法において，干渉物質の影響を回避する方法としては有利である。測定感度の面ではPOD反応の方が高い。

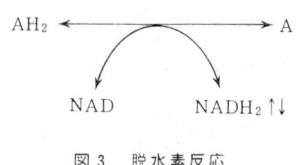

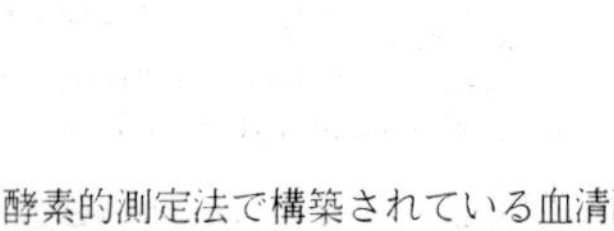

図3　脱水素反応

1.1.6　血清酵素の酵素的測定法

今まで述べてきた酵素反応を利用して測定する生体成分は血清酵素以外であったが，血清酵素のうち酵素的測定法で構築されている血清酵素および反応式を表2に示した。これらの血清酵素活性の測定法を酵素的に測定する場合は，基質として何を選択するかによって酵素的測定法を組み立てることができるか否かが決まる。表2にホスファターゼが掲載されていないのは，現在，p-ニトロフェニルリン酸を基質として遊離し

表2　酵素的測定法を利用した血清酵素

酵素	基質	酵素反応	検出物質
AST	aspartate 2-oxoglutarate	MDH	NADH ↓
ALT	alanine 2-oxoglutarate	LDH	NADH ↓
LDH	lactate pyruvate	LDH	NADH ↓↑
CK	creatine-P	HK-G6PDH	NADH ↑
ADA	adenosine	PNP-XOD-POD GLDH	H_2O_2 NADH ↓
GN	guanine	XOD-POD XOD-Uricase-POD	H_2O_2
LAP	L-leucyl-p-N,N-disulfo- propylamino-anilide	MPO	SPA
AMY	G_4(maltotetroside) G_5(maltopentoside) PNP(DCP, CNP) -oligosaccharide	MP-PGM-G6PDH α-glucosidase-G6PDH α-glucosidase (+β-glucosidase)	NADH ↑ NADH ↑ PNP(DCP. CNP)↑
CHE	benzoylcholine p-hydroxybenzoylcholine	CD-POD pHBAH-PCO	H_2O_2 NADH ↓
NAG	PNP-N-acetyl-β -D-glucosaminide	NAGOD-POD	H_2O_2
LP	1,2-diglyceride	ACS-ACOD-HDT	NADH ↑
MAO	allylamine	POD	H_2O_2
γ-GT	γ-Glu-DBHA	MPO	DBHA

AST：aspartate transaminase. MDH：malate dehydrogenase. ALT：alanine transaminase. LDH：lactate dehydrogenase. CK：creatine kinase. HK：hexokinase. G6PDH：glucose-6-phosphate dehydrogenase. ADA：adenine diaminase. PNP：purine nucleotide phosphorylase. XOD：xanthine oxidase. POD：peroxidase. GLDH：glutamate dehydrogenase. GN：guanase. MPO：monophenoloxidase. MP：maltose phosphorylase. PGM：phosphoglucosemutase. CD：choline oxidase. PHBAH：p-hydroxybenzoate hydroxylase. PCO：protocathecuate-3,4-dioxygenas NAGOD：N-acetyl glucosamine oxidase. ACS：acetyl-CoA-synthetase. ACOD：acyl-CoA-oxidase. HDT：hydratase-dehydrogenase-thiolase multienzyme. MAO：monoamine oxidase. γ-Glu-DBHA：γ-glutamyl-3,5-dibrom-4-hydroxyanilide. DBHA：3,5-dibrom-4-hydroxyanilide. (↑：吸光度増加. ↓：吸光度減少)

たp-ニトロフェノールを測定する方法とフェニルリン酸を基質として遊離したフェノールを測定する方法がホスファターゼの測定法であり，酵素的測定法でないためである。

1.1.7　血清酵素のアイソザイムの測定

　血清酵素活性でアイソザイムの測定は，一般的には電気泳動法が利用されているが，近年，測

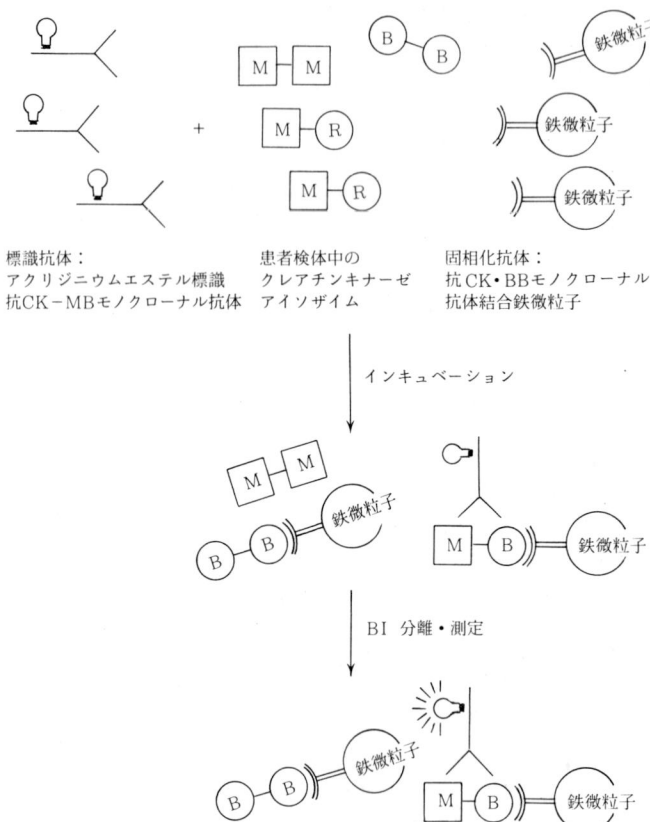

図4　EIA法によるCK-MB酵素タンパク量の測定原理

定したい目的のアイソザイム以外の画分を抗体あるいは阻害剤で隠蔽して，残存する目的のアイソザイム活性を測定する方法が利用されている。この方法を利用して測定しているアイソザイムとして，CK-MB，LD_1，m-AST（GOT），p-AMY（膵型アミラーゼ），p-ACP（前立腺ホスファターゼ），B-ALP（骨アルカリホスファターゼ）などが，現在，測定されている。

　酵素をタンパクとして測定する方法は免疫学的手法に分類されるので，ここでは詳しく述べないが，CK-MBがEIA法で測定が行われている。その測定原理を図4に示した。このCK-MBタンパク量の測定は免疫阻害法によるCK-MB活性の測定よりも，心筋梗塞時において正確なCK-MBをあらわしている。その理由は前者の方法がCK-BB，m-CK，macto-CKが出

現すれば正誤差となり，溶血や心筋からの高活性のミオキナーゼ逸脱は，ＣＫ活性測定に正の影響を与えるからである。

1.1.8 おわりに

　現在，自動分析装置で測定されている生化学的検査は，大部分が酵素的測定を原理とした試薬が使用されている。これらの試薬で問題となる点は調製後の試薬が不安定であるために，試薬を用時調製せねばならない不便さである。自動分析装置も大型化し，最近では35項目を同時分析できる装置も出現し，それらの項目数に応じた試薬調製に時間と労力が必要になっている。すなわち試薬が溶液状態で長期安定であれば，調製の必要もなく安定した検査値も得られる。この問題点に対応するために企業努力が払われており，最近，シクロデキストリンなどを用いて試薬，特に酵素を長期間にわたって溶液状態で安定化させる技術が開発されつつある。

　一方，既成の酵素的測定法の改良，新しい酵素的測定法の開発も大切である。尿酸，クレアチニンについては感度，特異性の点で方法が改良されることを期待したい。また，カルシウム，鉄などは自動分析置用として問題のあるキレート比色法から新しい酵素的測定法の開発が望まれる。

文　　献

1)　M. N. Berry　et al., Clin. Chem., **34**, 2295(1988)
2)　M. N. Berry et al., Clin. Chem., **35**, 817(1989)
3)　T. Ono　et al., Clin. Chem., **34**, 552(1988)
4)　栢森裕三，他，臨床化学，**19**(sup 2), 69(1990)

1.2 免疫学的検査

星野　忠＊，河野均也＊＊

1.2.1 はじめに

近年，バイオメディカル領域における高感度微量分析法の研究，開発には目覚ましいものがある。特に，化学・生物発光に基づく分析法は従来からの吸光度法や蛍光法と比較すると高感度であることから，種々の生体成分の分析に用いられている。本稿では臨床検査領域の中で免疫検査に応用されているイムノアッセイ法の流れ，つまりラジオイムノアッセイ（Radioimmunoassay；RIA）法から酵素イムノアッセイ法，そして特に最近，測定装置の開発と相まって検査試薬キットが発売されるようになった発光イムノアッセイ法について紹介する。

1.2.2 非放射性イムノアッセイ法の分類[1),2)]

(1) 酵素イムノアッセイ（Enzyme immunoassay；EIA）法

EIA法は抗原抗体反応を酵素活性を標識として定量的に追跡して，抗原あるいは抗体を測定する方法の総称であり，測定システムによる分類を表1に示す。測定対象，標識物質，反応形式，B/F分離法などの違いにより，多くの方法に分けることができる。EIA法で用いられている酵素活性の測定法には吸光度法が一般的に多く用いられているが，さらに測定感度を上げる方法として近年，蛍光法や発光法が用いられるようになってきた。また，

表1　EIAシステムの分類

測定対象	抗原（ハプテンも含む） 抗体
標識物質	酵素 補酵素　co-enzyme 酵素修飾物質　enzyme modulator
反応形式	競合法　competitive 非競合法　non-competitive
B/F 分離	分離法（不均一系）heterogenous 非分離法（均一系）homogenous

EIA法に用いられる主な酵素としては約50％がペルオキシダーゼを用いており，以下アルカリホスファターゼ（25％），β-D-ガラクトシダーゼ（5％），その他の酵素としてグルコースオキシダーゼ，グルコース-6-リン酸脱水素酵素等がある[3)]。現在，これらの測定系は測定感度，特異性，精度，簡易性といった測定法の諸条件とも密接に関連しており，いろいろな測定系の試薬キットが自動測定装置とともに臨床検査の現場で使用されている[4)]。

(2) 蛍光イムノアッセイ（Fluoroimmunoassay；FIA）法[5)]

蛍光は基底状態の分子が光の照射によりその分子に特有の光を吸収して励起状態となり，ふた

＊　Tadashi Hoshino　　日本大学　医学部　臨床病理学教室
＊＊　Kinya Kawano　　日本大学　医学部　臨床病理学教室

たび基底状態にもどる際に光を放出する現象であり，FIA法では標識物質として蛍光化合物を用い，抗原抗体反応後の蛍光反応を測定する。

FIA法に用いる蛍光物質は吸収した光エネルギーが蛍光となる効率（量子吸収率）が高く，バックグラウンドと迷光を避けるために励起光と蛍光の波長の差が50nm以上あることや，水溶性で安定であり，容易に活性化されてハプテン抗原やタンパク抗体分子に共有結合できる等の性質を備えたものが測定条件として有利である。一般的にはフルオレッセインイソチオシアネート（FITC）が用いられているが，最近，ユーロピウム（Eu）やテルビウム（Tb）などの蛍光寿命の長い化合物やベンゾフラザン系試薬等の長波長域（λ_{max} 520〜530nm）の化合物が開発され，生体中の蛍光物質の影響を回避することが可能となってきた[6]。

① ヘテロジニアスFIA法

沈殿法，二抗体法，固相法などによりB／F分離をした後，BまたはFの蛍光を測定する方法である。固相を用いる方法はB／F分離後，過剰な試薬や内因性の蛍光成分を洗浄して除去できるのでバックグラウンドを低下させ，S／N比を向上させる利点はあるが，試料中の蛍光物質が固相への非特異的吸着を起こすことがあったり，操作工程に分離洗浄が加わる等の難点もある。しかし，近年，固相分離系の工夫と低蛍光バックグラウンド試薬の開発により，高感度分析が可能となり，蛍光酵素イムノアッセイ（Fluoro enzyme immunoassay ; FEIA）法を原理とするIM$_x$（ダイナボット），AIA－1200（東ソー）として測定装置と試薬が市販されている。

② ホモジニアスFIA法

B／F分離を必要としないのでその分，操作工程が簡略化できる。

1) 蛍光増強イムノアッセイ（Fluoresence enhancement immunoassay）法

抗原抗体反応により蛍光標識体の蛍光が増強する現象に基づく方法。

2) 蛍光消光イムノアッセイ（Fluoresence qenching immunoassay）法

抗原抗体反応により蛍光標識体の蛍光が低下する現象に基づく方法。

3) 基質標識蛍光イムノアッセイ(Substratelabeled fluorescent immunoassay ; SLFIA)法

酵素の発蛍光性基質を抗原に結合させた標識体を用い，これに抗体が結合すると酵素が基質と反応できなくなり，蛍光を発しなくなる現象を利用した方法で，種々の薬物やホルモン測定のキットが市販されている。

4) 蛍光偏光イムノアッセイ（Fluorescence polarization immunoassay ; FPIA）法

標識剤に蛍光化合物を用い，励起光に直線偏光を用い，蛍光の偏光を測定する方法で，TD$_x$（ダイナボット）として市販されている。

5) 時間分解測光蛍光イムノアッセイ（Time resolved fluorescence immunoassay ; TRFIA）法

長寿命蛍光標識化合物であるEu（Ⅲ）イオンのキレート化合物の遅延蛍光を利用した方法で，種々の生体物質や試薬中の不純物や発蛍光物質に由来する非特異的蛍光が消失した後，一定時間Eu（Ⅲ）キレートのみによる蛍光を時間分解測光するので高感度に測定することができ，デルフィア（ファルマシア）として市販されている。

(3) 発光イムノアッセイ（Luminescent immunoassay；LIA）法[5),7)]

化学発光および生物発光は，励起するためのエネルギーが化学反応によるものを化学発光，酵素反応によるものを生物発光という。

① 化学発光イムノアッセイ（Chemiluminescent immunoassay；CLIA）法

標識化合物としてルミノールやイソルミノール，アクリジニウム誘導体などの化学発光性物質を直接，抗原または抗体に標識して用いる方法で，ACS 180(チバ・コーニング・ダイアグノスティックス)，ベリラックスシステム(ヘキストジャパン)として測定装置と試薬が発売されている。

② 化学発光酵素イムノアッセイ（Chemiluminescent enzyme immunoassay；CLEIA）法

酵素標識体を用い，その活性測定に化学発光反応を用いる方法で標識に用いる主な酵素としてはペルオキシダーゼ，アルカリホスファターゼ，グルコースオキシダーゼ，β-D-ガラクトシダーゼ等が用いられており，ルミノマスターLEIA-2000（三共），アマライトシステム（アマシャム薬品），ルミパルス1200（富士レビオ）として測定装置と試薬が発売されている。

③ 生物発光酵素イムノアッセイ（Bioluminescent enzyme immunoassay；BLEIA）法

酵素標識体を用い，その活性測定にホタルまたはバクテリアルシフェラーゼによる生物発光を用いる方法。

④ 生物発光補酵素イムノアッセイ（Bioluminescent co-factor immunoassay）法

生物発光に関連した酵素の補酵素（NAD^+，ATPなど）を標識して，抗原抗体反応によりその補酵素活性が不活化する現象を利用した方法。

1.2.3 おわりに

EIA法は今後，さらにRIA法からの移行が促進すると考えられるが，標識酵素の検出システムとして吸光度法，蛍光法，発光法の組み合わせは検査項目と測定感度とのかかわりで適切な選択が必要と考えられる。とりわけ，化学・生物発光法の今後の進展については長時間安定した発光を可能としたエンハンサー物質の研究開発とバイオテクノロジーにより安定で安価な発光物質が供給されるようになれば臨床検査の日常検査法として定着していくことであろう。また，一方で吸光度法での高感度分析への試みとしては複数の酵素を結合できるアビジン-ビオチン系の測定法が繁用されてきているし，酵素的サイクリング比色法[8)]は例外的に高感度を得ることができる。一方，EIA法の限界の一つとして測定対象の分子量が数千レベルと小さい物質については無力なために，必然的にFIA法やLIA法が選択されよう。

FIA法は試薬が安定であり，測定時間が短く，ホモジニアスな系ではB/F分離を必要としないので自動分析装置に組み込みやすいことなどの利点があり，薬物濃度測定の分野では種々のシステムが日常分析法として利用されている。また，測定感度の面で従来からのRIA法やEIA法と比較して十分とはいえなかったが，時間分解FIA法が開発されるに至って高感度化に道が開けた。

　CLIA法は高感度分析が可能で，測定時間も短く，試薬もFIA法と同様に安定である。さらに分析装置は反応原理からもわかるように光源と分光装置を必要としないので安価である。また，以前は測定精度に多くの問題を抱えていたが，ここ数年来開発された分析装置の性能は日常分析法としても十分に耐えられる精度を備えており，RIA法と同程度またはそれ以上の成績をあげており，注目を集めている。

　BLIA法は原理的には量子収率がほぼ100%であることから，CLIA法よりも高感度の測定システムが期待されたが，ルシフェラーゼが不安定なために思ったほどの成績が得られていない。したがって，ルシフェラーゼの代わりに安定なG6PDHを標識し，活性測定にバクテリアルシフェラーゼを使う方法が開発されたがいまだ実用段階には至っていないようである。

　以上述べたように，この分野における技術革新は測定装置としてのハード面と試薬としてのソフト面の開発が競い合う形で進展していくことが予想され，今後の研究開発に期待したい。

文　　献

1)　石川栄治，河合忠，宮井潔（編），酵素免疫測定法，第3版，医学書院，1987
2)　酵素免疫測定法，蛋白質核酸酵素，**31**（別冊），1987
3)　James PG. : A decade of development in immunoassay methodology, *Clin. Chem.*, **36**, 1408, 1990
4)　星野忠，河野均也，臨床検査の現状と展望 ― 免疫検査EIAを中心に ― ，新医療，**17**, 56, 1990
5)　辻章夫，前田昌子，蛍光・発光イムノアッセイ，検査と技術，**16**, 614, 1988
6)　今井一洋，発光分析の現状と展望，臨床検査，**29**, 153, 1985
7)　Larry JK. : Chemiluminescent and bioluminescent techniques, *Clin. Chem.*, **37**, 1472, 1991
8)　Johannsson A. *et al.* : A fast highly sensitive colormetric enzyme immunoassay system demonstrating benefits of enzyme amplification in clinical chemistry, *Clin. Chim. Acta*, **148**, 119, 1985

1.3 血液学的検査

稲荘和子[*], 藤巻道男[**]

1.3.1 はじめに

近年,血算は目視的な方法にかわって機械化・自動化が進み,血液像も機器で読むことが可能となり,また凝固検査においてもPTやAPTTあるいはFDPなどが機械化され,合成基質法による測定が生化学検査用機器で測定されるなど,血液検査の自動化・機械化が進んでいる。さらに最近は,様々なバイオテクノロジーを駆使して,新しい検査項目が自動化され,また凝固・線溶系あるいは血小板の「分子マーカー」と呼ばれる,様々な産生物を検出することが可能となってきている。本稿では,特にここ1〜2年における血液検査の動向について述べる。

2.3.2 プロテインC測定の自動化

プロテインCは,分子量約62,000の糖タンパクであり,血液中に約4μg/ml程度含まれている。プロテインCは,生理的に重要な凝固抑制因子であるが,循環血液中では不活性な前駆酵素として存在する。凝固系の亢進により生じたトロンビンが,血管内皮細胞表面に存在するトロンボモジュリンと結合すると,プロテインCは活性化され,活性型プロテインC(APC)となる。APCは,プロテインSの存在下に,活性型第VIII因子(VIIIa)や活性型第V因子(Va)を失活させ,抗凝固作用を示す[1](図1)。

したがって,プロテインCはDICなどの凝固亢進状態において消費され,血中濃度が低下する。またプロテインCは肝で産生されるビタミンK依存性のタンパクであることから,肝疾患,経口抗凝固薬(ワーファリン)の投与時においても減少する[2]。

プロテインCの測定は,従来より,発色性基質法,凝固時間法,酵素免疫測定法(EIA)などにより行われてきたが,最近自動化されつつある。表1に現在検討されているプロテインC測

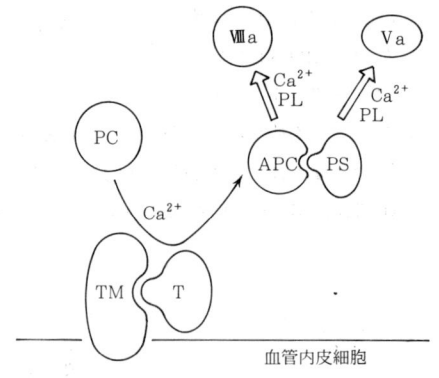

図1 プロテインCの作用機序[1]

PC:プロテインC,APC:活性型プロテインC,T:トロンビン,TM:トロンボモジュリン,PS:プロテインS,PL:リン脂質(血小板第3因子),VIIIa:活性型第VIII因子,Va:活性型第V因子

---

[*] Kazuko Kuroso, Ph.D. 東京医科大学 臨床病理学教室
[**] Michio Fujimaki, M.D. 東京医科大学 臨床病理学教室

表1　プロテインCの自動化[3]

発色性基質法	
スタクロム　プロテインC 　（ベーリンガー・マンハイム・山之内）	COBAS-FARA, COBAS-BIO, COBAS-MIRA, 日立-7050, 日立-7150, 705形日立自動分析装置, ACL300, Monarch2000など
テストチームプロテインC 　（第一化学薬品）	COBAS-FARA, COBAS-MIRA, 日立-7050, 日立-7150など
凝固時間法	
スタクロット　プロテインCⅡ 　（ベーリンガー・マンハイム・山之内）	CoagmasterⅡ, CA5000など
ラテックス免疫比濁法	
エルピアエースPC 　（ダイアヤトロン）	LPIA-100など
ホモジニアスEIA法	
イアトロエイストPC 　（ヤトロン）	COBAS-FARA

定の自動化機器と試薬を示した[3]。

　発色性基質による方法は，血漿中のプロテインCを蛇毒により活性化し，生じたAPCに対して特異的に働く発色基質を作用させて，その吸光度を測定する方法であり，生化学検査用機器への導入が行われている。凝固時間法は，APCはⅧaおよびVaを失活させることを利用して，血漿中のプロテインCを蛇毒により活性化し，APTT（活性化部分トロンボプラスチン時間）の延長を測定する方法である。したがって，この2法は共にプロテインCの生物学的活性を測定している。ラテックス免疫比濁法は，プロテインCに対する抗体を感作したラテックスを検体に加え，生じた凝集塊に光をあて，濁度の増加を初速度法により求める方法である。この方法では，一般的には，他の生物学的活性による測定法との間に良好な正の相関が得られる。しかし，本法では，Glaを欠くPIVKAプロテインCも含めて測定することから，ワーファリン投与患者においては，測定値に差が認められる[4]。

1.3.3　第XⅢ因子，Dダイマーの自動化

　凝固系の亢進によって生じたトロンビンは，フィブリノゲンをフィブリンへと転換し，互いに重合しあいフィブリンポリマーが形成される。フィブリンポリマーは，同様にトロンビンにより活性化された活性型第XⅢ因子（XⅢa）によりクロスリンクを受けて強固な安定化フィブリンとなる。したがって，第XⅢ因子濃度は，DICなどの凝固亢進状態では消費され減少する[5]。

　一方，線溶系の亢進によりフィブリンやフィブリノゲンが分解されると，FDPが生じる。その中には，安定化フィブリンの分解でのみ生じるDダイマーあるいはその関連物質が含まれる。したがって，Dダイマーは，安定化フィブリン分解（二次線溶）の亢進を示す分子マーカーと考えられる[6]。また，Dダイマーの高値は，厚生省特定疾患DIC調査研究班によるDIC診断基

準（1988年改定）の補助的検査成績・所見の一つに挙げられている。

第XIII因子，Dダイマーは，従来からラテックス凝集法やEIAなどで測定されていたが，近年それぞれの抗体を感作したラテックスを用いて，ラテックス免疫比濁法（ダイアヤトロンなど）により自動化・定量化が可能となった[7),8)]。Dダイマーには，種々の関連物質があり，測定系における反応性は様々であることから，厳密には定量化とは言い難い[6)]。しかし簡便に短時間で測定できることから注目されている。

1.3.4　TAT・PICの自動化

凝固系の亢進によって生じたトロンビンは，生理的に血中に存在する凝固抑制因子である，アンチトロンビンIII（ATIII）により活性が阻害される。その際，両者は1：1の強固なトロンビン・ATIII複合体（TAT）を形成する。したがって，TATは凝固亢進状態を示す「分子マーカー」と考えられる[9)]。一方，線溶系の亢進によって生じたプラスミンは，生理的に血中に存在する線溶抑制因子である，α_2－プラスミンインヒビター（α_2PI）により活性が阻害される。この際にも，TATと同様に，両者は1：1のプラスミン・α_2PI複合体（PIC）を形成する。したがって，PICは線溶亢進状態を示す「分子マーカー」と考えられる[10)]。TAT，PICの高値は共に，DIC診断基準（1988年改定）の補助的検査成績・所見に挙げられている。

TAT，PICは，チューブ法あるいはポリスチレンボールを用いたEIAで測定するが，最近，ボール法による測定法の自動化が進められている。その測定原理を図2に示したが[9),10)]，複合体を形成する各々の成分に対する抗体を用いた，二抗体サンドイッチ法により測定する（テイジン）。機器としては，全自動EIA測定装置ポセイドンII（アロカ社）とIB-500モデル50（東洋紡）において検討されている[11),12)]。再現性等は良好であり，日常検査としてのルーチン化が可能である。

TATの測定　　　　　　　　　　PICの測定
（2ステップサンドイッチEIA法）　（1ステップサンドイッチEIA法）

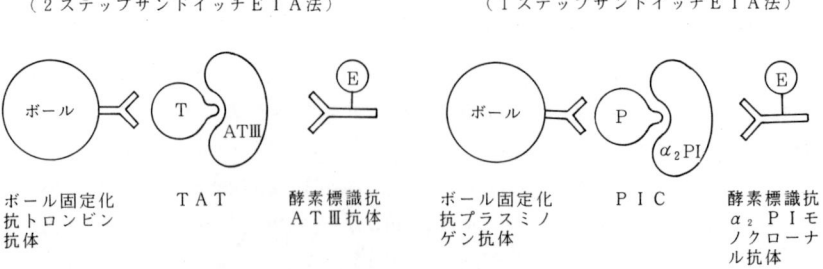

ボール固定化　　TAT　　酵素標識抗　　ボール固定化　　PIC　　酵素標識抗
抗トロンビン　　　　　　ATIII抗体　　抗プラスミノ　　　　　　α_2PIモノ
抗体　　　　　　　　　　　　　　　　ゲン抗体　　　　　　　　クローナル抗体

図2　TAT，PICの測定原理[9),10)]

1.3.5 今後の動向

　血小板，凝固・線溶系の分子マーカーとして，新しいものが次々と開発されている．例えば，血漿可溶性GMP-140(血小板や血管内皮細胞の細胞内顆粒膜糖タンパク)，Prothrombin Fragment F1+2(プロトロンビンがトロンビンへと活性化される際に遊離するFragment)，血中・尿中トロンボモジュリン（TM）（血管内皮細胞が傷害されて遊離したTM），組織プラスミノゲンアクチベーター（t-PA）・プラスミノゲンアクチベーターインヒビター-1(PAI-1)複合体（PAI-C）(t-PAとその阻害物質であるPAI-1との複合体) 等が検討されている[13]。今後，これらの分子マーカーの自動化も進むであろう．また，新たな因子や分子マーカーの測定法の開発も進むであろう．

　PT，APTTの測定については従来より自動化が進められてきたが，最近，磁性体と混合した乾燥状態で試薬がカードに充塡されている，ドライ方式による自動測定が検討されている（AMELUNG社，A&T社）[14],[15]。試薬の調整が不要なことや，全血での測定が可能なことから，緊急検査への対応が期待されている．

　このように多くの検査項目が測定可能となってきたが，今後は，どのような検査を選び組み合わせていったら，病態をより的確に把握できるのかという，検査のselect，あるいはcombinationが重要となってくるであろう．そのためには，疾患・病態と，検査成績との関連について，今まで以上に，より詳細に深く検討していく必要があると思われる．

文　　献

1) 鈴木宏治, プロテインCの分子構造と機能, 日本臨牀, **47**：726, 1989
2) 中村聡子, プロテインC(S), 臨床病理特集第70号：100, 1987
3) 各社データによる.
4) 菅野信子, 他, LPIA-100のラテックス試薬によるProtein Cの測定, 日本臨床検査自動化学会会誌, **16**：425, 1991
5) 西田恭治, 他, ゲル濾過を応用した新しいXIII因子定量法, 血液と脈管, **14**：501, 1983
6) 綑荘和子, 他, 安定化フィブリン分解産物, 日本血栓止血学会誌, **2**：82, 1991
7) 上原和子, 他, LPIA-100における第XIII因子精密測定の検討, 日本臨床検査自動化学会会誌, **16**：428, 1991
8) 篠沢圭子, 他, ラテックス近赤外比濁法によるD dimer関連物質の自動測定法の検討, 機器・試薬, **13**：1209, 1990
9) 綑荘和子, 他, 血中トロンビン-アンチトロンビンIII複合体の測定法の検討, 臨床病理,

36：1421，1988
10) 青木延雄，他，EIA法によるα₂PI（TD-80）およびα₂PIプラスミン複合体（TD-80C）測定キットの基礎的検討，臨床病理，35：1275，1987
11) 斉藤啓子，他，全自動EIA装置ポセイドンIIによるトロンビン・アンチトロンビンIII複合体，プラスミン・α₂プラスミンインヒビター複合体の同時測定法，日本臨床検査自動化学会会誌，16：156，1991
12) 中江健市，他，ビーズ固相EIA全自動分析装置IB-500によるTAT測定法の検討，日本臨床検査自動化学会会誌，16：601，1991
13) 第38回日本臨床病理学会総会第26回日本臨床血液学専門部会講演会，1991.10.30
14) 山崎直美，他，ドライ方式による血液凝固分析装置COAG1の検討，日本臨床検査自動化学会会誌，16：415，1991
15) 本間喜美子，他，ドライ方式凝固測定機（CGO1）によるPT，APTTの基礎的検討，日本臨床検査自動化学会会誌，16：416，1991

1.4 微生物学的検査

小栗豊子*, 猪狩 淳**

1.4.1 はじめに

検査材料から微生物を検出する方法には塗抹標本を用いた顕微鏡検査と,培地などの培養基を用いた培養検査が用いられている。顕微鏡検査は短時間で成績が得られる反面,材料中の菌数が多くないと($\geqq 10^5$/mlで陽性)検出が困難である。一方,培養検査は菌数が少なくとも検出が可能であるが,日数を要する。検出の精度が良く,しかも迅速に成績が得られる方法を開発することは臨床微生物検査に課せられた大きな課題となっている。ここでは臨床微生物検査における迅速検査の技術の現状について述べる。

1.4.2 臨床微生物検査における迅速化の現状

臨床微生物検査における日常検査は,①塗抹検査,②培養検査(分離培養,同定検査),③薬剤感受性検査に分けることができる。これらの中で最も時間がかかる部分は②と③の部分である。一部の菌種では同定検査と薬剤感受性検査は4時間くらいに短縮することができるようになった。しかしこれでもなお2～3日は要してしまう。臨床微生物検査における迅速化は検査材料を採取したその日のうちに成績を得ることを目指して進められている。このための技術としては免疫学的方法と遺伝子工学的な方法が用いられる。また,検出の対象も病原微生物そのもののほか,その微生物の産生した毒素が目的とされる場合もある。対象とする微生物も培養の困難なものや培養に長時間を要するものが対象とされる。すなわち,*Legionella pneumophila*(在郷軍人病の病原菌),*Mycobacterium*(抗酸菌),*Mycoplasma pneumoniae*(肺炎マイコプラズマ),*Chlamidia*(オウム病,トラコーマなど),リケッチア,ウイルスなどを対象に開発が進められている。現在,迅速検査が行われている微生物とその技術を表1に示した。

1.4.3 病原微生物の迅速検査に用いられる技術

(1) 共同凝集反応(Co-agglutination test)

Staphylococcus aureus(黄色ブドウ球菌)の菌体の表面に存在するprotein Aは免疫グロブリンIgGのFc部分と特異的に結合する。これに特異抗原が加わるとブドウ球菌の凝集反応として観察することができる。この性質を利用して*S. aureus*の菌体に既知の抗体を結合させたものを試薬として,未知の抗原の検出が行われている。本法を応用したものにPhadebact test(シオノギ)があり,溶血レンサ球菌のA,B,C,D,Gの各群の群別,*Streptococcus pneumoniae*(肺炎球菌),*Neisseria gonorrhoeae*(リン菌)の同定検査に利用されている。

---

* Toyoko Oguri 順天堂大学付属病院 中央臨床検査室
** Jun Igari 順天堂大学 医学部 臨床病理学教室

表1 迅速検査による病原微生物の抗原検出

ラテックス凝集反応	化膿性髄膜炎起炎菌(*S. pneumoniae*, Group B streptococci, *N. meningitidis*, *H. influenzae*) 毒素検出(*S. aureus*, *B. cereus*, *V. cholerae*, *V. parehaemolyticus*, *C. perfringens*, *C. difficile*など) ウイルス(ロタ、アデノなど)
逆受身赤血球凝集反応	ウイルス(ロタ、B型肝炎など)
蛍光抗体法	*N. gonorrhoeae*, *L. pneumophila*, *M. pneumoniae*, *Chlamidia*, リケッチア, ウイルス(インフルエンザ, 単純ヘルペス, HIV, など)
酵素抗体法	Group A streptococci, *N. gonorrhoeae*, *Chlamidia*, ウイルス (B型肝炎, 単純ヘルペス, RS, ロタ, HIV, ATLV-1など)
放射免疫測定法	B型肝炎(HBs, HBe抗原), HIVなど
免疫電子顕微鏡法	ウイルス (A型肝炎, カリシ, アストロなど)
DNAプローブ法	抗酸菌(結核菌群, *M. avium* complex), *N. gonorrhoe*, *M. pneumoniae*, *C. trachomatic*, *C. psittaci*, ウイルス(単純ヘルペス, サイトメガロ, ヒトパピローマ, HTLV-1など)

(2) **ラテックス凝集反応**〔Latex agglutination test(LA)〕

ラテックス粒子に既知の抗体を結合させ，未知の抗原を検出する方法である。咽頭粘液からのA群溶血レンサ球菌の直接検出，化膿性髄膜炎患者の髄液や血液からのB群溶血レンサ球菌，*Streptococcus pneumoniae*(肺炎球菌)，*Neisseria meningitidis* (髄膜炎菌)，*Haemophilus influenzae*(インフルエンザ菌)の直接検出，*Clostridium difficile*毒素の糞便からの直接検出など病原微生物の迅速検査に応用されている。これらの方法は培養することなく直接，抗原の検出が可能であり，早急に成績が得られるが，成績の精度や信頼性は培養検査に比べると劣る。

(3) **蛍光抗体法**〔Immunofluorescent antibody technique (IFA), Fluorescent antibody test (FA)〕

抗体に蛍光色素を標識し，これを用いて患者材料中の特異抗原を蛍光顕微鏡を用いて検出する方法である。蛍光色素としては黄緑色のfluorescein isothiocyanate(FITC)，橙赤色のtetramethyl rhodamine isothiocyanate(TRITC)が用いられるが，前者の方がより広く用いられている。蛍光色素標識抗体を直接患者材料中の特異抗原と反応させて検査をする直接法，抗原抗体複合物に2次的に蛍光色素標識抗体を反応させる間接法，抗原・抗体・補体複合物にさらに標識補体を結合させて検出する間接補体法がある。間接法，間接補体法は直接法に比べ応用範囲は拡大されるが非特異的反応が出現しやすくなる。これらを最少限に抑えるためには本法の原理をよく理解し，技術に十分慣れる必要がある。

(4) 酵素抗体法〔Enzyme immunoassay(EIA), Enzyme-linked immunosorbent assay(ELISA)〕

先の蛍光抗体法の蛍光色素の代わりに酵素を用いた方法である。抗体の標識に酵素を用い，特異抗原を検出する。本法では抗原または抗体を定量的に検出することができる。酵素はperoxidase(POD, 西洋ワサビ)が最もよく用いられる。基質にdiaminobenzidine(DAB)を用いると褐色に，ナフトール液を用いると灰紫色に発色する。一次反応としてまず抗原と抗体を反応させ，次に二次反応としてこれに酵素で標識した抗ヒトグロブリン血清と反応させる。この一次反応と二次反応の結果形成された複合物に酵素の基質を加え反応させると，抗原抗体複合物の多少により発色の程度が異なるので，この色を比色することにより，抗原または抗体の量を定量することができる。本法は光学顕微鏡や電子顕微鏡にも応用できる。

(5) 逆受身赤血球凝集反応〔Reversed passive hemagglutination test (RPHA)〕または
　　逆受身ラテックス凝集反応〔Reversed passive latexagglutination test(RPLA)〕

抗原または抗体で感作した赤血球またはラテックス粒子を用いる間接凝集反応である。ロタウイルスの検出，各種の細菌毒素の検出に用いられている。

(6) 放射免疫測定法〔Radioimmunoassay (RIA)〕

抗原や抗体に放射性同位元素，主として ^{125}I を標識し，抗原抗体結合物の放射能活性を測定することにより，抗原または抗体を定量する方法で，材料中に存在するごく微量の抗原または抗体の検出が可能であるとされている。本法で用いる抗原，抗体は純度の高いものを用いなければならない。^{125}I はタンパクの標識に用いられ，小分子のものには ^{3}H，^{14}C などが用いられる。本法ではラジオアイソトープを用いるため，被爆，環境汚染の危険があり，特定の施設のみでの取り扱いに限られる。

(7) 免疫電子顕微鏡法〔Immune electron microscopy(IEM)〕

材料中のウイルス粒子を濃縮，精製し，これに特異抗体を反応させてウイルス粒子の凝集を電子顕微鏡により観察する方法である。

(8) DNAプローブ法

DNAは2本のポリヌクレオチドが対をなし，これらは相補的であるため，1本のDNA鎖の塩基配列が決まれば他方の塩基配列も決めることができる。DNAプローブ法では微生物よりDNAを取り出し，これを制限酵素で切断，2本鎖のDNAを加熱して1本鎖のDNAにする。この1本鎖のDNAは特定のDNAと対をなす性質があるため，他の微生物のDNAとの間で雑種（ハイブリッド）を作成することにより，両者の相同性を検査し，これに基づいて同定する方法である。目的とするDNAの標識には放射性同位元素（^{32}P）のほか，アビジンやビオチン標識酵素が用いられる。ブロッティング法としてはサザン法，ノザン法，ウェスタン法が用いられている。

1.4.4 おわりに

　以上，臨床微生物検査の迅速検査に用いられている主な技術を紹介した。感染症の診断は患者材料からの原因となる微生物の検出が最も重要である。しかし，その治療となると細菌では薬剤感受性検査の成績が必要となる。A群溶血レンサ球菌では検査材料からの直接検出用試薬が沢山市販されているが，本菌種では現在のところβ-ラクタム剤耐性菌が患者から分離されていないので，菌が検出できれば治療薬は即，決定され，迅速検査の有用性は高い。このように薬剤感受性検査があまり必要とならない菌種では迅速検査が強く望まれる。最近，メチシリン耐性 *S. aureus* (MRSA)のペニシリン結合タンパク（PBP2′）の産生を支配する遺伝子である *mec A* を Polymerase chain reaction(PCR)法により検出する技術が研究されているが，このような耐性因子を患者材料から直接検出する方法も将来可能になるかも知れない。また，迅速検査開発のねらいとしては培養に長い日数を要する細菌や，人工培地で培養できないクラミジア，リケッチア，ウイルスなどが対象とされる。

2 臨床検査機器の技術

渡辺文夫*

2.1 はじめに

医療における臨床検査は疾病の診断，予後の経過の把握，治療方針の決定などに不可欠のものである。しかも，より正確な多くの検査情報をより速く診療側に提供することによって，より患者指向の医療に貢献する検査が求められている。

このような要請に応えるために早くから検査の機械化，自動化さらにはシステム化が進められてきた。新しい検査技術が開発され，それに対応するようにエレクトロニクス，コンピュータ技術，精密機械工学および材料工学など周辺諸分野の技術を導入して新しい機器技術開発が積極的に行われた。

臨床検査は今後も益々発展するわけであるが，同時に検査業務の効率化，有効利用，さらには検査過誤の防止などを含めた臨床検査システムが日常的に運用される時代が迫りつつある。

2.2 生化学的検査用機器

生化学自動分析装置の歴史は古く，1957年にアメリカのTechnicon社から発売されたAuto-Analyzerから始まった。以来30数年の間に外国製品および国産製品が数多く開発・市販されては姿を消していった。現在までにわが国で市販された主な生化学自動分析装置を図1に示す。1957年に発売された Auto-Analyzerはフロー方式（continuous flow system）と呼ばれ，試料と反応液が細いチューブを定速のローラーでしごくことによって流れながら反応が進行する。検出は比色法である。この装置は機構が単純で，しかも早くから（1960年後半）多項目同時測定（multi channel）のSMA12/60（12項目）が市販され，また1970年中頃にはさらに多項目化と試薬消費量の少ないSMAC（24項目）が上市された。完全に特許でガードされており，世界的にほぼ独占的なシェアを持っていた。

わが国においても1970年から1980年代にかけて，対米貿易不均衡対策としてSMA12/60およびSMACが数多く国公立病院および大学病院に導入された。世界的にはSMA，SMACシリーズで約 2,000台が稼動していたといわれ，臨床検査の自動化，省力化とその普及に偉大な貢献をした。

しかし，その反面Technicon社を除く世界の機器メーカーは，Technicon社のフロー方式の特許に悩まされ，止むなく用手法をそのまま自動化した，いわゆるディスクリート方式の開発を進めざるを得なかった。1960年後半にはディスクリート方式のsingle channelおよび6〜10 channel

---

* Fumio Watanabe　神奈川県立衛生短期大学　技術科

自動分析装置が続々と登場した。1960年後半から1970年後半までの約10年間に登場した装置のほとんどが，1ライン，1項目測定，すなわち，1 line 1 channelで機構動作が割合に単純であった。1977年頃からは分析装置にマイクロコンピュータが内蔵搭載されるようになったが，ほとんどが測定結果の濃度演算，結果打ち出しなどのデータ処理に限定されて使用された。装置機構部のメカニカルな動作制御はもっぱらカムシーケンサやリレーシーケンサによって実行していた。

1969年に米国国立衛生研究所と米国原子力委員会の財政援助の下に国立オークリッジ研究所のNorman G. Anderson 博士によって創案，発表[1]され，ユニオン・カーバイド社が臨床検査および

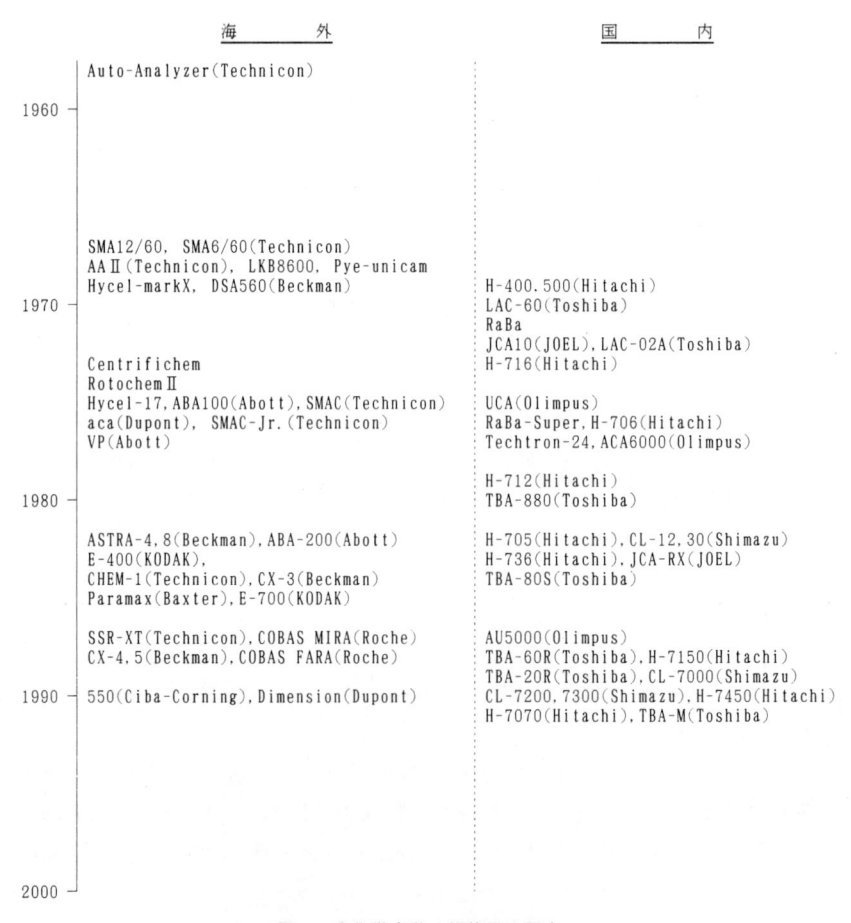

	海　　　外	国　　　内
1960	Auto-Analyzer(Technicon)	
1970	SMA12/60, SMA6/60(Technicon) AAⅡ(Technicon), LKB8600, Pye-unicam Hycel-markX, DSA560(Beckman)	H-400.500(Hitachi) LAC-60(Toshiba) RaBa JCA10(JOEL), LAC-02A(Toshiba) H-716(Hitachi)
	Centrifichem RotochemⅡ Hycel-17, ABA100(Abott), SMAC(Technicon) aca(Dupont), SMAC-Jr.(Technicon) VP(Abott)	UCA(Olimpus) RaBa-Super, H-706(Hitachi) Techtron-24, ACA6000(Olimpus)
1980		H-712(Hitachi) TBA-880(Toshiba)
	ASTRA-4,8(Beckman), ABA-200(Abott) E-400(KODAK), CHEM-1(Technicon), CX-3(Beckman) Paramax(Baxter), E-700(KODAK)	H-705(Hitachi), CL-12,30(Shimazu) H-736(Hitachi), JCA-RX(JOEL) TBA-80S(Toshiba)
	SSR-XT(Technicon), COBAS MIRA(Roche) CX-4,5(Beckman), COBAS FARA(Roche)	AU5000(Olimpus) TBA-60R(Toshiba), H-7150(Hitachi) TBA-20R(Toshiba), CL-7000(Shimazu)
1990	550(Ciba-Corning), Dimension(Dupont)	CL-7200,7300(Shimazu), H-7450(Hitachi) H-7070(Hitachi), TBA-M(Toshiba)
2000		

図1　生化学自動分析装置の歴史

研究用として開発したCentrifichem System は，遠心力を利用した検体と試薬の混合，高速測光によるKinetic またはRate Assayなどのユニークな発想でこの分野の技術者を驚かせた。

1980年代に入るとマイクロコンピュータのハードウェア，ソフトウェアの技術も成熟し，極めて細かな機構部（メカニクス）の制御も含めたトータルコントロールが可能となった。すなわち，Single Line Maltichannelのランダムアクセス，リアルタイムの装置が出現するに至った。H-705に代表される装置がそれである。

反応試薬の進歩も目覚ましく，インスタント写真の技術を連想させるようなフィルム方式のドライケミストリー（dry chemistry）が出現するに至った。完全乾式のE-400は緊急検査用装置として大いに普及した。

一方依頼検体の増加は装置の超大型化を促がし，H-736やTBA-80Sのような同時35項目，毎時300検体の処理能力を有するSuper Multi Analyzerの出現となった。

以上のように生化学自動分析装置は1957年のAuto Analyzer の産声を聞いてから30有余年の年月を得て，当時思いもよらない大輪の花が見事に咲き誇ったように思える。

2.2.1 種類と機構

生化学自動分析装置を反応過程の方式で分類したのが図2である。

```
                          ┌─ フロー方式（コンティニアスフロー）
                          │                      ┌─ 反応管方式
生化学自動分析装置 ───────┼─ ディスクリート方式 ─┼─ パック方式
                          │                      └─ 遠心方式
                          └─ フィルム方式（ドライケミストリ）
```

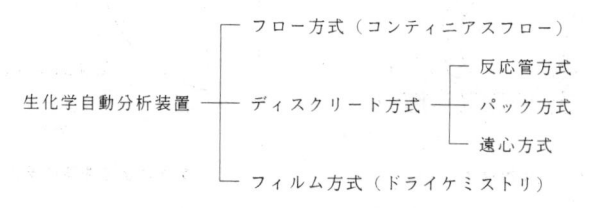

図2　生化学自動分析装置の分類

2.2.2 フロー方式の技術

定量的に検体と試薬を定速のローラーでしごく方式の比例秤量ポンプで送り込み，混合コイルに導いて攪拌混合する。必要があれば透析器によって除タンパクを行い，恒温槽で反応させる。気泡除去の後，一般的には比色法（分光光度法）によって定量する。

特にコンティニアスフロー方式は，検体，試薬の送り込みと同時に一定間隔で空気を送り込み，前後の検体の混り合い（クロスコンタミネーション）を防止しているのが特徴である。図3にAuto Analyzer の基本構成図を，図4にチューブ内の気泡の様子を，また図5に気泡を送り込んだ場合と気泡を送り込まない場合のチューブ内の洗浄効果の比較を示す。

図3に示した基本構成による機種として，ＡＡ-Ⅱ，ＳＭＡ12/60，ＳＭＡ6/60，ＳＭＡＣおよ

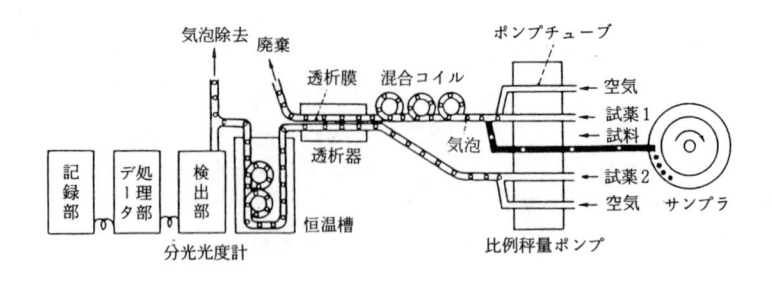

図3　Auto Analyzer の基本構成

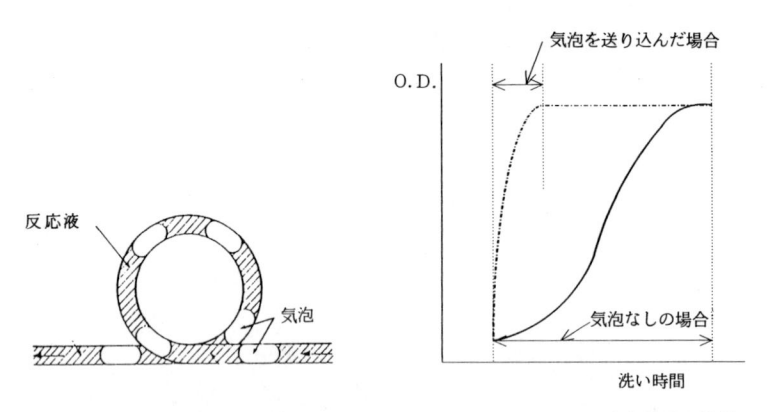

図4　気泡の様子

図5　気泡による洗浄効果の比較

びSMAC-Jr.などがあり，1980年代中頃まで全盛を極めた。もちろん現在でもSMACおよびSMAC-Jr.は全世界で数多く使用されている。

　しかし，1980年代に入るとディスクリート方式の装置が次々と登場し，しかもランダムアクセスの小回りのきく小型機から，同時35項目，300検体／時間の超大型機までが出揃い，フローシステムは徐々に後退せざるを得ない状態となった。

　フロー方式の世界における唯一のメーカーであるTechnicon社は，1985年にオイルテクノロジーを用いた1 line 32 channel, 1,800テスト／時間の処理能力を有する画期的なフロー方式の装置，CHEM-1を市販した。

　不活性で疎水性の高いオイルを用いて検体および試薬を包み込み，異なった測定項目の検体，試薬とのクロスコンタミネーションのない状態で分析するように工夫されている。しかも比色法

によるEnd point，Rate Assay はもちろんのこと，電極法による電解質測定，比濁測定による免疫血清学的検査まで測定可能にした[2]。

図6に測定機構を示す。非常に単純な1本の細いチューブを用いて，検体および第1試薬，気泡，第2試薬，気泡と順次吸入する。途中でチューブ径が太くなっていって小気泡が仕切られていた検体および第1試薬と第2試薬が反応する。しかし大気泡は前後の別の検体および試薬とは依然として仕切られており，混ざることはない。チューブの内壁はcapsule fluid と呼ばれるオイルがサンプリング吸入時に吸入されて全面を覆っている。図7にチューブ内の様子を，図8にサンプリングノズルを示す。

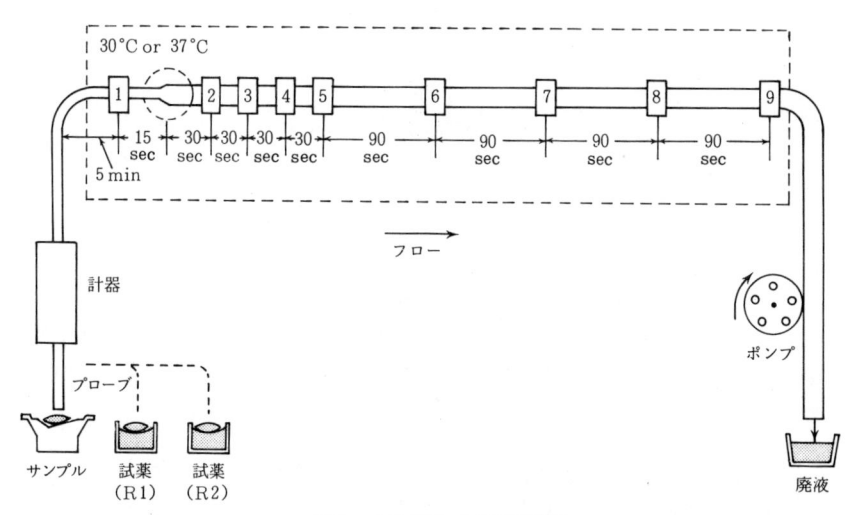

図6　CHEM 1の測定機構

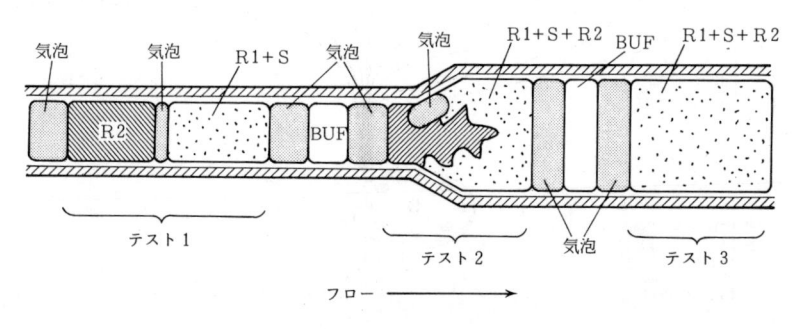

図7　チューブ内の様子

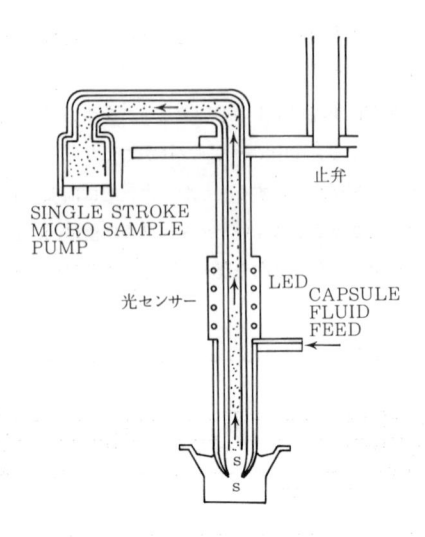

図8　サンプリングノズル

　チューブ内の反応の監視および吸光度測定のために9カ所の測定系が適当な時間間隔で設けられており，しかも任意の6～8波長を使用することができる．すなわち，multi wave length-multi point 測定になっている．また単波長，2波長測定演算も可能で応用範囲が広い．測光系の構成を図9に，その詳細を図10に示す．

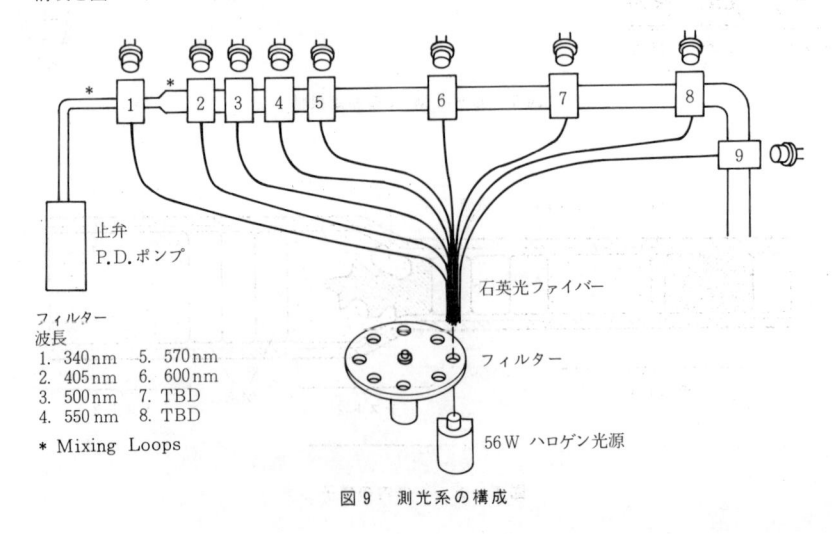

フィルター
波長
1. 340nm　5. 570nm
2. 405nm　6. 600nm
3. 500nm　7. TBD
4. 550nm　8. TBD

* Mixing Loops

図9　測光系の構成

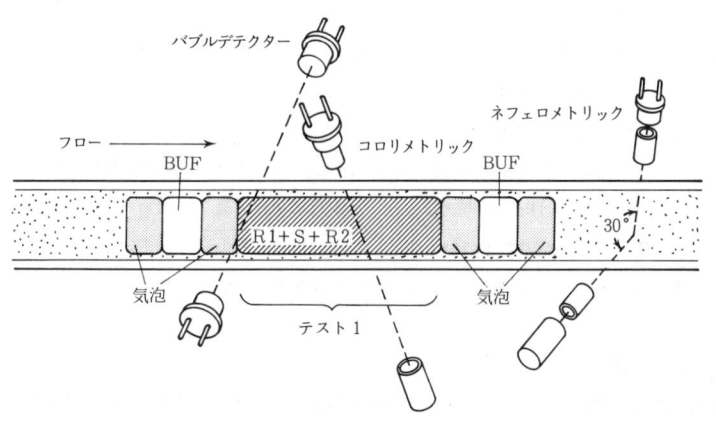

図10 測光系の詳細

　イオン選択性電極（ＩＳＥ）による電解質の測定（Na^+，K^+およびCO_2）は，比色測定と同様にオイルテクノロジーを利用し，別系列を設けている．図11に電解質測定系の構成を示す．
　フロー方式の集大成ともいうべきＣＨＥＭ１は，カプセルケミストリーと呼ばれるオイルテク

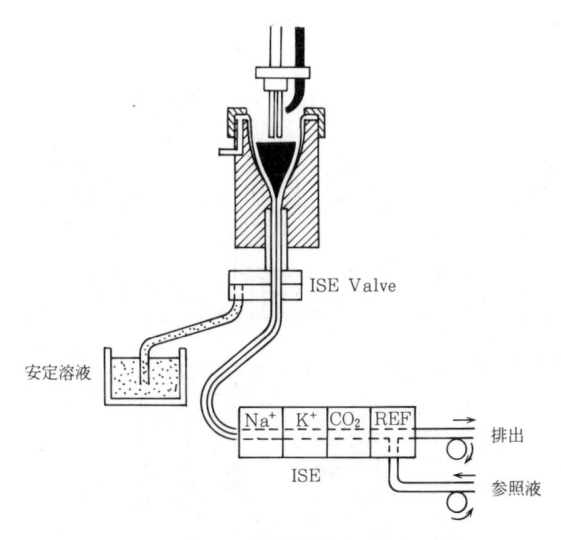

図11 電解質測定系の構成

ノロジーを駆使して，液体の流れを気泡を検出しながらコンピュータで制御して，最大32項目，毎時720～1,800テストを1テスト当たりの検体量が1μl，試薬量が14μlという超微量で測定できるというのは，まさに驚異的である。

2.2.3 ディスクリート方式の技術

ディスクリート方式（discrete analytical system）は，独立した容器に検体を分注し，反応試薬と混合，攪拌させて分析する方式である。基本的にクロスコンタミネーションがない構造であり，分析の速さや高い精密度を確保しやすいなどの点で，最も普及している。しかし反面，機構的に複雑になりやすく，故障時の修復に長時間を要することがあったり，保守が面倒な装置もある。

(1) 反応管方式

反応管に検体，試薬を順次注入し，一定時間恒温槽で反応させたのちに比色測定する。1960年代後半から1970年代後半までの約10年間は，反応管直列駆動型，フローセル比色測定方式が主流であった。代表機種としては，H-400，500，Hycel mark X，H-716，TBA-880などである。図12にその構成を示す。

測定終了後の反応管は図12のように洗浄，乾燥されて再び使用されるタイプと，プラスチック反応管を用いて測定終了後に廃棄するディスポーザブルタイプとがある。これらの装置の欠点は比色測定がフローセル方式であるために，Rate Assayによる反応速度測定を行うと，測定液を一

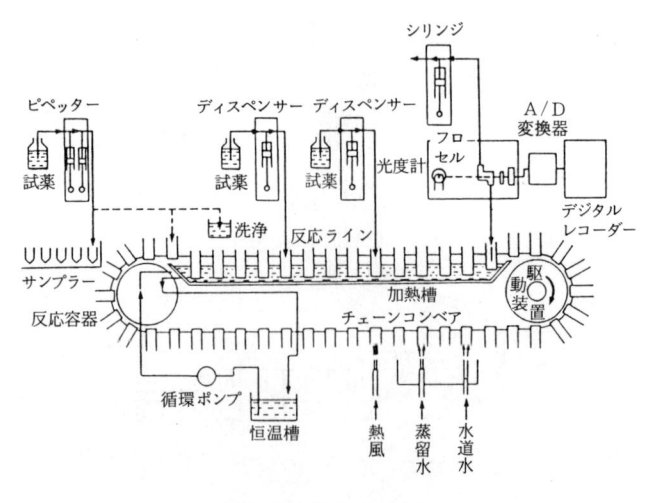

図12 反応管方式の構成

定時間フローセル内にとどめることになり，処理能力を上げることが困難となる。また機構が複雑化し，形状，重量共に大きくなることである。

1980年初期にはターンテーブル方式の単一光路多点測光方式の装置が出現した。しかもSingle line multi channelでランダムアクセスが可能なディスクリート方式である。代表機種としては，H-705である。H-705は処理能力が小さく，小型機であったが，以後現在に至るまでこの方式が主流を占めており，新しい機種が続々と登場するに至った。H-736，TBA-60R，H-7150，TBA-20R，CL-7000，最近ではCL-7200，CL-7300，H-7450，H-7070およびTBA-Mシリーズなどである。しかも同時35項目，毎時300検体という超大型機種まで揃っている。

ターンテーブル多点測光方式の構成を図13に示す。図14にその測定原理を示す。

図14のターンテーブル上の1から24までの数で示してあるのが反応管である。動作について説明すると，まず1のポジションでサンプリングされると，ターンテーブルは1回転回り，さらに2のポジションまで進む。2で第1試薬が添加され，同時に1では次の検体がサンプリングされて，再び1回転と1ポジション回転する。このようにして次々と回転しながら反応は進行するわけであるが，ポジション20の位置には図のように単光路，多波長分光光度計が設けられており，回転しながら全反応管の比色測定が行われている。比色測定のデータは必要なものだけ，しかも同一番号の反応管のデータ群が整理されるようにコンピュータによって制御されている。測定が

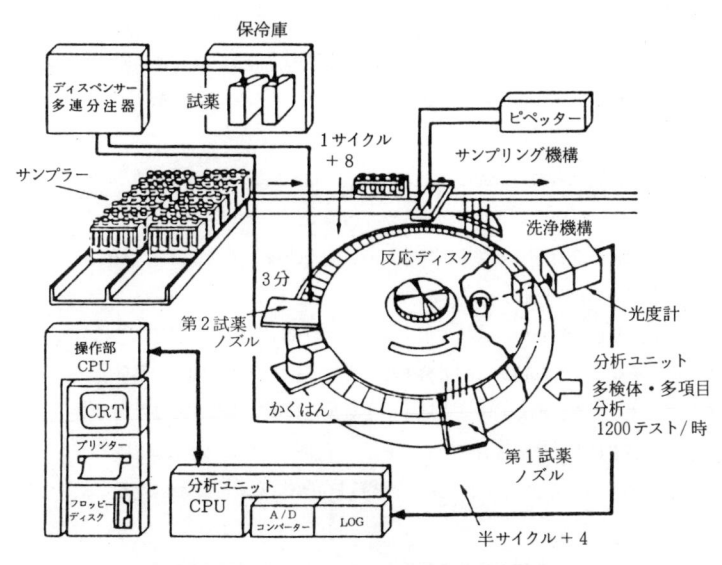

図13　ターンテーブル多点測光方式の構成

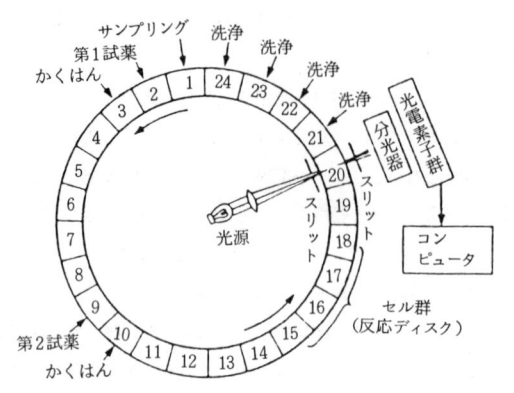

図14　ターンテーブル多点測光方式の測定原理

　全部完了した反応管は洗浄されて再び使用される。反応管はそのまま光学測定セルにもなっているので，反応管直接光方式などとも呼ばれている。反応管は高い精度が要求され，光学ガラス製とプラスチック成形品とがある。特にガラス製は耐久性が良く，また洗浄効率が良いことから多用されている。製法も従来はガラス貼り合わせ融着法などのものも使用していたが，現在ではほとんど真空成形品で，均一なものが量産できるようになった。

　このターンテーブル方式は，基本的には1回転＋1ピッチであるが，その応用として1/2回転＋1ピッチとか1/4回転＋1ピッチなどがあり処理能力を高めている。また逆に同一測定データを数多く蒐集し，平均化演算することによって精度を向上させるために10回転＋1ピッチという装置もある。

　測定光学系の技術開発も大いに進んだ。光源から出た白色光は反応管を通り回折格子で分光分散されて，一般的にはローランドサークルという円弧上に焦点を結ぶ。したがって，受光器部は機械加工によってローランドサークルを作成し，目的の波長が焦点を結ぶ位置に受光器（フォトダイオード）を埋め込む（図15）。

　しかし，最も新しい光学系は，図16に示すように回折格子で分光分散された光がフラット面上に等間隔に焦点を結ぶような特殊な回折格子を使用している。受光面は当然フラットな形状で良く，フォトダイオードを数多く同時に半導体やIC製造技術で作成することができる。64個のフォトダイオードがIC上に作成されているフォトダイオードアレイが市販されている。このような光学部品を使用することによって，同時多波長測定が精度よく安価に作ることが可能になった。

　また，光源ランプも一般的にはタングステン・ハロゲンランプが使用されているが，NADH

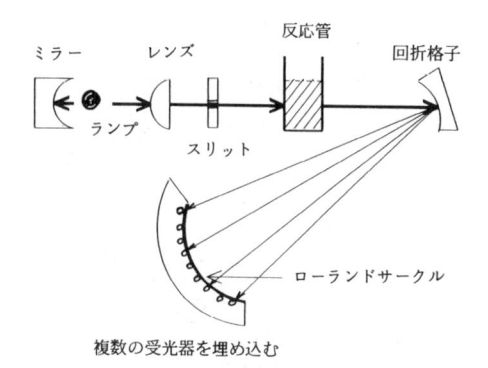

図15 ローランドサークル上に等間隔に焦点を結ぶ回折格子の使用例

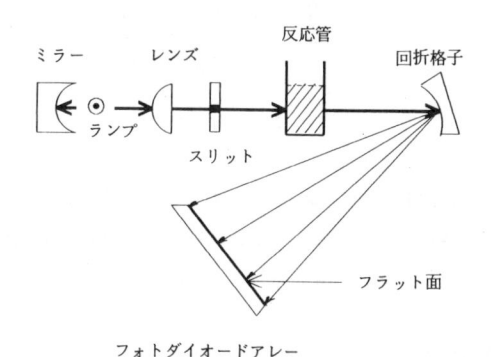

図16 フラット面上に等間隔に焦点を結ぶ回折格子の使用例

などの吸収を 340nm の波長で測定する場合エネルギー不足を生じることが多く，ワット数の大きいランプを使わざるを得ない。したがってランプからの発熱も大きく，冷却が必要になったりする。

最近では写真撮影のときに使用するフラッシュランプと同じような原理の Xe-フラッシュランプを使用している装置も市販されている。Xe-フラッシュランプは，短波長のエネルギーが大きく，かつ，まったく発熱もしない。しかも必要なときにのみ高速に発光させることが可能で，寿命が非常に長いのが特長でもある。

(2) パック方式

この方式の装置はDupont社の acaに代表される。図17に示すようなテストパックを使用する。パックの中にはコンパートメント（B）で仕切られた必要な試薬が封入してある。封入されている試薬は測定項目によって異なり，バイナリーコード（C）を装置が読み取ることによって判別される。

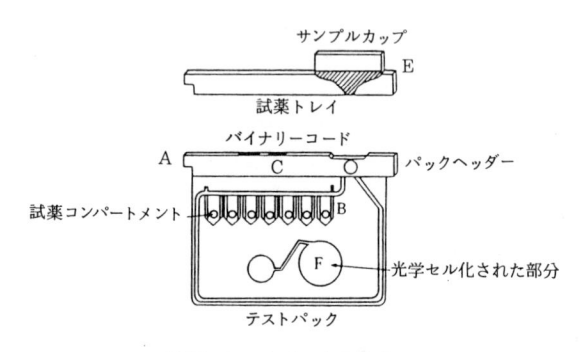

図17　テストパックの構成

このテストパックと検体を入れたサンプルカップ（E）を装置に並べてセットすると，検体希釈液がパック内に注入され，次いでコンパートメントの中の一部の試薬が押し出され，混合された後に再びBから第2試薬が押し出され，最後に下の部分を光学セルに形成して吸光度が測定される。

この装置は一般的に緊急検査用として使用されている。

(3) 遠心方式

Centrifugal方式とも呼ばれ，代表的な機種としては，CentrifichemやRotochem Ⅱなどがある。図18にその原理と機構を示す。ローターと比色用キュベットを一体にした回転部，光源ランプと検知器などで構成されている単光路の光学系および制御装置（マイクロコンピュータ）によって構成されている。ローターは円板状で，その中心から放射状に約40本の溝が掘られており，それぞれの溝には試薬と検体を別々に収容する穴が掘られている。各溝の外側には，それぞれの溝に対応するようにキュベットに通ずる通路が設けられている。測定は，ローターを約2,000rpmで回転させる。回転と同時に遠心力によって試薬は検体を流すようにして通路を通ってキュベットに達し，次にローターの回転を700rpmくらいに落として各キュベットの吸光度を光学系によって測定する。各キュベットは光学系の光路を数百回通過する（1分間回転すると 700回）。したがっ

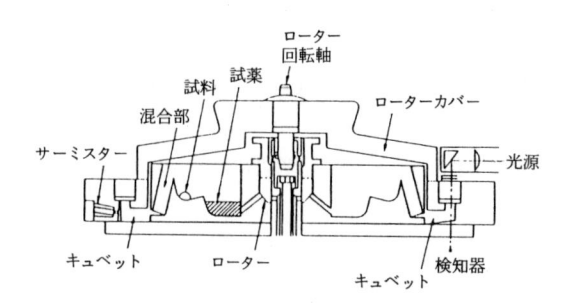

図18 遠心方式の原理と機構

て吸光度の変化を刻々と測定することができるので，End point およびRate assayによって測定している。

この方式の欠点は，高速で回転しているために予め準備した検体と試薬を同時に測定する，いわゆるバッジ方式のみにしか対応できない。次から次に検体を供給し，流れ作業のようにリアルタイムに測定して，結果を素早く臨床側に提供する迅速検査のシステムには不向きである。

このような背景から，継続的な普及は見られず，一時的なブームで終わった。しかし，特殊な用途（特殊項目検査）として1980年代後半にＣＯＢＡＳ ＭＩＲＡ，ＦＡＲＡが再登場した。

2.2.4 フィルム方式

フィルム方式はドライケミストリ（dry chemistry）と呼ばれて，代表的機種としてKODAK社のEKTACHEM 400, 700である。

ドライケミストリによる分析は古くから存在し，その手軽さから非常に普及している。それは，試験紙方式による尿化学検査など知られている。さらにはpH試験紙なども一種のドライケミストリということができる。

ドライケミストリの定義として高木，五味ら[4]は「乾燥状態または外観上乾燥した状態で保存された試薬が，測定時に液体試料とマトリックス中で化学反応を起こし，この化学反応により成分分析を行う検査法」としている。

1950年代に正確な定量値を要しない尿検査用試験紙が出現し，現在でも尿糖，タンパク，ケトン体，pH，ウロビリノーゲン，潜血などの項目が日常検査として利用されている。

これらは試験紙の発色度を目視によって標準色紙と比較することによって半定量する方法であり，特に測定機器を必要としない。

近年になり，インスリン依存性糖尿病の治療で血糖管理の重要性が指摘され，正確性，精密性も要求されることから簡易血糖測定装置が使用されている。しかし，装置の構成は非常に簡単で，

特に高度な機器要素技術を必要としない。

「ドライケミストリ」の名称で注目されたのは，1978年に米国イーストマン・コダック社がフィルム技術を応用した分析システムを開発・報告したからである。

EKTACHEMの製品名で機器開発が進められたが，本格的なランダムアクセス，リアルタイムの全自動生化学分析装置を目指し，商品までには発表してから約5年の年月を費やしている。複雑なメカニカルとそれを制御するコンピュータ・ソフトウェア技術開発に大きな労力と投資を要したのではないかと思われる。

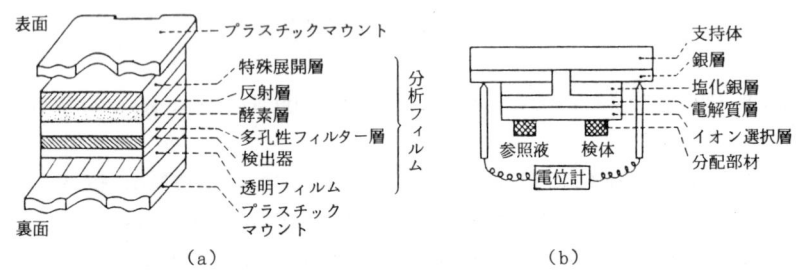

図19　ドライケミストリの原理

図19a)にEKTACHEM 400, 700 に使用されているフィルムの原理を示す。フィルムは展開層，試薬層，支持層などで構成されており，検体が点着されるとまず展開層で拡散し，下層の試薬層に到達し，化学反応が進行する。化学反応の結果生じた生成物は多孔性フィルター層を経て色素層で着色し，着色濃度を下方からの光の反射光により測定して定量分析する。

電解質測定用フィルムは，イオン選択性感応物質による電位差測定法により測定している。

一対のイオン選択層に検体と標準液が同時に点着され，その電位差を測定しネルンストの式よりイオン濃度を算出する。Na^+, K^+およびCl^-のフィルムがあり，Na^+ のイオン選択性感応物質はメチルモネンシン，K^+はバリノマイシンおよびCl^-は銀・塩化銀が用いられている（図19b)。

ドライケミストリの緊急検査システムとしての有用性が評価され，特に大学病院，各地域の基幹病院などに導入されてその効果を発揮している。

今後も血中薬物濃度測定，特殊タンパク測定などにも応用範囲が広がって益々発展するであろう。

2.2.5　共通要素技術

自動分析機器のシステム設計において最も重要なことは，システムコンセプトを明確にすることであり，検査室のシステムとしての合理性を追求しながら患者指向のシステムの開発を目指す

ことだろうと思う。

　患者指向とは，"何時でも，誰でも，30分"で正確さと精密さを確保しながら検査結果を臨床側に提供することである。

　以下にこれらの要件を達成するために必要な機器要素技術を述べる。

(1) 検体ID

　臨床検査は，工業分析とは根本的に異なり，検体が異なった患者一人一人のものであり，連続的に測定されても前後が入れ替わることも，混じり合うことも決して許されない。一方工業分析は，本質的に製造ラインにおいて均一な製品あるいは中間製品を，連続的に生産するための品質管理として行われている。すなわち，原則的に前後の試料はほぼ同一のものが多く，ある時間帯の前後の試料を取り違えたとしても生産ラインに対し致命的なダメージを与えることは非常に少ないのが一般的である。

　臨床検査においての検体取り違い（検体過誤）は，決して1検体のみにとどまらず，必ず2検体以上，時として間違えた検体以降の全ての検体がずれてしまうということも起こり得る。

　このようなことを防止するために検体個別ID（identification, Idee）システムが普及してきている。システムの構成はバーコード（bar cord）ラベルとバーコードリーダ（BCR）である。検体容器に検体番号，病棟コードおよび日付コードなどの入ったバーコードラベルを貼付して，装置のサンプルにセットすると，装置は自動的にラベルの内容を読み取り，装置に内蔵されたコンピュータによって，予めキー入力またはホスト・コンピュータから転送されてきている検査依頼情報を記憶装置（メモリー）から検索し，その内容にそって検査を実行する。

　バーコードラベルの例を図20に示す。コードの方式は一般的にパリティチェックなど誤読の極めて少ない，NW-7やCord 39 などが使用されている。

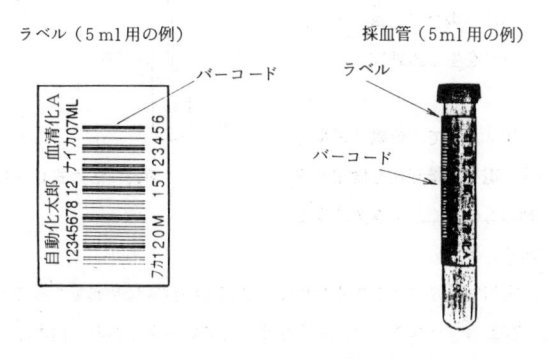

図20　バーコードラベルの例

(2) レベルセンサー

　検体や試薬の液面を検知して，検体および試薬を精度よく採取するためのセンサーである。液体採取用のノズルを必要以上に液中に浸漬すると，ノズル外壁に付着した検体および試薬によって採取精度が悪くなる。また，クロスコンタミネーションの原因ともなる。レベルセンシングの方式にも数種類あるが，その代表例を図21，図22および図23に示す。

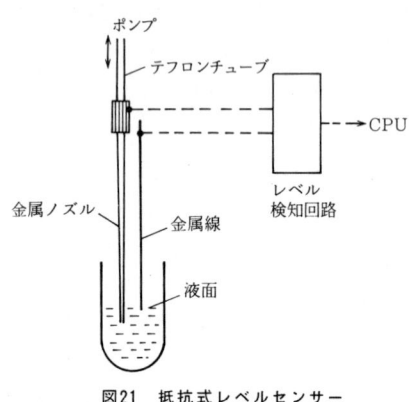

図21　抵抗式レベルセンサー

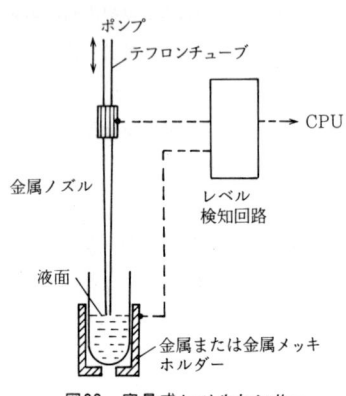

図22　容量式レベルセンサー

　図21の抵抗式レベルセンサーは，ノズルと金属線が液面に接触したときの電気抵抗の変化を検出して液面を検知する方式である。欠点は金属ノズルと金属線の2本を容器に挿入するために容器径が太くなることと，血清のように粘性の高い検体の場合に金属ノズルと金属線の間にブリッジを生じ誤動作することでる。

　図22は1本の金属ノズルで，金属ノズルと金属ホルダーの間の電気容量変化を検知する方式である。誤動作も少なく，1本ノズルでありスマートである。

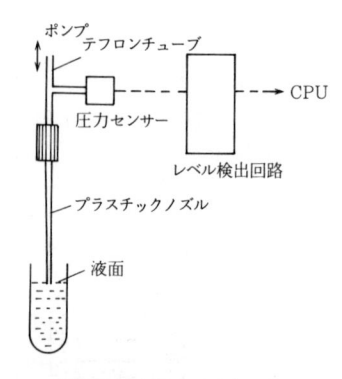

図23　圧力式レベルセンサー

　以上の2方式が電気的検知方式であるために，ノズルの材質は金属であることが必須条件である。これに対し，図23はプラスチックノズルを使用している例である。例えばポリスチロール製のディスポーザブルチップを使用しているような場合は電気的検知は不可能である。このために

圧力検知方式を採用している。

ノズルが下降を始めると同時にポンプが動作し空気を吐出または吸引する。ノズル先端が液面に触れるとノズル内の圧力が変化し，圧力センサーの電気出力が変化する。圧力の変化は非常に小さいが，電気出力を微分することによって動作が安定する。

2.3 免疫学的検査用機器

免疫学的検査は高い選択性を確保するために，検体中の抗原（Ａｇ）または抗体（Ａｂ）と反応する試薬として抗原に対する抗体，抗体に対する抗原を加えて特異的な抗原抗体反応を起こさせるのが基本である。その後の反応（凝集反応とか酵素反応）は全て検出・測定するための手段として用いられる。

2.3.1 種 類

多種の測定法があるが，臨床的に要求される測定検出感度から，概略血中濃度が10^{-6}(micro)〜10^{-9}(nano)モルにおいては免疫凝集分析法（比濁法：ＴＩＡ，比朧法：ＮＩＡ）が，10^{-7}〜

```
TIA  : turbitometric immunoassay
NIA  : nephelometric immunoassay
LIA  : latex agglutination immunoassay
RIA  : radio immunoassay
EIA  : enzyme immunoassay
FIA  : fluorescent immunoassay
CLIA : chemiluminescent immunoassay
```

図24　免疫学的検査の種類

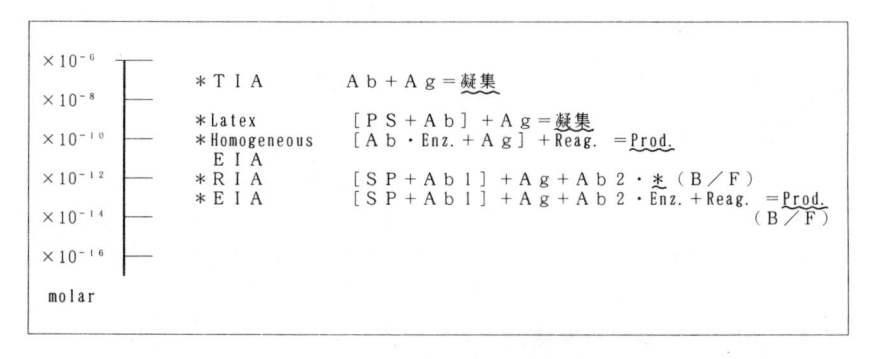

```
×10⁻⁶    *TIA            Ab＋Ag＝凝集
×10⁻⁸    *Latex          [PS＋Ab]＋Ag＝凝集
×10⁻¹⁰   *Homogeneous    [Ab・Enz.＋Ag]＋Reag.＝Prod.
          EIA
×10⁻¹²   *RIA            [SP＋Ab1]＋Ag＋Ab2・＊(B／F)
×10⁻¹⁴   *EIA            [SP＋Ab1]＋Ag＋Ab2・Enz.＋Reag.＝Prod.
                                                         (B／F)
×10⁻¹⁶
molar
```

図25　免疫学的検査の測定感度領域

10^{-10} モルにおいてはラテックス免疫凝集法（LIA）が，さらに10^{-10}〜10^{-12}(pico)モルまたはそれ以上に微量な領域（例えば10^{-15}(femto)モル）を選択的・高感度に測定するのがラジオイムノアッセイ（RIA）および酵素標識免疫分析法（EIA）である。EIAには標識する酵素の種類，酵素反応生成物の検出法などによって比色，蛍光（FIA）および化学発光（CLIA）などがある。図24に種類を，図25に感度領域を示す。

2.3.2 比濁法（TIA），比朧法（NIA）

抗原を含む検体に対応する抗体を加えると，抗原抗体反応が起こり，抗原抗体複合体が形成されて凝集する。この凝集体溶液に光線を入射すると，光線は凝集体に当たって反射散乱する。このとき入射光が凝集体溶液を透過してきた出射光を測定するのが比濁法であり，散乱光を測定するのが比朧法である。

濃度既知の標準血清により作成した検量線と比較することにより試料中の抗原濃度を求めることができる。

2.3.3 ラテックス免疫凝集法（LIA）

反応試薬としての抗体をポリスチロール（PS）などの固相の表面に固定化して，凝集感度を上昇させたものである。検出測定法は比濁法，比朧法と同じである。また，ある一定の大きさ以上の粒子（凝集体）を計数する測定装置もある。

2.3.4 酵素標識免疫分析法（EIA）[5]

検体中の抗原（または抗体）と固相表面に固定化した抗体（または抗原）を反応させて抗原抗体複合体（bound）を作る。この後に複合体の生成した固相と溶液部分（free）とを濾過や洗浄によって分離する（B／F分離）。分離された固相に酵素を標識した第二抗体を加え，再度B／F分離を行う。さらにこの酵素に対応した基質を加え酵素反応を起こさせる。酵素反応によって分解された生成物を測定することによって検体中の抗原または抗体の量を求める。

このとき用いられる固相としては，チューブ固相，ビーズ固相および磁性体微粒子固相などがある。また第二抗体に標識される酵素もPOD（peroxidase），GOD（glucoseoxidase）およびALP（alkalinephosphatase）などがある。

特に最近，酸化酵素（oxidase）反応によって生成する過酸化水素（H_2O_2）がアルカリ性でアクリジニウムエステルを酸化して励起状態の10-メチルアクリジンが生成され，基底状態にもどる際の発光を利用する化学発光法や，AMPPD基質がALPによって分解されるときの化学発光法が非常に高感度であることを応用した全自動免疫測定システムが市販されている。

2.4 血液学的検査用機器

血液学検査機器にもその目的によって種々の機器が存在するが，特に自動化されているものに

ついて述べる。すなわち，自動血球計数器，自動白血球分類装置およびセルソータである。

2.4.1 自動血球計数器

主として血液の有形成分，すなわち赤血球，白血球，血小板の数を計測する。また赤血球中に含まれる血色素（ヘモグロビン）量，赤血球容積などを同時に測定する装置もある。

血球の単位容積中の数の測定は臨床血液検査の主要な部分を占めている。すなわち，血液1 μl (mm^3) 中の赤血球数，白血球数および血小板数を計測することである。

一定倍率に希釈した血液を狭い検出部に流し，血球が通るとき，これを電気的あるいは光学的に検出，計数する。表1[6]に各種の測定原理を示す。

表1　各種自動血球計数装置の測定原理[6]

電気抵抗を用いた血球検出法	電解質溶液中に血球を希釈浮遊させて水銀マノメーターなどを用いて一定容量の希釈液を吸引し，個々の血球のもつ電気抵抗値を計算して血球数を算出するもの 血球計数器の創始器でありオリジナルである。コールター社（米国），LJUNGBERG社（スウェーデン）
静電容量検出法	個々の血球のもつ静電容量を細孔通過時の電流量に変換して細胞カウントを行おうとする方法　東亜医用電子㈱
暗視野照明下の光散乱測定法	暗視野照明下に照射される個々の血球の散乱光および屈折光量を受光部により感知して細胞数を算定する方法　SANBORN社（米国），FISHER社（米国）
セル計数フローセル方式	チクニコンの初期の血球計数装置SMA 4A/7Aタイプに用いられていた方式で，フローセルを流れる血球に集束光を当てた後に散乱光を暗視野板を通して光電管に受光する方式
計算板スキャニング方式	計算板上の血球を暗視野照明下で照射し，その輝度光を光電管に把握して血球算定を行うもの　島津製作所，CASELLA社（英国）
ラミナーフローを用いたレーザー光による光散乱屈折算定法	層流を用いた流体の中心に血液細胞を一列に流し，レーザー光を用いてその散乱光を計測して血球検出を行うもの　ORTHO社（米国），エバンス社（英国）

(1) 種　類

血球計数器が最初に登場したのは米国のコールター社の coulter と呼ばれる電気抵抗式であった。最近ではHe-Neレーザー光線を用いたH-1（米国テクニコン社）という多機能型まで数多く市販されている。表2[7]に代表的な機種を示す。

(2) 電気抵抗式

計測の原理を図26[6]に示す。

等張電解質溶液で希釈した血球懸濁溶液中に細孔を有するガラス管を置き，その細孔に陽陰極を対向に配置して電流を流し，吸引された血球がこの細孔を通過する際に発生する電気抵抗値の

表2 自動血球計数器の種類[7]

検出原理			基本型	多項目型
血球固定型	光学的	比濁	Hemoskope 島津 Casella Hemmeter	
		スキャニング		
血球移動型	光学的	暗視野法	Sanborn Evans Fisher Vickers Auto-Analyzer	SMA-4A, -7A Hemalog-12 Hemalog-3 H-6000*, H-1* Hemalyzer ELT-8, 8C0
		レーザー光線		
	電気的	電気抵抗	Coulter A, B, D, FN, ZF, ZB1 Celloscope 日本光電 エルマ ACCU STAT Ultralogic	Coulter S, SP SP-Ⅱ～SP-Ⅴ トーアCC800, 720 トーアEシリーズ
		静電容量	トーアMCC	トーアCC710

＊ 血液像も可能

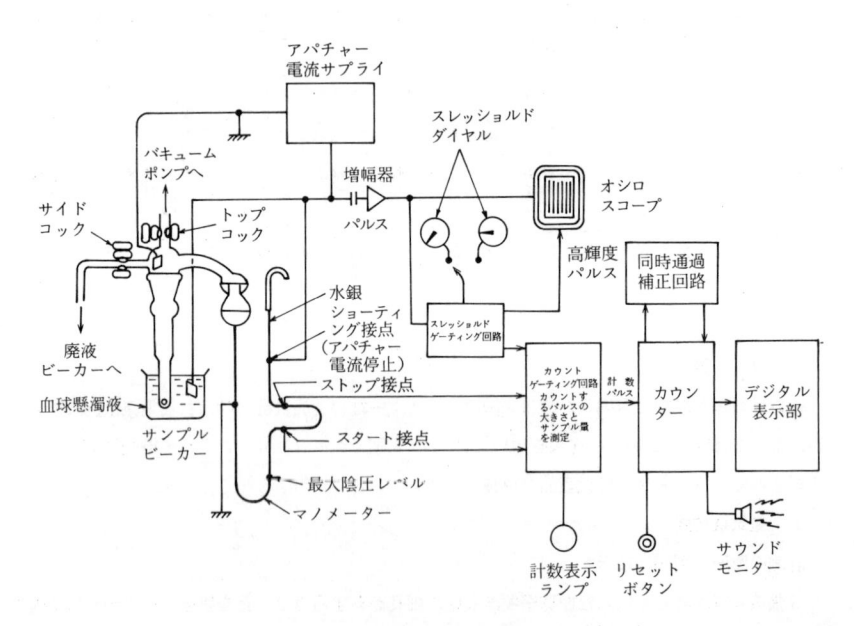

図26 電気抵抗式の原理

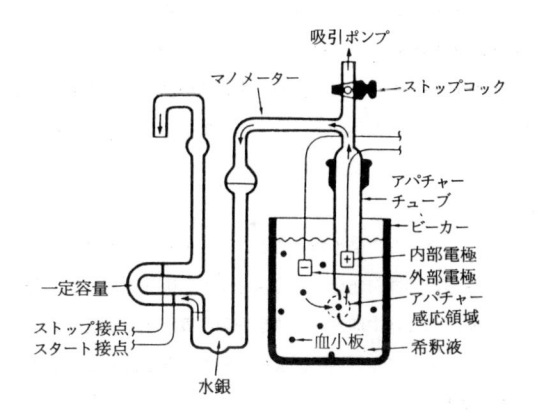

図27 血小板計数

変化を血球の体積として積算する。図27[6]には血小板計数の原理を示す。専用希釈液と血小板の電導度差を基に計測される。

(3) 光学的方式

図28[6]に He-Neレーザー光線を用いた自動血球計数装置の原理図を示す。ガラスシースの中を流れる希釈血球にレーザー光線を照射し，その散乱光を受光して血球の識別を行い計測する。

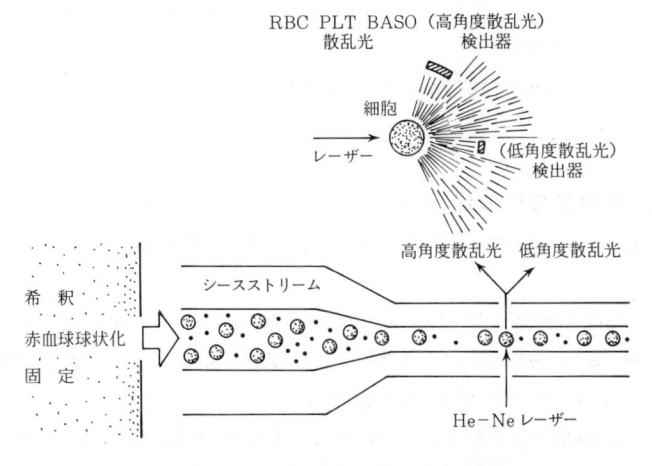

図28 光学式自動血球計数装置の原理

連続流れ方式で、白血球に対しては細胞化学的染色を行って識別している。

2.4.2 自動白血球分類装置

末梢血中異常細胞の検出が可能で、血液疾患の診断に有効である。方式として細胞化学法とパターン認識法があり、いずれも長所と欠点を持っているが、技術的に今後の発展が期待されている。

(1) 細胞化学法

白血球をペルオキシダーゼで染色することによって陽性白血球と陰性白血球を分別計数することが可能である。さらに陽性白血球は、染色した色の吸光度で活性の強さを、散乱光測定によって血球の大きさを測定して好中球と好酸球を別個に算出することができる。別にリパーゼ染色によって単球を、アルシアンブルー染色によって好塩基球を計測している。

(2) パターン認識法

顕微鏡を用いて人が形態学的に判断するのと同様に、テレビ撮像管などを用いて血球の映像情報からマイクロコンピュータによって判断する。

白血球であることを認識し、核の面積、形状、胞体の面積、顆粒の有無および染色性などを、ソフトウェアによって定めた基準に合致させて判断出力する。予め定めた基準に合致しないものは不明と出力する。この方法は判断に客観性を与え有効な方法であるが、前処理、測定に時間を要し、しかも処理能力が小さいという欠点がある。

2.4.3 セルソータ

レーザー光による血球数計測と同様にして血球を分別し、目的血球だけを生かした状態で選別できる。リンパ球、癌細胞などを免疫学的な染色を行うことによって機能別に分離収集できるので、その応用は今後に期待される。

広範な分野で研究的に使用されて新しい発見が期待されているが、日常検査で使用されている例は少ない。

2.5　細菌学的検査用機器

細菌検査の過程は非常に複雑であり、生化学や血液学検査の自動化に比べると極めて立ち遅れている。

数種類の自動細菌検査装置が市販されているが、自動機器といっても、従来通り人の手によって検体から分離培養した菌を使用しなければならず、装置も全ステップの自動化は達成されてなく、どこかのステップで用手操作を必要としている。

表3[8)]に主な自動細菌検査装置の機能と特性を示す。いずれも機器に関する新しい要素技術を有していない。

表3 主な自動細菌検査装置

装置の種類	検査項目	所要時間(h)	原理	試験方法
テストカードを用いた装置	尿中細菌定量・同定 各種菌種の同定 薬剤感受性試験	1〜13 5〜13 3〜13	比色・比濁	カード
カートリッジを用いた装置	有意細菌尿スクリーニング 腸内細菌の同定 薬剤感受性試験	0.5〜5 〜5 3〜6	比色・比濁	キュベット カートリッジ
遠心方式の装置	腸内細菌の同定 薬剤感受性試験	4.3 5	比色・比濁	ローター
キュベットを用いた装置	有意細菌尿スクリーニング 薬剤感受性試験 薬剤感受性試験（MIC）	1〜6 3〜5 〜5	光散乱	キュベット
マイクロプレートを用いた装置	腸内細菌・ブドウ糖非発酵グラム陰性桿菌，グラム陽性球菌 薬剤感受性試験（MIC）	18	比色・比濁	マイクロプレート
血液培養用装置	血液培養	—	二酸化炭素の検出	血液培養ボトル

文　　献

1) Norman G. Anderson : A Multiple Cuvet Roton for a New Microanalytical System. *Biochem.*, **28**, 545, 1969.
2) TECHNCON CHEM 1 system カタログ, 1985.
3) 青柳圭一：カプセルケミストリー技術の生化学検査への応用, テクニコンニューテクノロジーセミナー講演集, 140〜150, 1986.
4) 高木, 五味：ドライケミストリーのこれから, 新医療2月号, 61〜64, 1989.
5) 高原喜八郎他編：検査機器総論, p.160, 講談社サイエンティフィク, 1989.
6) 高原喜八郎他編：検査機器総論, p.153, 講談社サイエンティフィク, 1989.
7) 医療機器センター監修：医療機器事典, p.219, 産業調査会事典出版センター, 1992.
8) 高原喜八郎他編：検査機器総論, p.168, 講談社サイエンティフィク, 1989.

第2章　検査薬と検査機器

1　バイオ検査薬用の素材

1.1　モノクローナル抗体

磯部和正[*]，中井利昭[**]

1.1.1　はじめに

　モノクローナル抗体とは，クローン（単一の細胞より分裂により生じた細胞集団）より産生される抗体のことであり，単一の抗原だけを認識してそれに結合するという性質をもっている。抗体産生細胞と増殖能をもつ骨髄腫細胞（ミエローマ）との細胞融合法の開発により大量増殖が可能となり，一定の決まった特異性を持つモノクローナル抗体を常に安定に供給可能となった。すなわち一般の分析試薬同様に扱えることで，その用途は臨床検査診断，治療薬，アフィニティークロマトグラフィー，免疫組織化学などへと幅広いものとなった。

　以下，モノクローナル抗体の作成法，応用例についてその特徴とともに述べていく。

1.1.2　モノクローナル抗体作成法

(1)　一般的なモノクローナル抗体作成

　モノクローナル抗体作成は以下のステップを経て行われる（図1）。

1) 実験動物を抗原で免疫する。
2) 免疫動物の脾臓細胞（抗体産生細胞）とミエローマを細胞融合させる。
3) 選択培養液を用いて細胞融合を起こした細胞（ハイブリドーマ）のみを選択培養する。
4) ハイブリドーマの培養上清中の抗体の検出を行う。
5) 目的とする抗体を産生するハイブリドーマのクローニングを行い，モノクローン性を確立する。
6) モノクローン性ハイブリドーマを大量培養し，目的とするモノクローナル抗体を大量生産する。

　それぞれのステップについて順を追って述べる。まず免疫のステップであるが，免疫する実験動物はマウスを用いることが多い。それは細胞融合によく用いられるミエローマがマウス由来で

---

　[*]　Kazumasa Isobe　筑波大学　臨床医学系　臨床病理
　[**]　Toshiaki Nakai　筑波大学　臨床医学系　臨床病理

あるためである。免疫する抗原が微量の場合や，抗体のできにくい抗原の場合には in vitro で培養したリンパ球に抗体を作らせる in vitro 免疫法も試みられている[1,2]。

つぎに細胞融合の過程であるが，免疫によって得られた抗体産生細胞とミエローマの融合にはポリエチレングリコールが一般に用いられている。ポリエチレングリコールには重合度，粘度，pHなどさまざまのものがあり，さらに処理時間など用いる細胞にもっとも適した条件を選ぶ。細胞融合の成功率は，用いたリンパ球数の1万分の1から10万分の1という低い率である。すなわち理論的には産生される全ての抗体を得るためには，1万回から10万回の実験が必要となる。目的とする良好な抗体を得るためには，多くの労力と時間が要求される。

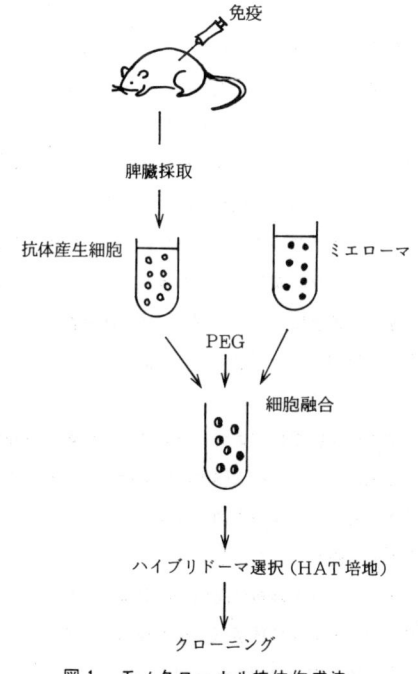

図1　モノクローナル抗体作成法

細胞融合を起こした細胞（ハイブリドーマ）の選択にはHAT培養液を用いる。HAT培養液とはヒポキサンチン/アミノプテリン/チミジンの添加してある培養液のことで，未融合のミエローマはhypoxanthine phosphoribosyl transferase を欠いているので，核酸合成阻害剤アミノプテリンによって死滅してしまい，一方ハイブリドーマはヒポキサンチンより核酸の合成を行い成育することができる。通常96穴プレート10枚程度（960 well）に細胞を蒔いて成育してくるハイブリドーマを次のスクリーニングに用いることになる。

モノクローナル抗体を産生するハイブリドーマのスクリーニングは，培養上清中の抗体活性をRIA，ELISA，各種凝集法などの血清学的解析法により検出する。HAT培地で成育してくるwellを約半分とすると 500検体をスクリーニングすることになる。このスクリーニングシステムの自動機器がいろいろと開発されている。

良好な抗体を産生するハイブリドーマが得られたらつぎにそのハイブリドーマのクローニングを限界希釈法や軟寒天法などを用いて行うが，労力と時間を要するので自動機器の開発が試みら

れている[3]。クローニングが終了したハイブリドーマは凍結保存しておく。ここまでの過程で問題となるのが，細菌，真菌，マイコプラズマなどによる汚染である。良好なクローンが得られても，汚染によって全てが失われることになる。

モノクローナル抗体を大量に生産するにはハイブリドーマを $in\ vitro$ で大量培養する方法と，マウスなどに投与して腫瘍を形成させ腹水を集める $in\ vivo$ の方法がある。$in\ vitro$ の方法では数 $\mu g/ml$，$in\ vivo$ では数mg/ml のモノクローナル抗体が得られる。$in\ vitro$ 培養法は，大規模化，自動化が行われている。モノクローナル抗体の保存は凍結乾燥状態であれば数年間，溶液状態では3カ月，これを凍結保存した場合10カ月は安定である。

(2) 遺伝子工学によるモノクローナル抗体作成

先に一般的なモノクローナル抗体作成法を述べたが，ここでは遺伝子工学的手法を用いた方法について述べる。

① 抗体産生細胞にミエローマを使わずに無限増殖能を付与する方法

がん遺伝子 $c-myc$ を大腸菌の中で増やし，それをBリンパ球の中に電気パルス法により導入し，増殖能をもった抗体産生細胞を得る[4]。この方法により，ミエローマとのハイブリドーマを作成する手間を省くことができる。

② モノクローナル抗体遺伝子のクローニングによる抗体の量産化

モノクローナル抗体遺伝子を大腸菌や，酵母菌の中に導入して，モノクローナル抗体を作らせる。大腸菌の中で発現させた場合，抗体の糖鎖が失われる可能性があり，その場合治療用としては用いることはできなくなる。

③ キメラ抗体の作成

マウスを免疫して作られたモノクローナル抗体では，治療用として用いられた場合，異物として認識され抗原抗体反応を起こす可能性がある。そこで抗原抗体反応を避けるため，モノクローナル抗体の定常部位をヒトのものに代えたキメラ抗体（図2）が考案され，実用化されている。マウスハイブリドーマゲノムDNAより，抗体可変領域であるV遺伝子を単離し，別にヒトゲノムDNAより単離した抗体定常領域であるC領域遺伝子と，さらにエンハンサー配列を含む組み換えDNAを作製する。この組み換えDNAをマウスミエローマ細胞に導入し発現させるものである[5]。またフレームワーク部分がヒト抗体と同じ配列で，CDR領域（抗

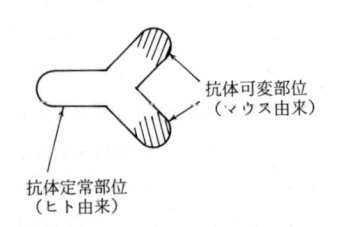

抗体可変部位
（マウス由来）

抗体定常部位
（ヒト由来）

図2　キメラ抗体

原結合部位）のみをマウス由来としたキメラ抗体も報告されている[6]。これはヒト抗体にさらに近いものとなるが，作製法に手間のかかる難点がある。

④ 遺伝子操作による抗体産生

脾臓B細胞全体のV_H遺伝子のｃDNAライブラリーを作成して，個々のクローンを大腸菌に発現させる[7]。このことにより，動物に免疫させて抗体を得るという操作を省くことができる。

1.1.3 モノクローナル抗体の応用

モノクローナル抗体の応用には大きく以下の4つがある。
1) 臨床検査・診断への応用
2) 免疫組織化学への応用
3) 治療剤としての応用
4) 物質精製の手段としての応用

臨床検査診断への応用としてはまず，従来ポリクローナル抗体を用いていたＲＩＡ，ＥＩＡなどの各種イムノアッセイキットが，モノクローナル抗体を用いたものに代わってきたことが挙げられる。とくにtwo-site immunometric assay すなわちサンドイッチ法は測定される抗原について異なる二つの抗原決定基を認識する別々の抗体を必要とするため，モノクローナル抗体は有用

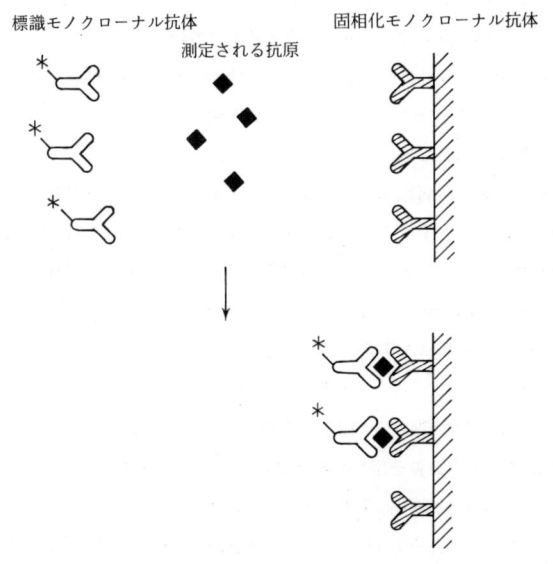

図3　Two-site immunometric assay の原理

となる（図3）。また逆にモノクローナル抗体によって新たに検出されたＣＡ19-9，ＣＡ125 などの腫瘍マーカーが臨床的に広く利用されてきている。

つぎに，フローサイトメトリーにおける細胞識別にもこのモノクローナル抗体が用いられている。フローサイトメトリーは細胞を分光学的に識別，検出し，さらに細胞を分別分取することのできるシステムである。この細胞識別のところで，あらかじめ蛍光標識しておいたモノクローナル抗体を細胞につけておくことで，細胞を識別することが可能となった。各種細胞表面抗原に対するモノクローナル抗体を準備することで，さまざまな細胞を識別することができる。例をあげれば，ヒトリンパ球サブセットなども，リンパ球，単核球の細胞表面抗原に対するモノクローナル抗体により識別され測定されている。モノクローナル抗体によって認識される細胞表面抗原はＣＤ（cluster of differentiation）に番号をつけて分類されている。一方細胞表面抗原に対するモノクローナル抗体は各社によって多数作成されていて，名称は各社さまざまでありLeu シリーズ，Ortho-mune, Coulter clone などが汎用されている。1989年のヒト白血球抗原に関する国際会議で整理されたＣＤ分類表が高見によって報告されている[8]ので，各モノクローナル抗体との対応は文献を参照されたい。細胞表面形質は複数のサブセットに発現していて，モノクローナル抗体は一つの抗原決定部位のみを認識しているため，細胞集団を特定するために，2種類のモノクローナル抗体を用いて二重染色によるフローサイトメトリー（Two-color FCM）を用いることもある。リンパ球のサブセットをより詳細に解析できる。多重染色を行うには，モノクローナル抗体をそれぞれ別の蛍光波長の異なる蛍光色素で標識する必要がある。一般的に用いられる色素にはFluorescence isothiocyanate (FITC), Phycoerythrin, (PE), Texas Red (TR)などがある。モノクローナル抗体とフローサイトメトリーを用いたリンパ球サブセットの解析は，白血病や各種免疫関連疾患の診断に用いられる。

感染症を診断する場合，病原体表面抗原に対するモノクローナル抗体を用いて血清学的，あるいは免疫組織化学的に検出する方法と病原体に対する免疫担当細胞の検出に上述のモノクローナル抗体を用いたフローサイトメトリーを利用する方法の2つがある。具体的には細菌感染症におけるGroup-B *Streptococcus*, *H. influenza* type B[9],[10], *Neisseria gonorrhea*[11]（この場合3種のモノクローナル抗体を混合して用いる），*Legionella pneumophila*[12]など，ウイルス感染症においてはRSウイルス[13],[14], HSV 1, HSV 2[15], サイトメガロウイルス[16], C型ウイルスなど，さらにクラミジア感染症[17]などの診断が可能となっている。モノクローナル抗体を用いた感染症の診断は従来の培養を用いた検出法が数日を要したものに比べ，わずか15〜20分で検出可能となった。さらに特異抗体を用いて病原体のサブタイプの検出も可能となったが，逆にN. gonorrhea の場合のように一つのモノクローナル抗体ではサブタイプしか検出できず，診断には複数種のモノクローナル抗体を必要とする場合もある。

またモノクローナル抗体を用いたimmunoimagingも試みられている[18]。

免疫組織化学は，組織の不溶化抗原に抗体を反応させるものであるが，この時の抗体はたとえモノクローナル抗体であっても，非特異的反応を抑えるために抗体はできるだけ希釈し，またコントロール抗体を用いて，毎回陰性であることを確認することが必要である。モノクローナル抗体は特異性は高いが，一つの抗原決定基とのみ反応するため，染色性は逆に弱い欠点がある。そのためビオチン/アビジン法の利用や特異的2次抗体を用いる方法などがある。モノクローナル抗体を用いた免疫組織化学の臨床応用もシェーグレン症候群[19]，リウマチ様関節炎[20]，呼吸器疾患[21]，心疾患[22]，多発性硬化症[23]などにおいてなされ，診断に寄与している。

治療薬としてのモノクローナル抗体の応用には，移植の拒絶反応を抑えるために，従来治療薬として用いられていたポリクローナル抗体であるALG（IgG抗ヒトリンパ球抗体），ATG（抗ヒト胸腺抗体）に代わり抗ヒトT細胞モノクローナル抗体が腎移植，骨髄移植の急性拒絶に対して使用されている[24]～[26]。がん治療においては，モノクローナル抗体単独およびモノクローナル抗体に補体や，放射性物質，種々の薬剤・毒素などを結合させて腫瘍組織に集中的に作用させてがんの退縮に使用されている。

最後に物質精製の手段としてモノクローナル抗体のアフィニティークロマトグラフィーへの応用がある。アフィニティークロマトグラフィーのうち抗原・抗体反応を用いたものをイムノアフィニティークロマトグラフィーというが，この方法には特異性が高い，操作が簡便で速いという特徴がある。カラムに固定する抗体には最近ではほとんどモノクローナル抗体が用いられている。方法について簡単に述べると，精製したモノクローナル抗体をアガロースゲルにCNBrを用いて固定化したものをカラムに充填する。試料をカラムに通し目的とする抗原タンパクを抗原・抗体反応により吸着させる。溶出は非特異的であり，酸，アルカリ，SCN^-，塩酸グアニジンなどを用いて溶出する。またモノクローナル抗体を用いて溶出を行う場合もある[27]。

モノクローナル抗体を用いたイムノアフィニティークロマトグラフィーの精製例として，ヒトIgE[28]，インターフェロン[29]～[31]，エリスロポエチン[32]，血液凝固因子[33],[34]，プラスミノーゲンアクチベータ[35]～[38]，膜タンパク質，EGFレセプター[39]～[41]，プロゲステロンレセプター[27]などがある。また血液中の有害物質の除去にも応用が試みられHBV患者血清よりHBsAgの除去例が報告されている[42]。

1.1.4 おわりに

モノクローナル抗体は単一の抗原認識部位のみを認識してそれに結合するという性質をもっている。しかも一定の性質をもったモノクローナル抗体を安定に供給できる技術が確立したことで，その用途は臨床検査診断，治療，物質精製と著しく広がった。単一の抗原認識部位のみを認識するということは，長所であるとともに，結合力が弱い，選択の幅がせまいという欠点にもなりう

る。また多数の抗体産生細胞より一つの優れたハイブリドーマを作成するというのは大変な労力と時間を費やすものである。さらに治療用としてモノクローナル抗体を用いる場合に，モノクローナル抗体がマウス由来のものである場合，異物として認識されてしまうおそれもある。これらの難点も遺伝子技術の進展などにより克服されていくものと思われる。

文　　献

1) H. Hengartner, et al., *Cur. Top. Microbiol. Immunol.*, **81**, 92 (1978)
2) R. L. Parduc, et al., *The Journal of Cell Biology*, **96**, 1149 (1983)
3) Y. T. Oi, et al., *Selected Methods in Cellular Immunology*, p. 351, W. H. Freeman, Campany (1980)
4) J. V. Brunt, *Biotechnology*, **3**, 191 (1985)
5) L. Sherie, et al., *Proc. Nati. Acad. Sci. USA*, **81**, 6851 (1984)
6) L. Riechmann, et al., *Nature*, **332**, 323 (1988)
7) A. Skerra, and A. Piickthun, *Science*, **240**, 1038 (1988)
8) 高見剛, Annual Review 免疫1990, p. 78, 中外医学社 (1990)
9) D. L. Morrow, et al., *J. Clin. Microbiol.*, **19**, 457 (1984)
10) S. M. Robertson, et al., *Infect. Immun.*, **36**, 80 (1982)
11) M. R. Tam, et al., *Infect. Immun.*, **36**, 1042 (1982)
12) L. H. Gosting, et al., *J. Clin. Microbiol.*, **20**, 1031 (1984)
13) D. M. Bell, et al., *J. Clin . Microbiol.*, **17**, 1099 (1983)
14) H. W. Kim, et al., *J. Clin. Microbiol.*, **18**, 1399 (1983)
15) L. G. Goldstein, et al., *J. Infect. Dis.*, **147**, 829 (1983)
16) L. G. Goldstein, et al., *Infect. Immun.*, **38**, 273 (1982)
17) R. S. Stephensd, et al., *J. Immunol.*, **128**, 1083 (1982)
18) J. W. Bulte, et al., *Acta Neurochir. Suppl. Wien.*, **51**, 43 (1990)
19) T. G. Adamson, et al., *J. Immunol.*, **130**, 203 (1983)
20) G. R. Burmester, et al., *Arthritis and Rheumatism*, **24**, 1370 (1980)
21) L. G. Ginns, et al., *Clin. Immunol. Immunopathol.*, **25**, 11 (1982)
22) V. Raizada, et al., *Am. J. Med.*, **74**, 90 (1983)
23) J. Booss, et al., *J. Neurol. Sci.*, **62**, 219 (1983)
24) A. B. Cosimi, et al., *New Engl. J. Med.*, **305**, 308 (1981)
25) J. W. Gratama, et al., *Transplantation*, **38**, 469 (1984)
26) G. Goldstein, et al., *Transplant. Proc.*, **17**, 129 (1985)
27) F. Logeat, et al., *Biochemistry*, **24**, 1029 (1985)
28) 池山崇一ほか, 日本農芸化学講演要旨集, p. 639 (1983)

29) D. S. Secher and D. C. Burke, *Nature*, **285**, 446 (1980)
30) D. Novick, *et al.*, *EMBO J.*, **2**, 1527 (1983)
31) T. Staehelin, *et al.*, *J. Biol. Chem.*, **256**, 9750 (1981)
32) S. Yanagawa, *et al.*, *J. Biol. Chem.*, **259**, 2707 (1984)
33) J. A. Katzmann, *et al.*, *Proc. Natl. Acad. Sci. USA*, **78**, 162 (1981)
34) C. A. Fulcher and T. S. Zimmerman, *Proc. Natl. Acad. Sci. USA*, **79**, 1648 (1982)
35) L. S. Nielsen, *et al.*, *Biochemistry*, **21**, 6410 (1983)
36) K. Kaltott, *et al.*, *Proc. Natl. Acad. Sci. USA*, **79**, 3720 (1982)
37) L. S. Nielsen, *et al.*, *EMBO J.*, **2**, 115 (1983)
38) P. A. Andreasen, *et al.*, *EMBO J.*, **3**, 51 (1984)
39) P. J. Parker, *et al.*, *J. Biol. Chem.*, **259**, 9906 (1984)
40) Y. Yarden, *et al.*, *J. Biol. Chem.*, **260**, 315 (1985)
41) W. Weber, *et al.*, *J. Biol. Chem.*, **259**, 7907 (1984)
42) R. A. Marciniak, *et al.*, *Proc. Natl. Acad. Sci. USA*, **80**, 3821 (1983)

1.2　オリゴヌクレオチドの利用
1.2.1　はじめに

高橋豊三[*]

　DNAは、ひところ前までは、取り扱いが難しい分子として、多くの研究者に敬遠されていたが、今日ではむしろ、非常に扱いやすい生体分子の一つになっている。これには、いろいろな理由があるが、一つには、生体材料からDNAを抽出、精製する技術が進歩し、それに伴って特異的な塩基配列を検出したり、増幅させたりすることが非常に容易にできるようになったことを挙げることができる。また、人工的にDNAを合成することができるようになったことも大きな理由の一つである。DNA、ポリヌクレオチド、ならびにオリゴヌクレオチドの利用法に関しては、既に他書ならびに他誌に述べてきた[1]～[41]。今回は、紙面の都合もあり、最近、急速に発展しているオリゴヌクレオチドに焦点を絞って、その合成面、修飾、三重らせん構造の形成、細胞内吸収性とその行方、ならびに生物学的活性面に関して、最近の動向を述べてみたいと思う。プローブとしてオリゴヌクレオチドを利用する方法や、それに伴う標識法、また、オリゴヌクレオチドをPCR法のプライマーとして利用する方法等[1],[2]に関しても、既に述べてきたので、ここではふれないことにする。

1.2.2　合成オリゴヌクレオチド

　ここ数年、DNA合成、特にRNAに関しては、より穏やかな条件でも除去できる保護基の開発に努力が注がれている[42]～[47]。

　Stengele and Pfleiderer (1989)[42]は、NPEで保護したホスフォールアミダイト phosphoramidite と、NPEOCで保護したホスフォールアミダイトを使って、オリゴデオキシヌクレオチドの合成法を改善した。この方法を使って行うと、従来よりも簡単に、しかも短時間で遺伝子フラグメントを精製分離することができる。

　Gaitらのグループ(1989)[43]は、効率のよいオリゴリボヌクレオチドの固相合成法を報告している。この方法は、5′位の保護に9－フルオレニルメトキシカルボニル基（9-fluorenylmethoxycarbonyl group ; F moc）を使い、2′位の保護とホスフォールアミダイトのカップリング過程には、4－メトキシテトラハイドロピラン－4－イル（4-methoxytetrahydropyran-4-yl ; M thp）を使用する。

　5′－O－(9-phenylxanthen-9-yl)thymidine をその 3′－phosphonodithioate のトリエチルアンモニウム塩に効率よく変換させる方法も述べられている[44]。この場合、後者のトリエチルアンモニウム塩を、さらに dinucleoside phosphrodithioate と phosphorothioate に変換する。Reese ら[46]の研究グループは、この他にも彼らが以前開発した迅速"濾過法"[18]を使って、さら

---

[*]　Toyozoh Takahashi　横浜市立大学　医学部　細菌学教室

に環状チミジン酸〔d($\overline{(Tp)_2}$), d($\overline{(Tp)_3}$), d($\overline{(Tp)_4}$), d($\overline{(Tp)_5}$), d($\overline{(Tp)_6}$)〕と環状ヘキサデオキシリボヌクレオチド〔d $\overline{CpCpTpApGpGp}$〕を合成している。環状オリゴヌクレオチドは，RNAポリメラーゼのインヒビターとしての活性を有していることや[49]，環状ジリボグアニル酸の場合には，セルロース合成のアクチベーターとしての性質を有していることなど[50]，非常に興味深い点がある。また，その他にも，生体内で小さな環状形で存在しているDNAが見出されたり，あるいは真核生物や原始的なテトラヒメナなどにおいては，イントロンが欠失する場合に，環状ポリヌクレオチドが関与している[51]など，興味深い点がたくさんある。テトラヒメナの場合，環状リボヌクレオチドがリボザイム活性を発揮していることが知られている。

分枝オリゴヌクレオチドの合成も注目に値する。これらの分枝オリゴヌクレオチドは，主として lariat 構造のモデル，すなわち，pre-mRNAスプライシングにおける中間産物のモデルとして合成されている[52],[53]。分枝オリゴヌクレオチドは，スプライシング機構のインヒビターとなる可能性があり，最近では，これらの観点から合成開発が進められているが，過去には，"dendritic" ポリヌクレオチドの合成の基礎や[54]，診断研究に使用するための分枝DNA増幅マルチマーの開発の基礎を築いた立役者でもある[55],[56]。標的核酸にプローブをハイブリダイズさせた後，形成されたハイブリッドに分枝DNAマルチマーを介して特異的にたくさんの標識を付着させることが可能である。この方法で行うと，臨床サンプル中にアットーモル以下のウイルス量しか存在していなくても，検出することができる。

1.2.3 オリゴヌクレオチド類似体

立体特異的合成への新しいアプローチが，オリゴホスフォロチオエート(oligophosphorothioate)とオリゴメチルホフォネート(oligomethylphosphonate)に関して述べられている[57],[58]。

Stec *et al.* (1989)[58]は，3′位保護ヌクレオシドを tBuMgCl で活性化し，ジアステレオマーとしての5′MMT-nucleoside 3′-O-(4-nitrophenylmethanephosphate)や，3′-O-〔O-(4-nitrophenyl)-S-(2-nitrobenzyl) phosphorothioate〕と反応させた。これらの反応は，立体特異的で，一連の過程を経て，それぞれdinucleoside-3′, 5′-phosphorothionate，あるいは dinuleoside-3′, 5′-phosphrothioate を生じる。この反応過程を，5′位を活性化させたヌクレオシドに拡張すると，短鎖の立体規則的なオリゴヌクレオチド類似体を作成することができる。

新しいオリゴヌクレオチド類似体には，phosphorodithionatesもある[59]。この類似体は，RNase HによるmRNAの切断を誘導し，しかもその切断は，塩基配列に特異的である。これらの類似体は phosphorothioates と同様に，HIV感染培養細胞では，非特異的に塩基配列を切断する効果を有しているように思われる。

ホスフォジエステル結合を使わずに，スルホンアミドとスルホン酸リンカーを使って，非イ

オン性の含硫オリゴヌクレオチド類似体を合成しようとする試みも行われている[60]。Damha (1991)[61] は, 2′-5′結合を有するオリゴヌクレオチドは, ヘビ毒のホスフォジエステラーゼ (この酵素は, 2′-5′結合と 3′-5′結合の両方を切断する)以外は, 各種ヌクレアーゼ(これらの酵素は, 3′-5′結合のみを切断する) に対して耐性であることを示している。2′-5′結合をもつオリゴヌクレオチドと, 3′-5′結合をもつオリゴヌクレオチドを, それぞれ相補的な塩基配列のRNAにハイブリダイズさせ, その後, それぞれのハイブリッドの安定性を比較すると, 安定性に関しては, わずかに2′-5′結合をもつオリゴヌクレオチド複合体の方が劣るようである。

1.2.4 オリゴヌクレオチドの末端修飾

各種修飾剤を使用して, 多くの研究者がオリゴヌクレオチドの末端を修飾している。最近, 注目される主なものを表1に要約する。

表1 各種修飾剤によるオリゴヌクレオチドの修飾

修飾剤	研究者	文献
アルキル化剤	V.Vlassov (Novosivirsk, USSR)	62)
インターカレーティング剤	C.Hélène (Paris, France)	63)
切断試薬	V.F. Zarytova (Novosivirsk, USSR)	64)
(eg. ブレオマイシン)		
コレステロール	R.Letsinger (Evanston, IL, USA)	65)
	T.Le Doan (Paris, France)	66)
	C.Stein (NY, USA)	67)

オリゴヌクレオチドの末端修飾には, 少なくとも次のような目的がある (表2)。

表2 オリゴヌクレオチドの末端修飾の目的

(1) 酵素耐性の誘導：エキソヌクレアーゼによる切断に対して, オリゴヌクレオチドを修飾することによって, これを保護する。
(2) 侵入性の改善：オリゴヌクレオチドの末端を修飾することによって細胞内にオリゴヌクレオチドが侵入しやすいようにする。
(3) 非可逆的反応の誘導：オリゴヌクレオチドに活性基を導入することによって, 標的塩基配列との非可逆的反応を誘導する。
(4) プローブ標識：オリゴヌクレオチドをプローブとして使用するために末端標識する。

Zarytova et al. (1990)[68] は, ステロイド (コレステロール, テストステロン, あるいはエルゴステロール) を含むオリゴヌクレオチドを合成し, さらにそれらのアルキル誘導体も合成している。オリゴヌクレオチドにステロイドを結合させると, 疎水性が増加するが, 相補鎖に結合させても, その後のハイブリッドの融点には影響を与えない。これらのオリゴヌクレオチド誘導体

には，ステロイド残基があるので，核酸を特異的に修飾する試薬として使用することもできる。

末端をコレステロールで置換したオリゴヌクレオチドは，リポタンパク質に結合することから，この修飾オリゴヌクレオチドの細胞内吸収には，HDL(high-density lipoprotein)レセプターとLDL(low-density lipoprotein)レセプターが関与している可能性がある。

1.2.5 リボザイム ribozyme

Ecksteinらのグループ(1989)[69]は，NH_2基もしくはF類似体でリボヌクレオシドの2'位を置換し，本来のリボザイムの活性を損なうことなく，ヌクレアーゼに耐性なリボザイムを得ている。しかし，リボザイムに関しては，短鎖RNAを標的にした場合と，長鎖RNAを標的にした場合とでは，その反応性に相違があり，まだまだ多くの基礎的研究が必要である。リボザイム，標的RNA分子，陽イオン（例えば，Mg^{2+}イオンとMn^{2+}イオンとの比率）等の相互間作用に関しても，さらに多くの研究の余地がある。

1.2.6 三重らせん構造の形成

オリゴヌクレオチドは，二重らせんDNA構造に結合して，三重らせん構造を形成することが知られている（図1）。この場合，オリゴヌクレオチドは，オリゴピリミジン(oligopyrimidines)か，あるいはオリゴプリン(oligopurines)である必要がある。これらのオリゴヌクレオチドは，それぞれ二重らせんDNA構造のホモプリン・ホモピリミジン塩基配列を認識して，二重らせん構造の major groove に結合する[70]。三重らせん構造を形成することができるオリゴヌクレオチドに，インターカレーティング剤を結合させ，反応させると，三重らせん構造の安定性を高めることができる。

Hélèneらの研究グループ[71]は，11-merから成るホモピリミジンオリゴヌクレオチド〔d(TTTCCTCCTCT)の5'末端に phenanthroline を共有結合で結合させている（図2）。そして，このオリゴヌクレオチドに対する標的部位を一つもっているSV40 DNAを基質として反応させた（図3）。このインターカレーティング剤は，銅イオンと還元剤の存在下で化学的に活性化させることができる。インターカレーティング剤としては，他にも，光化学的に活性化することができるソラレン(psoralen)が知られており，これらを使用すれば，標的塩基配列との非可逆的反応を誘導することができる。Boutorin et al.[73]は，5'末端にEDTA-Fe(II)基をもつオクタチミジル酸誘導体を合成した（図4）。この誘導体は，Fe^{2+}，O_2，ならびにジチオスレイトールの存在下で，非相補的なポリヌクレオチド〔poly(dT)〕よりも効率よく，poly(dA)とpoly(A)を切断する。

Le Doan et al. (1987)[87]は，3-アジドプロフラビン誘導体をオクタチミジル酸の5'末端に共有結合させた。そして，このアジドプロフラビンを結合させたオクタチミジル酸の標的として，27merから成る2種類のDNAフラグメントを使用した。一つは，オクタデオキシアデニル酸を含む1本鎖のDNAフラグメントである。もう一つは，AT塩基対を八つ，連続的に含む2本鎖

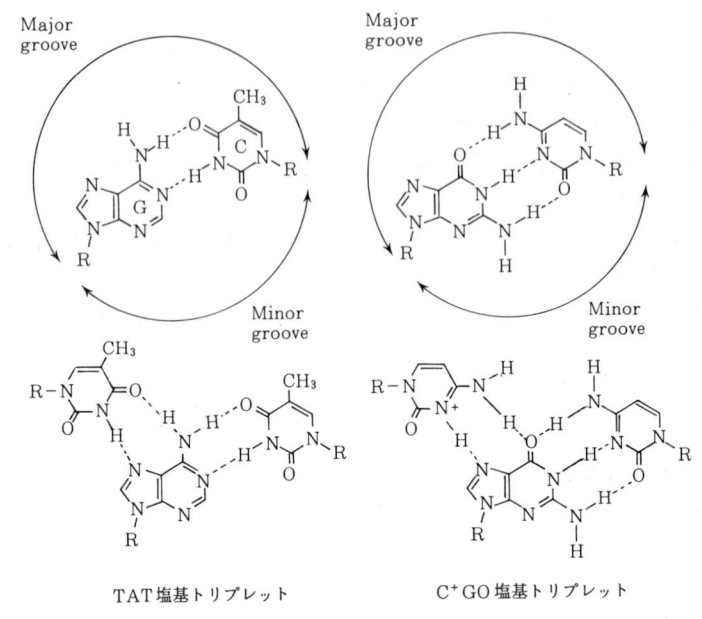

TAT塩基トリプレット　　　　　C⁺GO塩基トリプレット

図1　三重らせん構造の説明

上部：Watson-Crick 塩基対
下部：三重らせん構造を形成する時の水素結合。
　　　左側は，アデニンに二つのチミンが結合している状態。
　　　右側は，グアニンに二つのシトシンが結合している状態。
　ピリミジン鎖が，Watson-Crick の二重らせんに結合する時は，その二重らせんの major groove 内の相補的なプリン鎖に，Hoogsteen の水素結合によって結合する。

DANフラグメントである。2本鎖DNAフラグメントの場合は，一方の鎖にすべて，Aが含まれるようにし，他方の鎖にはすべて，Tが含まれるようにした（図5）。これら 27mer のDNAフラグメントに，前述のアジドプロフラビンを結合させたオクタチミジル酸を加えて，可視光線を照射すると，オクタ-[α]-チミジル酸が光架橋される。その後，ピペリジン処理すると，架橋部位でDNA鎖の切断が開始される。切断された 27mer の塩基配列の部位を検討すると，アジドプロフラビンを結合させたオリゴ-[α]-チミジル酸が，27mer の相補的なオリゴアデニル酸塩基配列との間に，三重らせん構造を形成したと考えられる。これらの成績を検討すると，2本鎖DNAのオリゴプリン・オリゴピリミジン塩基配列に特異的に結合することができる，い

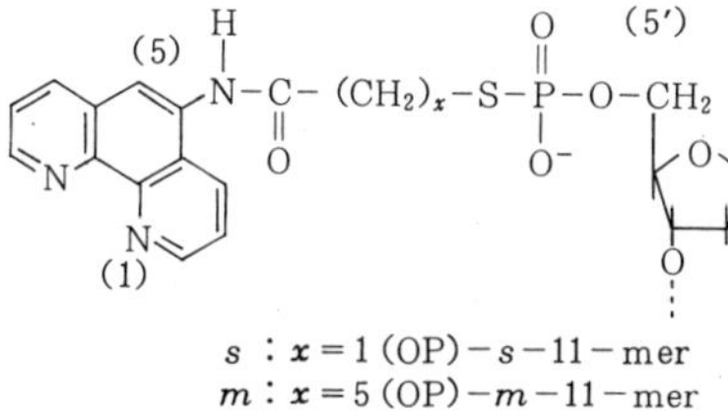

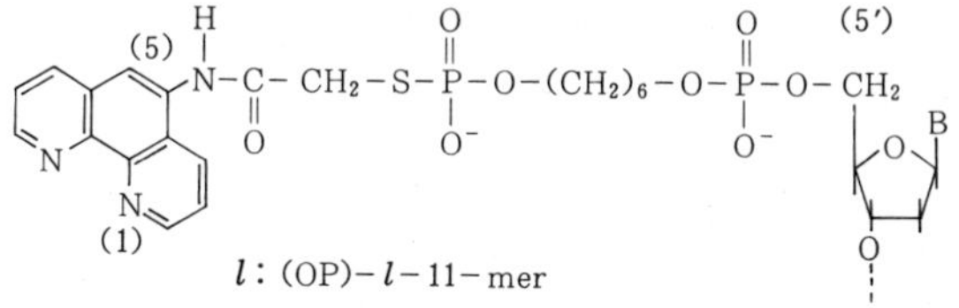

$s : x=1\ (OP)-s-11-\text{mer}$
$m : x=5\ (OP)-m-11-\text{mer}$

$l : (OP)-l-11-\text{mer}$

図2 オリゴヌクレオチド-フェナンスロリン複合体

François et al.(71) は，側鎖としてのリンカーをいろいろと変えて，オリゴヌクレオチドの5′末端に phenanthroline を結合させている。

OP : oligonucleotide-phenanthroline 複合体。

使用したリンカーの長さによって，2本鎖 SV40 DNA の切断は異なり，ペンタメチレンカルボキサミド(pentamethylene carboxamide)リンカーを介して，phenanthroline 環の5位にオリゴヌクレオシドの5′位のチオリン酸基(thiophosphate group)を結合させた m type のものが，極めて効率よく2本鎖 SV40 DNA 鎖を切断している。

表3 オリゴヌクレオチドへの活性基の導入

導入活性基	導 入 目 的	標的核酸別の文献	
		1 本鎖	2 本鎖
Nitrogen mustards	標的核酸に対する架橋剤	72)	84)
金属キレート剤 （例えば，Fe-EDTA）	特異的塩基配列の切断	73)〜77)	77),85),86)
Cu-phenanthroline	特異的塩基配列の切断	78)〜81)	71)
Fe-porphyrins	特異的塩基配列の切断	82),83)	
光感受性試薬 （例えば，psoralens）	標的核酸に対する架橋剤	87)〜90)	

わゆる，切断を目的とした"塩基配列に特異的な分子"を合成することが充分に可能である。

最近，オリゴヌクレオチドに活性基を導入して，1本鎖，もしくは2本鎖の核酸を切断したり，架橋したりしている研究例を表3に要約した。

2本鎖DNAにオリゴピリミジンが結合すると，おそらくオリゴヌクレオチド中のシトシンが

プロトン化される。この反応過程は，酸性下でよく行われる。シトシンは，$N6$-methyl-8-oxode-oxyadenine で置換することができる。この置換した $N6$-methyl-8-oxodeoxyadenine は，全くプロトン化を必要とせずに，対合しているGCのGと二つの水素結合を形成する。Matteucci (1991)[91] は，これによって中性条件下でも，三重らせん構造を安定化させることができるといっている。 Brahmachari(1991)[92] は，最近，オリゴヌクレオチドによる三重らせん構造の形成を生物学的に応用する研究を行っている。つまり，β－ガラクトシダーゼ遺伝子の5'－coding sequence に polypurine・polypyrimidine 塩基配列を人為的に組み入れて，分子内に三重らせん構造（H－DNA）が形成されるようにすると，大腸菌によるβ－ガラクトシダーゼ遺伝子の転写が大いに影響されるというのである。

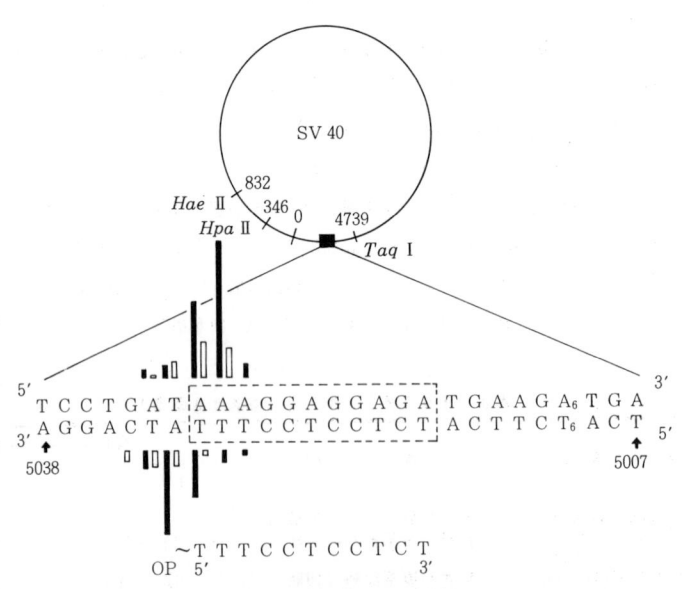

図3　SV40 DNAとこの実験に用いられた制限部位

四角で囲んだ塩基配列は，(OP)-11-mer の標的塩基配列。

Taq I．*Hpa* II．*Hae* IIは，それぞれ，SV40を直鎖状にするために使用した制限酵素。数字は，SV40ゲノムの塩基を位置を示す。塩基配列の上下に示した棒グラフは，(OP)-11-merを32bpのDNAフラグメント（SV40 DNA 塩基配列の5007位から5038位）とインキュベートした時に観察された切断の範囲を示す。白い棒は，(OP)-l-11-mer，黒い棒は(OP)-m-11-merによる切断を示す。

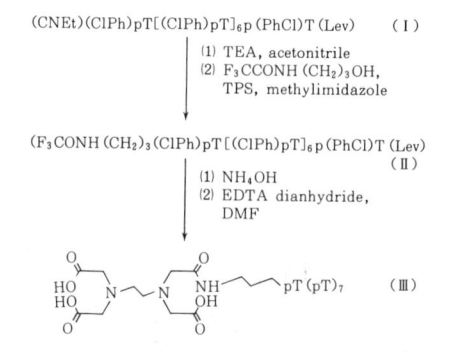

$$(CNEt)(ClPh)pT[(ClPh)pT]_6p(PhCl)T(Lev) \quad (\text{I})$$

$$\downarrow \begin{array}{l} \text{(1) TEA, acetonitrile} \\ \text{(2) } F_3CCONH(CH_2)_3OH, \\ \quad \text{TPS, methylimidazole} \end{array}$$

$$(F_3CONH(CH_2)_3(ClPh)pT[(ClPh)pT]_6p(PhCl)T(Lev) \quad (\text{II})$$

$$\downarrow \begin{array}{l} \text{(1) } NH_4OH \\ \text{(2) EDTA dianhydride,} \\ \quad \text{DMF} \end{array}$$

(構造式) $pT(pT)_7$ （Ⅲ）

図4 オクタチミジル酸誘導体の合成とポリヌクレオチドの切断反応

オクタチミジル酸誘導体ⅢをDTTの存在下にヌクレオチド残基あたり，等モル量のポリヌクレオチドに加えて，20℃で5分間，平衡状態にさせる。ポリヌクレオチドの切断反応は，$Fe(NH_4)_2(SO_4)\cdot 6H_2O$ を使用時に作成して，反応混液（Fe^{2+}/EDTA 残基＝1：1）に加えることによって開始させる。20℃で5時間，放置する。

1.2.7 オリゴヌクレオチドの細胞内吸収とその行方

最近，いくつかの研究室で，蛍光標識したオリゴヌクレオチドの細胞内における分布状態を観察する研究が行われている。つまり，オリゴヌクレオチドを蛍光標識し，それを細胞に吸収させて，さらに一定時間インキュベートした後に，蛍光標識したオリゴヌクレオチドの細胞内の分布状態を観察するのである。それらの成績を検討すると，蛍光標識したオリゴヌクレオチドは，どれもエンドサイトーシスによって細胞内に取り込まれ，小胞内に存在したまま細胞質内に検出されている。これに対して，放射性標識したオリゴヌクレオチドを細胞に取り込ませ，インキュベーション後，オートラジオグラフィーでその行方を観察すると，数時間後に放射性分画のほとんどが核内に検出される[93]。

Vlassov(1991)は，オリゴヌクレオチドをアルキル化する方法を使って，DNAと共有結合反応を起こさせることによって，同様の成績を得ている[94]。

フランスの Leonetti(1991)[95]は，マイクロインジェクション法で，オリゴヌクレオチドを直接，細胞質内に注入して，その行方を観察した。この場合，注入されたオリゴヌクレオチドは，すぐに核内に侵入して，大部分は核内のタンパク質と結合している。

細胞によるオリゴヌクレオチドの吸収機構と，吸収されたオリゴヌクレオチドの細胞内の行方に関しては，さらに多くの基礎的研究が必要である。特に，これらに関する研究の背景には，遺

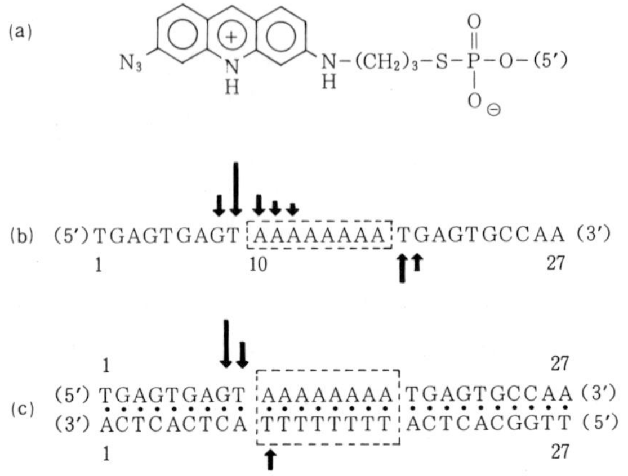

図5 3－アジドプロクラビン誘導体の構造と標的塩基配列

(a) オリゴ－〔α〕－チミジル酸の5′－チオリン酸基について共有結合で3－アジドプロフラビン（3-azidoproflavine）を結合させたアジドプロフラビン誘導体の化学構造．

(b) 標的として使用したフラグメント，27mer-(dA)₈（1本鎖DNA）の塩基配列

(c) 27mer-デュープレックスの塩基配列．

(b)と(c)の矢印は，可視光線を照射してN₃Pf-〔α〕-(dT)₈を光架橋した後に，ピペリジン処理した時に切断された1本鎖および2本鎖DNAの切断部位．破線で囲んだ部分は，標的塩素配列．

　遺伝子療法の期待があるので，今後の研究によって得られる情報には，大いに関心を抱くことができる．著者は，真核生物はもちろんのこと，原核生物の形質転換の観点からも，これらの研究に関心を抱いている．オリゴヌクレオチドを化学的に修飾したり，デリバリーさせたりする新しいシステムは，オリゴヌクレオチドの有用性を改善できる可能性を充分に秘めている．細胞によって吸収されたオリゴヌクレオチドは，大部分が生物学的標的(mRNA，ウイルスRNA，あるいはウイルスDNA)の存在していない，細胞内のコンパートメントで消費されてしまう．マウスやラットの腹腔内や静脈内にオリゴヌクレオチドを接種した場合，オリゴヌクレオチドはその後，生

体にどのように利用されるのだろうか？ また，このように接種することによって，我々はどのようにオリゴヌクレオチドを利用することができるのだろうか？ 最近，これらの疑問に答えるべく，いくつかの研究が行われている[96],[97]。

これらの研究には，phosphorothioates や methylphosphonates, ならびに誘導オリゴヌクレオチドが使われている。静脈内に接種されたオリゴヌクレオチドは，数時間内に迅速に血中から消失するが，30時間後には，脳以外のほとんど全ての組織内にオリゴヌクレオチドが検出される。マウスの免疫グロブリンエンハンサーc-*myc* 融合トランス遺伝子を発現するトランスジェニックマウスにおいて，anti-*myc* oligomethylphosphates を使った予備実験が，Wickström によって行われている[98]。

1.2.8 抗ウイルス効果

(1) HIVの抑制

Phosphorothioateから成るホモオリゴデオキシヌクレオチドは，*de novo* 感染によるHIVの細胞変性効果に対して，ATH-8細胞を保護することが分かった。つまり，ATH-8細胞にHIVを *de novo* に感染させても，phosphorothioate から成るホモオリゴデオキシヌクレオチドを作用させると，細胞変性効果が見られないのである。その作用は，加えたphosphorothioateオリゴデオキシヌクレオチドの，量と鎖長に依存的で，21～28塩基鎖長の時に最大の効果を発揮する。

Stein *et al.* (1989)[99] は，一連の phosphorothioate オリゴマーを合成して，どれもが接種量に応じた細胞変性保護効果を示すことを報告している。その最大効果は，約1～2 μMの濃度で作用させた時に生じる。最も低い効果しか示さない塩基配列は，AもしくはTのみから成るオリゴマーで，最大の効果を発揮する塩基配列は，40％以上のGC含量をもつオリゴマーである。また，21塩基鎖長の方が14塩基鎖長のオリゴマーよりも強い細胞変性効果を発揮したことも報告している。

Agrawal *et al.* (1989)[100] は，phosphorothioate 類似体でも，あるいは全く修飾せずに使用しても，効率よくHIVの複製と発現を阻害するアンチセンスオリゴデオキシヌクレオチドについて報告している。このアンチセンスオリゴデオキシヌクレオチドは，組織培養細胞で既に発育しているHIVに作用させると，非常に効率よく，抗ウイルス効果を発揮する。その効果は，同じ長さのミスマッチ（"ランダム"）のオリゴマーやホモオリゴマーと比べて，はるかに強い。もちろん，これらのオリゴマーを修飾したものと比べても，ずっと効率がよい。その効果は，感染後，4～24 時間という比較的短い時間においてみられる。 このアンチセンスオリゴマーは，長期にわたって感染している細胞においても同様に，大きな阻害効果を発揮する。 Phosphorothioateアンチセンスオリゴマーは，未修飾のオリゴマーに対して， 100倍に至るウイルス阻害効果を発

揮する。これらの結果は,他の研究者によっても確認されている。

Stein らの研究グループ(1989)[101]は,オリゴデオキシヌクレオチドのリン原子で,酸素原子と結合していないものをセレニウムで置換し,そのアンチセンス活性を研究した。オリゴヌクレオチドのリンセレン酸類似体を合成する場合は,一般にセレンの供与体としてセレンシアン酸カリウムを使用する。これらの化合物は,^{31}P NMR によって半減期が約30日であることが示されている。

オリゴ(dT)およびオリゴ(dC)を使って,それぞれpoly(rA)ならびにpoly(rI)とハイブリダイズさせた結果では,リンセレン酸オリゴマーの場合は,ほとんど修飾しないホスフォジエステルオリゴマーや phosphorothioate 同族体と比べて,ハイブリダイゼーション効果を減じなかった。posphoroselenoate オリゴマーを使って in vitro でHIV阻害活性を調べた結果では,phosphorothioate 類似体と同様に抗HIV活性を示すことが分かった[102]。

オリゴヌクレオチドは,治療への応用(アンチセンス,アンチ遺伝子効果,リボザイム)もさることながら,タンパク質と核酸の相互作用を研究するための新しい研究材料でもある。したがって,核酸と核酸の相互作用に基づいた応用面を開発するだけでなく,タンパク質と核酸の認識原理に基づいた応用面も,合成オリゴヌクレオチドによって,新しく開発することができる。例えば,HIVの Tat や Rev のような調節タンパク質は,それらの標的RNA(それぞれ, TAR と RRE)に結合する場合に,構造的にもアミノ酸配列的にも要求性があることが,短鎖の合成オリゴヌクレオチドを使って証明されている[103]。この研究は,これらのタンパク質をトラップして,HIVのインヒビターとして作用するRNA類似体を合成する道を切り拓いた。

オリゴヌクレオチドは, oligophosphorothioates や oligophosphorodithioates によって示されたように,思いもよらず,塩基配列に非特異的に作用する効果を有している。ホモオリゴマー$S-dC_{28}$は,HIVの gp 120に強い親和性を示し,Tリンパ球表面に存在するHIVのCD4レセプターにも強い親和性を示す。 このことは,感染時に,oligophosphorothioates を培養細胞に加えると,HIVが抑制されるが,それは一部には塩基配列に非特異的な効果が作用していることで説明できる。感染後,24時間の時点で oligophosphorothioates を作用させると,あるいは長期にわたって感染している細胞に oligophosphorothioates を作用させると,それらの効果の大部分が塩基配列に非特異的になる。

Degols et al. (1989)[104]は, vesicular stomatitisウイルス(VSV)のNタンパク質の mRNA に相補的なオリゴヌクレオチドを合成して,これに poly (L-lysine)を結合させると, 1 μM 以下の濃度で特異的に抗ウイルス効果を発揮すると報告している。一般にアンチセンスオリゴマーは,転写レベルで作用すると推定されるが,彼らは,このオリゴマーがVSVの mRNA に作用するのか,それとも mRNA 以外にもゲノムRNAにも作用するのかどうかを(1)網状赤血球溶解物を

使って行う *in vitro* の翻訳実験，(2)透過性ウイルスを使っての *in vitro* の転写実験，(3)VSV感染細胞におけるウイルスRNAの転写と蓄積の測定，ならびに(4)抗ウイルス実験，で調べている．その結果，アンチセンスオリゴマーが，他のレベルでも作用するというモデルを示した．

Birg *et al.* (1990)[106]は，3′末端にアクリジン誘導体を結合させたオクタチミジル酸（octathymidylate）が，SV40による培養細胞（CV-1）の細胞変性効果を阻害すると報告している．この作用は，ウイルスに特異的で，ヌクレアーゼによってオリゴヌクレオチドが分解された結果として起こるのではない．アクリジンを結合させたオリゴヌクレオチドの5′末端に光活性プローブを結合させて，感染細胞に作用させた後，UVを照射すると，ウイルスの複製オリジンの塩基配列内のATが豊富な領域で光架橋が生じる．中等度の塩濃度の条件下で，この複合体は，オクタアデニル酸塩基配列に結合して三重らせん構造を形成する．また，この複合体は，二重らせん構造の major groove に結合して三重らせん構造を形成する．

1.2.9 おわりに

DNAやRNAに関する技術は，非常にめざましい発展を遂げている．また，それに伴い，非常にたくさんの情報が得られるようになった．今回述べた，合成オリゴヌクレオチドは，核酸とともに，まだまだ研究の途中段階であって，時間とともにさらに大きな発展を遂げていくことは間違いがない．詳しくは，またの機会に述べたいと思う．国内でも，多くのメーカーからDNA合成装置が売り出されるようになって非常に喜ばしい限りである．

文　　献

1) 高橋豊三：『DNAプローブ ― 技術と応用 ― 』，シーエムシー，pp. 1-407，東京，1988．
2) 高橋豊三：『DNAプローブⅡ ― 新技術と新展開 ― 』，シーエムシー，pp. 1-398，東京，1990．
3) 高橋豊三：微生物感染症のDNA診断，医学のあゆみ，**153**：502-510，1990．
4) 高橋豊三，奥田研爾：DNAプローブによる感染症の直接診断 (1)；BIO INDUSTRY, **4**：131-144，1987．
5) 高橋豊三，満田年宏：DNAプローブによる感染症の直接診断 (2)；BIO INDUSTRY, **4**：219-234，1987．
6) 高橋豊三，満田年宏：DNAプローブによる感染症の直接診断 (3)；BIO INDUSTRY, **4**：312-320，1987．
7) 高橋豊三：DNAプローブによる感染症の直接診断 (4)；BIO INDUSTRY, **4**：388-398，1987．
8) 高橋豊三：細菌感染症の迅速診断，医学のあゆみ，**145**：194-197，1988．

312-320, 1987.
9) 高橋豊三：ウイルスのDNA診断技術，日本臨床，**47**：2-4，1988.
10) 高橋豊三：Ⅶ．血液DNA診断 — ウイルス感染症，血液・尿化学検査・免疫学的検査 — その数値をどう読むか — ，日本臨床，1086-1097，1990.
11) 高橋豊三：DNAプローブを用いた感染症診断の可能性．癌・免疫・栄養，**4**：12-16，1990.
12) 高橋豊三：Ⅰ．感染症のためのDNAプローブの開発，*Lab. Friends*，**21**：19-23，1990.
13) 高橋豊三：Ⅱ．感染症のためのDNAプローブの開発，*Lab. Friends*，**21**：19-23，1990.
14) 高橋豊三：Ⅲ．感染症のためのDNAプローブの開発，*Lab. Friends*，**21**：19-23，1990.
15) 高橋豊三：Ⅳ．感染症のためのDNAプローブの開発，*Lab. Friends*，**21**：19-23，1990.
16) 高橋豊三：DNA診断 — 分子生物学の臨床応用 — ．DNAプローブを用いる感染症の診断法．日本臨床，**589**：737-754，1989.
17) 高橋豊三：DNAプローブによるヒトの遺伝子診断（上）．BIO INDUSTRY，**5**：130-136，1988.
18) 高橋豊三：DNAプローブによるヒトの遺伝子診断（中）．BIO INDUSTRY，**5**：215-220，1988.
19) 高橋豊三：DNAプローブによるヒトの遺伝子診断（下）．BIO INDUSTRY，**5**：284-289，1988.
20) 高橋豊三：DNAプローブによるX染色体連関遺伝病の診断．BIO INDUSTRY，**5**：433-443．1988.
21) 高橋豊三：惣菜の安全性と衛生管理 — 核酸ハイブリダイゼーションによる細菌検査 — ．食の科学，**128**：65-76，1988.
22) Takahashi, T. : Development of an automatic machine for *in situ* hybridization and immunohistochemical staining. The Sixth International Congress in Microbiology and Immunology. Helsinki, Finland, 1990.
23) Takahashi, T. and Yamaguchi, T. : A new biotinylated DNA probes for *in situ* hybridization and other nucleic acids hybridizations. The Sixth International Congress in Microbiology and Immunology. Helsinki, Finland, 1990.
24) 高橋豊三，奥田研爾： — あなたにもできる遺伝子診断（上） — ビオチン，ストレプトアビジン，アルカリホスファターゼによる特異的DNAの検出法(Bio-Probe法)．BIO INDUSTRY，**2**：928-935，1985.
25) 高橋豊三，奥田研爾： — あなたにもできる遺伝子診断（下） — ビオチン，ストレプトアビジン，アルカリホスファターゼによる特異的DNAの検出法(Bio-Probe法)．BIO INDUSTRY，**2**：1013-1015．1985.
26) 高橋豊三，重松 貴：放射性同位元素を使わないPhotobiotin法(上)：BIO INDUSTRY，**3**：416-426，1986.
27) 高橋豊三，重松 貴：放射性同位元素を使わないPhotobiotin法(下)：BIO INDUSTRY，**3**：497-504，1986.
28) 高橋豊三，福島 淳，重松 貴，秋本一郎，奥田研爾：フィルターストリップの簡単で効果的な洗浄技術，臨床検査，**30**：510-511，1986.
29) Takahashi, T., Ishii, N., Aoki, I. and Okuda, K. : A simple and effective technique for washing filter strips. *Can. J. Med. Tech.*, **48**：161-163，1986.

30) Takahashi, T., Mitsuda, T., Hikawa, N., Ishii, N. and Okuda, K. : A simple and effective apparatus for Southern, Northern-, and Western-reactions and the following procedures. *Can. J. Med. Tech.*, **48** : 216-218, 1986.
31) 佐藤大輔, 佐藤松男, 橋本文康, 高橋豊三 : ビオチン標識ＤＮＡプローブによる肝炎患者血清からのＨＢＶ－ＤＮＡの検出. 医学のあゆみ, **146** : 597-598, 1988.
32) 高橋豊三 : 非放射性標識ＤＮＡプローブによる感染症の診断. 新技術開発事業団プロジェクト部　昭和63年(1988)供覧, 第13号, 1988.
33) 高橋豊三 : 増強化学発光法による遺伝子検出システム(1). BIO INDUSTRY, **6** : 223-230, 1989.
34) 高橋豊三 : 増強化学発光法による遺伝子検出システム(2). BIO INDUSTRY, **6** : 300-307, 1989.
35) 高橋豊三, Linda Proudfoot : 増強化学発光法による遺伝子検出システム(3). BIO INDUSTRY, **6** : 369-376, 1989.
36) 高橋豊三, Linda Proudfoot : 増強化学発光法による遺伝子検出システム(4). BIO INDUSTRY, **6** : 447-455, 1989.
37) Takahashi, T. *et al.* : International Congress of Biochemistry, Prague, Czechoslovakia, 1988.
38) Takahashi, T. and Ishiguro, K. Development of an automatic machine for *in situ* hybridization and immunohistochemistry. *Analytical Biochem.*, **196** : 390-402, 1991.
39) Takahashi, T., Arakawa, H., Maeda, M. and Tsuji, A. : A new biotinylating system for DNA using biotin aminocaproylhydrazide and glutaraldehyde. *Nucleic Acids Res.*, **17** : 4899-4900, 1989.
40) Takahashi, T., Mitsuda, T. and Okuda, K. : An alternative nonradioactive method for labeling DNA using biotin. *Anal. Biochem.*, **179** : 77-85, 1989.
41) Takahashi, T., Arakawa, H., Maeda, M. and Tsuji, A. : Design of new diagnostic systems : an alternative biotin-labelling system for nucleic acids. II. Its application for molecular hybridizations. *Proc. J. Int. SAMPE Symp.*, **1** : 689-694, 1989.
42) Stengele, K. P. and Pfleiderer, W. : Improved synthesis of oligodeoxyribonucleotides. *Nucleic Acids Symp. Ser.*, **21** : 101-102, 1989.
43) Xu, Y. Z., Lehmann, C., Slim, G., Christodoulou, C., Tan, Z. K. and Gait, M. J. : Solid-phase synthesis of oligoribonucleotides. *Nucleic Acids Symp. Ser.*, **21** : 39-40, 1989.
44) Porritt, G. M. and Reese, C. B. : Synthesis of dinucleoside phosphorodithioates from nucleoside phosphonodithioates. *Nucleic Acids Symp. Ser.*, **21** : 55-56, 1989.
45) Reese, C. : Shemaskin Institute of Bioorganic Chemistry in Moscow, USSR, 23-30 June 1991. Synthetic Oligonucleotides : Problem and Frontiers of Practical Applications.
46) Rao, M. V. and Reese, C. B. : Synthesis of cyclic oligodeoxyribonucleotides via the 'filtration' approach. *Nucleic Acids Res.*, **17** : 8221-8239, 1989.
47) Yamakage, S., Sakatsume, O. and Takaku, H. : Synthesis and properties of the box

9R and 9R' sequences of *Tetrahymena* rRNA. *Nucleic Acids Symp. Ser.*, **21** : 81-82, 1989.
48) Chaudhuri, B., Reese, C. B. and Weclawek, K. : Rapid oligodeoxyribonucleotide synthesis by the "filtration" method. *Tetrahedron Lett.*, **25** : 4037-4040, 1984.
49) Hsu, C.-Y. J., Dennis, D. and Jones, R. A. : Synthesis and physical characterization of E T 3'-5' cyclic dinucleotides(NpN) : RNA polymerase inhibitors. *Nucleosides & Nucleotides*, **4** : 377-389, 1985.
50) Ross, P., Weinhouse, H., Aloni, Y., Michaeli, D., Weinberger-Ohana, P., Mayer, R., Braun, S., de Vroom, E., van der Marel, G. A., van Boom, J. H. and Benziman, M. : Regulation of cellulose synthesis in *Acetobacter xylinum* by cyclic deguanylic acid. *Nature*, **325** : 279-281, 1987.
51) Cech, T. R. : RNA as an enzyme. *Scientific American*, **255** : 76-84, 1986.
52) Damha, M. J. : Shemaskin Institute of Bioorganic Chemistry in Moscow, USSR, 23-30 June 1991. Synthetic Oligonucleotides : Problems and Frontiers of Practical Applications.
53) Zhou, X. X., Vial, J. H., Sandstrom, A., Remaud, G., Koole, L. H. and Chattopadhyaya, J. : Synthetic and high-field NMR study of branched tri-, tetra-, penta-, and heptaribonucleotides modelling the lariat-intron in group II spricing. *Nucleic Acids Symp. Ser.*, **21** : 127-128, 1989.
54) Damba, M. J. : Shemaskin Institute of Bioorganic Chemistry in Moscow, USSR, 23-30 June 1991. Synthetic Oligonucleotides : Problems and Frontiers of Practical Applications.
55) Sanchez-Pescador, R., Running, J. A., Stempien, M. M. and Urdea, M. S. : Rapid nucleic acid assay for detection of bacteria with tetM-mediated tetracycline resistance. Antimicrobe. *Agents Chemother.*, **33** : 1813-1815, 1989.
56) Clyne, J. M., Running, J. A., Stempien, M., Stephens, R. S., Akhavan-Tafti, H., Schaap, A. P. and Urdea, M. S. : A rapid chemiluminescent DNA hybridization assay for the detection of *Chlamydia trachomatis*. *J. Biolumin. Chemilumin.*, **4** : 357-366, 1989.
57) Engels, J. W. : Shemaskin Institute of Bioorganic Chemistry in Moscow, USSR, 23-30 June 1991. Synthetic Oligonucleotides : Problems and Frontiers of Practical Applications.
58) Jaworska, M., Lesnikowski, Z. J. and Stec, W. J. : Attempted stereoselective synthesis of P-chiral analogues of oligodeoxyribonucleotides. *Nucleic Acids Symp. Ser.*, **21** : 99-100, 1989.
59) Caruthers, M. H., Brill, W. K., Grandas, A., Ma, Y. X., Nielsen, J. and Tang, J. Y. : Synthesis of oligodeoxynucleoside phosophorodithioates. *Nucleic Acids Symp. Ser.*, **21** : 119-120, 1989.
60) Secrist, J. : Shemaskin Institute of Bioorganic Chemistry in Moscow, USSR, 23-30 June 1991. Synthetic Oligonucleotides : Problems and Frontiers of Practical Applications.

61) Damha, M. J. : Shemaskin Institute of Bioorganic Chemistry in Moscow, USSR, 23-30 June 1991. Synthetic Oligonucleotides : Problems and Frontiers of Practical Applications.
62) Vlassov, V. V., Kobets, N. D., Chernolovskaya, E. L., Demidova, S. G., Borissov, R. G. and Ivanova, E. M. : Sequence-specific chemical modification of chromatin DNA with ractive derivatives of oligonucleotides. *Mol. Biol. Rep.*, **14** : 11-15, 1990.
63) Hélène, C. : Shemaskin Institute of Bioorganic Chemistry in Moscow, USSR, 23-30 June 1991. Synthetic Oligonucleotides : Problems and Frontiers of Practical Applications.
64) Zarytova, V. F. : Shemaskin Institute of Bioorganic Chemistry in Moscow, USSR, 23-30 June 1991. Synthetic Oligonucleotides : Problems and Frontiers of Practical Applications.
65) Letsinger, R. : Shemaskin Institute of Bioorganic Chemistry in Moscow, USSR, 23-30 June 1991. Synthetic Oligonucleotides : Problems and Frontiers of Practical Applications.
66) Le Doan, T. : Shemaskin Institute of Bioorganic Chemistry in Moscow, USSR, 23-30 June 1991. Synthetic Oligonucleotides : Problems and Frontiers of Practical Applications.
67) Stein, C. : Shemaskin Institute of Bioorganic Chemistry in Moscow, USSR, 23-30 June 1991. Synthetic Oligonucleotides : Problems and Frontiers of Practical Applications.
68) Zarytova, V. F., Ivanova, E. M. and Chasovskikh, M. N. : Synthesis of steroid-containing oligonucleotides and their alkylating derivatives. *Bioorg. Khim.*, **16** : 610-616, 1990.
69) Sayers, J. R., Plsen, D. B. and Eckstein, F. : Inhibition of restriction endonuclease hydrolysis by phosphorothioate-containing DNA. *Nucleic Acids Res.*, **17** : 9495, 1989.
70) Frank-Kamenetskii, M. : The turn of the quadruplex ? *Nature*, **342** : 737, 1989.
71) Francois, J-C., Saison-Behmoaras, T., Barbier, C., Chassignol, M., Thuong, N. T. and Hélène, C. : Sequence-specific recognition and cleavage of duplex DNA via triple-helix formation by oligonucleotides covalently linked to a phenanthroline-copper chelate. *Proc. Natl. Acad. Sci. USA*, **86** : 9702-9706, 1989.
72) Knorre, D. G. and Vlassov, V. V. : Complementary addressed (sequence-specific) modification of nucleic acids. *Prog. Nucleic Acids Res. Mol. Biol.*, **32** : 291-320, 1985.
73) Boutorin, A. S., Vlassor, V. V, Kazakov, S. A., Kutiavin, I. V. and Podyminogin, M. A. : Complementary addressed reagents carrying EDTA-Fe(Ⅱ) groups for directed cleavage of single-stranded nucleic acids. *FEBS Lett.*, **172** : 43-46, 1984.
74) Chu, B. C. F. and Orgel, L. E. : Nonenzymatic sequencespecific cleavage of single-stranded DNA. *Proc. Natl. Acad. Sci. USA*, **82** : 963-967, 1985.
75) Dreyer, G. B. and Dervan, P. B. : Sequence-specific cleavage of single-stranded DNA:

Oligodeoxy-nucleotide-EDTA・Fe(II), *Proc.Natl.Acad.Sci.USA*, **82** : 968-972, 1985.
76) Boidot-Forget, M., Thuong, N. T., Chassignol, M. and Hélène, C. : Nucléases artificielles : coupure spécifique d'un acide nucléique par un oligodésoxy-nucléotide lié de façon covalente á l'EDTA et á un agent intercalant. *C.R.Acad. Sci.Paris*, **302** : 75-80, 1986.
77) Boidot-Forget, M., Chassignol, M., Takasugi, M., Thuong, N. T. and Hélène, C. : Site-specific cleavage of single-stranded and double-stranded DNA sequences by oligodeoxyribonucleotides covalently linked to an intercalating agent and an EDTA-Fe chelate. *Gene*, **72** : 361-371, 1988.
78) Chen, C-H. B. and Sigman, D. S. : Nuclease activity of 1,10-phenanthroline-copper : sequence-specific targeting. *Proc.Natl.Acad.Sci.USA*, **83** : 7147-7151, 1986.
79) Chen, C. B. and Sigman, D. S. : Sequence-specific scission of RNA by 1,10-phenanthroline-copper linked to deoxyoligonucleotides. *J.Am.Chem.Soc.*, **110** : 6570-6572, 1988.
80) François, J. C., Saison-Behmoaras, T., Chassignol, M., Thuong, N. T., Sun, J. S. and Hélène, C. : Periodic cleavage of poly(dA) by oligothymidylates covalently linked to the 1,10-phenanthroline-copper complex. *Biochemistry*, **27** : 2272-2276, 1988.
81) François, J. C., Saison-Behmoaras, T., Chassignol, M., Thuong, N. T. and Hélène, C. : Sequence-targeted cleavage of single-and double-stranded DNA by oligothymidylates covalently linked to 1,10-phenanthroline. *J.Biol.Chem.*, **264** : 5891-5898, 1989.
82) Le Doan, T., Perrouault, L., Chassignol, M., Thuong, N. T. and Hélène, C. : Sequence-targeted chemical modifications of nucleic acids by complementary oligonucleotides covalently linked to porphyrins. *Nucleic Acids Res.*, **15** : 8643-8659, 1987.
83) Le Doan, T., Perrouault, L., Hélène, C., Chassignol, M. and Thuong, N. T. : Targeted cleavage of polynucleotides by complementary oligonucleotides covalently linked to iron-porphyrins. *Biochemistry*, **25** : 6736-6739, 1986.
84) Kutyavin, I. V., Podyminogin, M. A., Bazhina, Yu, N., Fedorova, O. S., Knorre, D. G., Levina, A. S., Mamayev, S. V. and Zarytova, V. F. : N-(2-hydroxyethyl) phenazinium derivatives of oligonucleotides as effectors of the sequence-specific modification of nucleic acids with reactive oligonucleotide derivatives. *FEBS Lett.*, **238**(1) : 35-38, 1988.
85) Moser, H. E. and Dervan, P. B. : Sequence-specific cleavage of double helical DNA by triple helix formation. *Science*, **238** : 645-650, 1987.
86) Strobel, S. A., Moser, H. B. and Dervan, P. B. : Double-strand cleavage of genomic DNA at a single site by triple-helix formation. *J.Am.Chem.Soc.*, **110** : 7927-7929, 1988.
87) Le Doan, T., Perrouault, L., Praseuth, D., Habhoub, N., Decout, J. L., Thuong, N. T., Lhomme, J. and Hélène, C. : Sequence-specific recognition, photocrosslinking

and cleavage of the DNA double helix by an oligo- (α) -thymidylate covalently linked to an azidoproflavin derivative. *Nucleic Acids Res.*, **15** : 7749-7760, 1987.
88) Praseuth, D., Perrouault, L., Le Doan, T., Chassignol, M., Thuong, N. and Hélène, C. : Sequence-specific binding and photocrosslinking of α and β oligodeoxynucleotides to the major groove of DNA via triple-helix formation. *Proc. Natl. Acad. Sci. USA*, **85** : 1349-1353, 1988.
89) Lee, B. L., Murakami, A., Blake, K. R., Lin, S. B. and Miller, P. S. : Interaction of psoralen-derivatized oligodeoxyribonucleoside methylphosphonates with single-stranded DNA, *Biochemistry*, **27** : 3197-3203, 1988.
90) Praseuth, D., Le Doan, T., Chassignol, M., Decout, J. L., Habhoub, N., Lhomme, J., Thuong, N. and Hélène, C. : Sequence-targeted photosensitized reactions in nucleic acids by oligo-alpha-deoxynucleotides and oligo-beta-deoxynucleotides covalently linked to proflavin. *Biochemistry*, **27** : 3031-3038, 1988.
91) Matteucci, M. : Shemaskin Institute of Bioorganic Chemistry in Moscow, USSR, 23-30 June 1991. Synthetic Oligonucleotides : Problems and Frontiers of Practical Applications.
92) Brahmachari, S. K. : Shemaskin Institute of Bioorganic Chemistry in Moscow, USSR, 23-30 June 1991.
Synthetic Oligonucleotides : Problems and Frontiers of Practical Applications.
93) Zamecnik, P. : Shemaskin Institute of Bioorganic Chemistry in Moscow, USSR, 23-30 June 1991.
Synthetic Oligonucleotides : Problems and Frontiers of Practical Applications.
94) Vlassov, V. : Shemaskin Institute of Bioorganic Chemistry in Moscow, USSR, 23-30 June 1991.
Synthetic Oligonucleotides : Problems and Frontiers of Practical Applications.
95) Leonetti, J. P. : Shemaskin Institute of Bioorganic Chemistry in Moscow, USSR, 23-30 June 1991.
Synthetic Oligonucleotides : Problems and Frontiers of Practical Applications.
96) Campbell, J. M., Bacon, T. A. and Wickström, E. : Oligodeoxynucleoside phosphorothioae stability in subcellular extracts, culture media, sera and cerebrospinal fluid. *J. Biochem. Biophys. Methods*, **20** : 259-267, 1990.
97) Bacon, T. A. and Wickström, E. : Daily addition of an anti-c-*myc* DNA oligomer induces granulocytic differentiation of human premyelocytic leukemia HL-60 cells in both serum-containing and serum-free media. *Oncogene Res.*, **6** : 21-32, 1991.
98) Wickström, E. : Shemaskin Institute of Bioorganic Chemistry in Moscow, USSR, 23-30 June 1991.
Synthetic Oligonucleotides : Problems and Frontiers of Practical Applications.
99) Stein, C. A., Matsukura, M., Subasinbhe, C., Broder, S. and Cohen, J. S. : Phosphorothioae oligodeodexy-nucleotides are potent sequence nonspecific inhibitors of *de novo* infection by HIV. *AIDS Res. Hum. Retroviruses*, **5** : 639-646, 1989.
100) Agrawal, S., Ikeuchi, T., Sun, D., Sarin, P. S., Konopka, A., Maizel, J. and

Zamecnik, P. C. : Inhibition of human immunodeficiency virus in early infected and chronically infected cells by antisense oligodeoxynucleotides and their phosphorothioate analogues. *Proc. Natl. Acad. Sci. USA*, **86** : 7790-7794, 1989.

101) Matsukura, M., Zon, G., Shinozuka, K., Robert-Guroff, M., Shimada, T., Stein, C. A., Mitsuya, H., Wong-Staal, F., Cohen, J. S. and Broder, S. : Regulation of viral expression of human immunodeficiency virus *in vitro* by an antisense phosphorothioate oligodeoxynucleotide against *rew* (*art/trs*) in chronically infected cells. *Proc. Natl. Acad. Sci. USA*, **86** : 4244-4248, 1989.

102) Mori, K., Boiziau, C., Cazenave, C., Matsukura, M., Subasinghe, C., Cohen, J. S., Broder, S., Toulme, J. J. and Stein, C. A. : Phosphoroselenoate oligodeoxynucleotides : synthesis, physico-chemical characterization, anti-sense inhibitory properties and anti-HIV activity. *Nucleic Acids Res.*, **17** : 8207-8219, 1989.

103) Gait, M. : Shemaskin Institute of Bioorganic Chemistry in Moscow, USSR, 23-30 June 1991.
Synthetic Oligonucleotides : Problems and Frontiers of Practical Applications.

104) Degols, G., Leonetti, J. P., Gagnor, C., Lemaitre, M. and Lebleu, B. : Antiviral activity and possible mechanisms of action of oligonucleotides-poly(L-lysine) conjugates targeted to vesicular stomatitis virus mRNA and genomic RNA. *Nucleic Acids Res.*, **17** : 9341-9350, 1989.

105) Birg, F., Praseuth, D., Zerial, A, Thuong, N. T., Asseline, U., Le Doan, T. and Helene, C. : Inhibition of simian virus 40 DNA replication in CV-1 cells by an oligodeoxynucleotide covalently linked to an intercalating agent. *Nucleic Acids Res.*, **18** : 2901-2908, 1990.

1.3 生物発光体／化学発光体の種類

1.3.1 はじめに

中島憲一郎*

　化学発光（ケミルミネッセンス）は，化学反応により分子が励起されて，高エネルギー状態（励起状態）となり，そこからより低いエネルギー状態（基底状態）に戻る際に光を放つ現象である。化学発光には，ルミノールやルシゲニンのように，有機化合物そのものが発光体となる系と，過シュウ酸エステル化学発光のように，反応系中に共存する蛍光物質が発光体となる系が知られている。一方，ホタルやバクテリアなどの生物が作り出す発光は生物発光（バイオルミネッセンス）と呼ばれる。一般に，生物発光には，ホタルの発光に代表されるような，ルシフェリン（基質）-ルシフェラーゼ（酵素）反応（L-L反応と称する）による発光と，オワンクラゲの発光など，発光タンパク質とカルシウムイオンなどの金属イオンによる発光が知られている。ところで，疾病の診断や治療に重要な役割を果たす臨床検査においては，簡便で高精度な測定法が必要であると同時に高感度性や高選択性も要求される。近年のエレクトロニクスの発達とともに分析関係機器も急速に進歩し，微量分析法が飛躍的に発展している。中でも，生物発光／化学発光を利用する分析法は，高感度な光電管の開発と相俟って，超微量分析法の一つとして注目されており，臨床検査をはじめ医薬や生物化学の分野で一段と利用されるようになってきた。本稿では，超微量分析によく利用される生物発光体および化学発光体とそれらの基本的な発光反応について解説する。

1.3.2 生物発光体 [1]～[4]

　発光生物の種類は非常に多いが，それらの中で，発光系について研究されているものはわずかである。したがって，現在までのところ，発光体の構造が決定されたのは十数種類にすぎない。さて生物発光反応の効率（$\Phi = 0.1～0.9$）は，化学発光の効率（通常 0.1以下）に比べて非常に大きい。これは，発光反応に酵素反応が関与し，効率よく反応が進行するためである。ホタルなどのルシフェリン-ルシフェラーゼ反応は一般に次のように示される。本反応では，ルシフェリンの酸化によって生じる励起状態のオキシルシフェリンからの発光が生じる。

$$\text{ルシフェリン} + O_2 \xrightarrow{\text{ルシフェラーゼ}} \text{オキシルシフェリン}^* + CO_2$$

$$\text{オキシルシフェリン}^* \longrightarrow \text{オキシルシフェリン} + \text{light（発光）}$$

　ここで，ルシフェリンおよびルシフェラーゼは一般呼称であって，発光生物の種類によってそれぞれ構造が異なる。なお，L-L反応がよく研究されているのは，ホタルとバクテリアの発光系である。

---

* Kenichiro Nakashima　長崎大学　薬学部

(1) ホタルの発光

　ホタルでは図1に示すような発光反応系が知られており，励起状態のホタルルシフェリン酸化体から，$\lambda_{max} 560〜615 nm$の発光を生じる。本反応の発光強度はアデノシン-3-リン酸（ATP）の濃度に比例するので，ATPの定量が可能であり，病体解析や細菌の定量などに幅広く利用されている。また，ATPを生成あるいは消費する酵素反応においては，ATP量の変化を測定することで，酵素活性の測定や関連物質の定量が可能である。例えば，ATPが生成する反応ではクレアチンキナーゼやヌクレオチドホスファターゼの活性が，減少を利用するものではヘキソキナーゼやミオキナーゼなどの活性が測定されており，クレアチニン，アデニン-1-リン酸（AMP）など種々の関連物質が定量されている[5]。

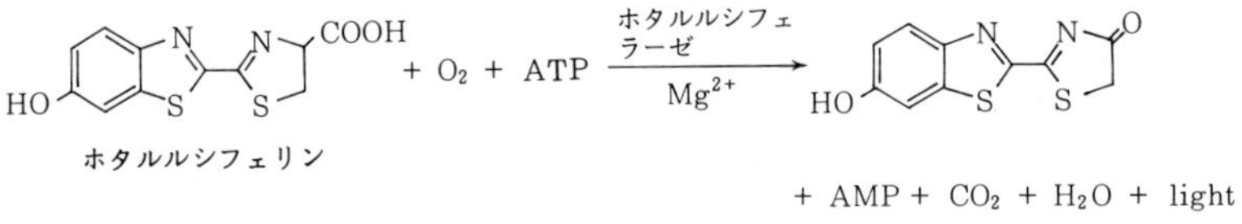

$$\text{ホタルルシフェリン} + O_2 + ATP \xrightarrow[Mg^{2+}]{\text{ホタルルシフェラーゼ}} \text{オキシルシフェリン} + AMP + CO_2 + H_2O + light$$

図1　ホタルの発光系

(2) バクテリアの発光

　バクテリアの発光反応は次式に示すように，バクテリアルシフェリンである還元型フラビンモノヌクレオチド（FMNH$_2$）と長鎖脂肪族アルデヒド（RCHO）の酸化をバクテリアルシフェラーゼが触媒することで発光する（$\lambda_{max} 490 nm$）[6]。

$$FMN + NAD(P)H \xrightarrow[\text{酸化還元酵素}]{NAD(P)-FMN} FMNH_2 + NAD(P)$$

$$FMNH_2 + RCHO + O_2 \xrightarrow[\text{ルシフェラーゼ}]{\text{バクテリア}} FMN + RCOOH + H_2O + light$$

　本反応を利用することで，FMNやNAD（P）Hなどの定量が可能である。また，FMNやNAD（P）H量の変化を測定することで，本反応に関与する酵素活性の測定や関連化合物の分析ができる[5],[7]。

(3) 発光タンパク質

　オワンクラゲの発光タンパク質であるエクオリンは微量なカルシウムイオンと結合して発光するが，その機構は図2のように考えられている。エクオリンはタンパク質（アポエクオリン）1分子と発光基質（セレンテラジン）1分子および分子状酸素1分子が複合体の状態で存在するものだと考えられており，この複合体にカルシウムイオンを添加すると，そのタンパク質の高次構

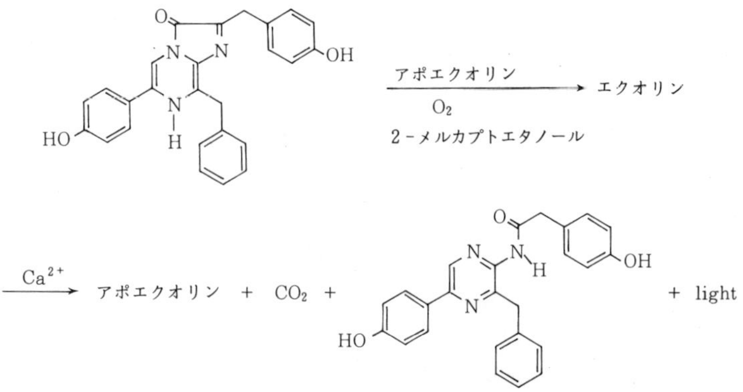

図2 エクオリンの発光

造に変化が生じてセレンテラジンの酸化的分解が起こり、その結果生じる励起状態のセレンテラミドからの発光が得られる（λ_{max} 469nm）。発光が終了したエクオリンは2-メルカプトエタノール存在下、アポエクオリン、酸素およびセレンテラジンから再生できる[8]。本反応では、カルシウムイオンあるいはストロンチウムイオンの定量が可能であり、生細胞内のカルシウムイオン濃度の変動に関する研究などに利用されている[9]。

(4) その他

図3に、ウミホタルルシフェリンなど構造が決まった、いくつかのルシフェリンを示した。ま

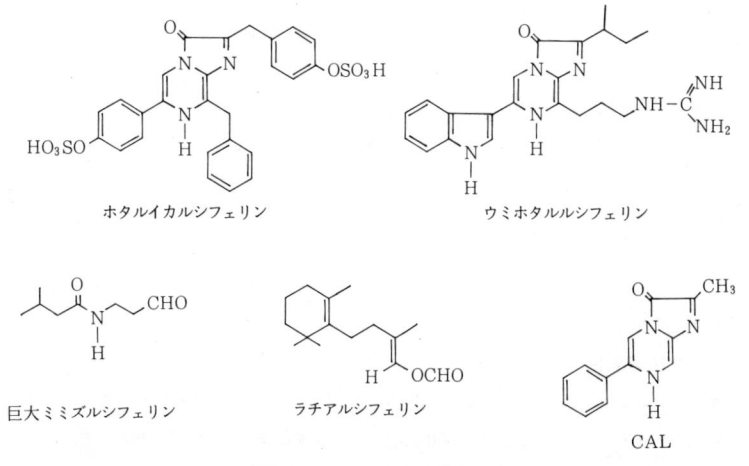

ホタルイカルシフェリン　　ウミホタルルシフェリン

巨大ミミズルシフェリン　　ラチアルシフェリン　　CAL

図3 ルシフェリンの構造

た，合成ウミホタルルシフェリンとして，2-メチル-6-フェニル-3,7-ジヒドロイミダゾ[1,2-a]ピラジン-3-オン（ＣＡＬ）が開発され，活性マクロファージや顆粒球のＣＡＬ－依存性化学発光の研究がなされ，血球機能の判定に用いられている[10]。

　生物発光体や生物発光酵素を利用した高感度分析法は，イムノアッセイなど生物医学への利用が試みられており，超高感度な酵素活性の測定なども可能となっている。

1.3.3　化学発光体[2)~4)]

　種々の化学発光系が研究されているが，臨床検査等の実用分析手段に利用できる反応系は意外に少ない。有機化合物そのものが発光体である例としては，ルミノール系とアクリジン系（アクリジニウム塩やルシゲニン）およびアダマンチルジオキセタン系が，共存する蛍光物質が発光する例としては，シュウ酸エステル系がよく研究されている。

(1)　ルミノール系

　ルミノール誘導体は，図4に示すように，アルカリ性下，酸化剤（H_2O_2，$HClO$，O_2，MnO_4^-，I_2 等）との反応で発光する（λ_{max} 425nm）。この反応は，鉄，コバルト，マンガン，銅などの金属やミクロペルオキシダーゼなどの触媒を加えると発光が増強される。ルミノール誘導体の中でベンゾ(*ghi*)ペリレン-1,2-ジカルボン酸ヒドラジドは良好な発光率を示した（Φ=0.07）。イソルミノールの*N*-アルキル誘導体はステロイドやタンパク質の化学発光ラベル化剤として開発された（図5）[11]。誘導体の中で，ＡＢＥＩは脂肪酸やアミンあるいは覚醒剤などの高感度高速液体クロマトグラフィー・化学発光検出法のラベル化剤にも用いられている[12),13)]。最近，ルミノール誘導体を基質とする酵素（*N*-アセチルグルコサミニダーゼ）活性測定法が開発され，インスタント写真による検出などに応用されている[14)]。

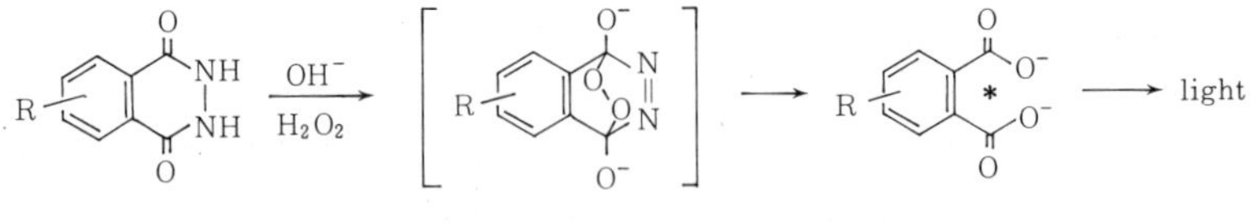

図4　ルミノール誘導体の発光

(2)　アクリジン系

　アクリジニウム塩およびルシゲニンは図6に示すような反応で発光すると考えられている。アクリジニウム塩やルシゲニンの酸化反応の結果生じる励起状態の*N*-メチルアクリドンが基底状態に戻る際に発光する（λ_{max} 470nm）。ルシゲニンの過酸化水素による発光反応は，コバルトな

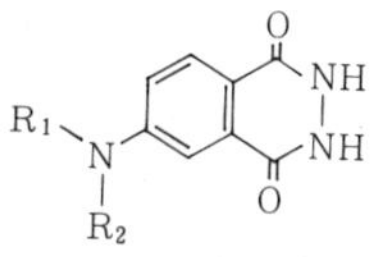

R₁	R₂	
H	H	イソルミノール
H	H₂N(CH₂)₂	アミノエチルイソルミノール（AEI）
CH₂CH₃	H₂N(CH₂)₂	アミノエチルエチルイソルミノール（AEEI）
H	H₂N(CH₂)₃	アミノプロピルイソルミノール（API）
CH₂CH₃	H₂N(CH₂)₃	アミノプロピルエチルイソルミノール（APEI）
H	H₂N(CH₂)₄	アミノブチルイソルミノール（ABI）
CH₂CH₃	H₂N(CH₂)₄	アミノブチルエチルイソルミノール（ABEI）
CH₂CH₃	H₂N(CH₂)₆	アミノヘキシルエチルイソルミノール（AHEI）

図5　イソルミノールの*N*-アルキル誘導体

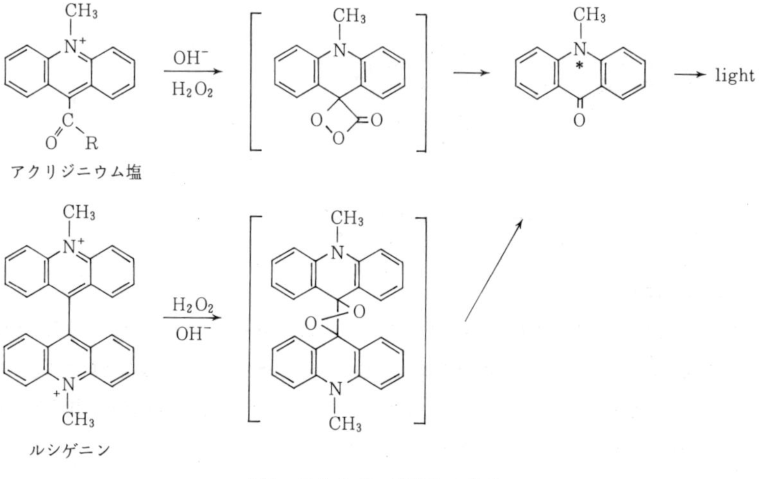

図6　アクリジン誘導体の発光

どの金属触媒でその発光が増強されるため，コバルトの定量に利用される。また，過酸化水素を定量することで，それを生じる酵素反応（キサンチンオキシダーゼなど）の酵素活性を測定することができる。ところで，化学発光反応は，ほとんどの場合酸化反応であるが，ルシゲニンは，過酸化水素が存在しない場合，例外的に還元性物質との反応で発光することが知られている。この場合は，アスコルビン酸や尿素などの定量が可能である。アクリジニウム塩は主にイムノアッセイに用いられている。アクリジン誘導体を標識体とするα-フェトプロテインや甲状腺刺激ホ

ルモン（TSH）の測定に応用されており，市販化，実用化されている[15]。また，DNAプローブ診断薬としてのアクリジニウムエステルも開発されている[16),17]。

(3) アダマンチルジオキセタン系

アダマンチル-1,2-ジオキセタン誘導体の中で，酵素により発光するものが開発され，アルカリホスファターゼなどの活性測定用試薬として有用であることが示された（図7）。例えば，3-(2'-スピロアダマンタン)-4-メトキシ-4-(3''-ホスホリルオキシ)フェニル-1,2-ジオキセタン（AMPPD）は，水溶液中で安定であるが，アルカリホスファターゼにより加水分解されると直ちに励起状態のメチルメタオキシベンゾエートを生じ，これから発光する（λ_{max} 477nm）[18]。標識酵素にアルカリホスファターゼを用いる化学発光イムノアッセイで，AMPPDを基質として用いれば，α-フェトプロテインが高感度に定量できる[19]。その他，DNAオリゴマーの検出にも利用することができ，写真法による検討もなされている[20]。

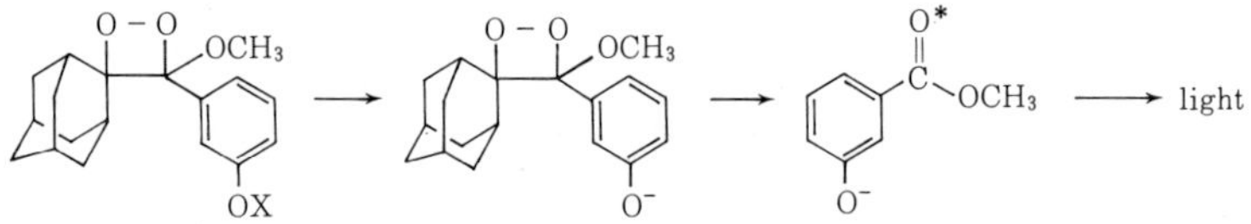

図7 アダマンチルジオキセタンの発光

(4) シュウ酸エステル系

本発光反応は，シュウ酸誘導体（オキサレート類およびオキサミド類）と過酸化水素の反応によって生成する高エネルギーな活性中間体が，共存する蛍光物質との間に電荷移動錯体を形成し，そのエネルギーを蛍光物質に与えることで蛍光物質を励起させ，それが基底状態に戻る際に発光する反応であると考えられており，過シュウ酸エステル化学発光と称される（図8）。シュウ酸誘導体の中で一般によく用いられているのは，ビス（2,4,6-トリクロロフェニル）オキサレート（TCPO）である。化学発光効率が最も大きいのは，N,N'-ビス（2,4,5-トリクロロフェニル）-N,N'-ビス（トリフルオロメチルスルホニル）オキサミド〔1〕であり，ビス（フェニ

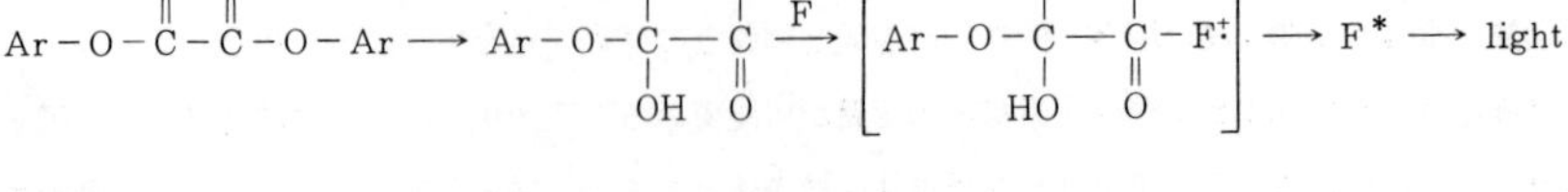

図8 過シュウ酸エステル化学発光

エチニル）アントラセンを蛍光物質に用いた場合，Φ＝0.34であった。その他，発光効率が優れた誘導体としては，ビス（2,4-ジニトロフェニル）オキサレート（DNPO），ビス（ペンタフルオロフェニル）オキサレート（PFPO），ビス（2,4-ジフルオロフェニル）オキサレート（DFPO）などや，水溶性オキサミドであるMPTQなどが知られている（図9）。過シュウ酸エステル化学発光法は蛍光物質の定量，過酸化水素の定量および過酸化水素を生じる酵素反応基質の定量や酵素活性の測定など広範な微量分析が可能である。高速液体クロマトグラフィーやフローインジェクション法と本発光反応を結び付けて，超高感度に生体関連物質を分析することができる[21]。その他，化学発光イムノアッセイや写真法を利用した分析にも応用されている[22],[23]。

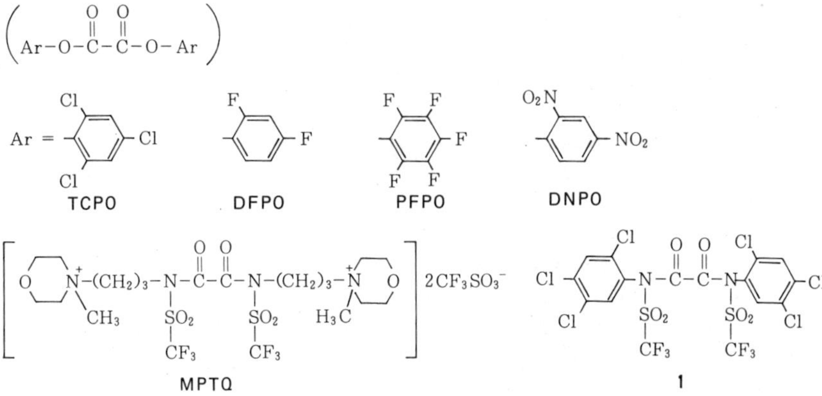

図9 シュウ酸誘導体

(5) その他[2]

化学発光体としては他に，ロフィン（2,4,5-トリフェニルイミダゾール），テトラキス（ジメチルアミノ）エチレン，スカトール（3-メチルインドール），シッフ塩基など古くから知られているものがある。最近，界面活性剤分子集合体を反応メディアとして，ウラニンなど，新規化学発光体の研究もなされている[24]。

1.3.4 おわりに

生物発光および化学発光は非常に特異的な反応であり，これからをうまく検出手段に用いることで，目的とする微量な化合物を超高感度かつ選択的に測定することができる。そのためには，高効率な発光系が必要であり，今後，さらに多くの生物および化学発光体が開発されることを期待したい。

文　　献

1) 後藤俊夫, 生物発光, 共立出版 (1975)
2) 今井一洋編, 生物発光と化学発光, 広川書店 (1989)
3) K. Van Dyke *Ed.*, "Bioluminescence and Chemiluminescence", Vol. I. II, CRC Press, Florida (1985)
4) 稲場文男ほか監修, 最新ルミネッセンスの測定と応用, NTS社 (1990)
5) 今井一洋ほか, 臨床化学, **9**, 167 (1980)
6) J. W. Hasting *et al.*, *Annu. Rev. Microbiol.*, **31**, 549 (1977)
7) H. Kather *et al.*, *Anal. Biochem.*, **140**, 349 (1984)
8) O. Shimomura *et al.*, *Proc. Natl. Acad. Sci. U.S.A.*, **75**, 2611 (1978)
9) A. B. Brole, *Science*, **217**, 252 (1982)
10) M. Nakano *et al.*, *Anal. Biochem.*, **159**, 363 (1986)
11) H. R. Schroeder *et al.*, *Methods Enzymol.*, **57**, 424 (1978)
12) T. Kawasaki *et al.*, *J. Chromatogr.*, **328**, 121 (1985)
13) K. Nakashima *et al.*, *J. Chromatogr.*, **530**, 154 (1990)
14) K. Sasamoto *et al.*, *Chem. Pharm. Bull.*, **38**, 1323 (1990)
15) 前田昌子ほか, ファルマシア, **27**, 1147 (1991)
16) F. McCapra *et al.*, *J. Biolumin. Chemilumin.*, **4**, 51 (1989)
17) M. Septak, *J. Biolumin. Chemilumin.*, **4**, 351 (1989)
18) J. C. Voyta *et al.*, *Clin. Chem.*, **34**, 1157 (1988)
19) I. Bronsteine *et al.*, *J. Biolumin. Chemilumin.*, **4**, 99 (1989)
20) R. Tizard *et al.*, *Proc. Natl. Acad. Sci. U.S.A.*, **87**, 4514 (1990)
21) G. J. Dejong *et al.*, *J. Chromatogr.*, **492**, 319 (1989)
22) A. Tsuji *et al.*, *Anal. Sci.*, **5**, 497 (1989)
23) K. Nakashima *et al.*, *Anal. Sci.*, **6**, 833 (1990)
24) 山田正昭ほか, ドージンニュース, No. 54, 3 (1990)

1.4 発蛍光体

中島憲一郎*

1.4.1 はじめに

　薬物や生体関連化合物を高感度かつ高選択的に計測する手段の一つに蛍光分析法がある。蛍光分析法では，分析の対象となる化合物が蛍光性の場合は，その蛍光（自然蛍光）をそのまま利用して分析できるが，無蛍光あるいは非常に蛍光が弱い場合は，蛍光試薬により発蛍光性としたのちに分析しなければならない。一般に，分析しようとする目的物質が蛍光性である場合は少なく，発蛍光のための誘導体化を行うことが多い。発蛍光を目的とする蛍光試薬は大きく二つに分けることができる。一つは，試薬そのものは無蛍光であるが目的物質と反応することで発蛍光体となるもの（発蛍光試薬），もう一つは，発蛍光団に反応活性な基を導入したもの（蛍光ラベル化試薬）である。発蛍光試薬を用いる場合は，試薬ブランクの影響が少なく，バッチ法（用手法）での分析に利用できる。蛍光ラベル化試薬の場合は，試薬自身が強い蛍光を発するため，反応成績体（蛍光誘導体）と試薬とを何らかの手段で分離後，分析する必要がある。分離の手段としては高速液体クロマトグラフィーが汎用されるが，蛍光誘導体化をカラム分離の前に行う（プレカラム誘導体化）場合と，分離後に行う（ポストカラム誘導体化）場合がある。蛍光ラベル化試薬はもっぱらプレカラム誘導体化に用いられる。本項においては，蛍光分析法，特に高速液体クロマトグラフィー，に用いられる蛍光誘導体化試薬や酵素反応用の蛍光基質などの発蛍光体について解説する。

1.4.2 発蛍光団

　蛍光性が強く，蛍光ラベル化試薬の発蛍光団として汎用される化合物には，多環状芳香族化合物のナフタレン［1］，アントラセン［2］，ペリレン［3］，ピレン［4］や芳香族複素環化合物のキノリン［5］，アクリジン［6］，レゾルフィン［7］，クマリン［8］，フルオレセイン［9］などがある。その他，スチルベン［10］，アントラニル酸［11］，ニトロベンゾフラザン［12］などもよく用いられている（図1）。

1.4.3 官能基に特異的な蛍光試薬[1]~[6]

　薬物あるいは生体成分など，臨床検査などで対象とする化合物の特定の官能基に対して，特異的あるいは選択的に反応する活性基を有する蛍光試薬は，これまでに数多く開発され幅広く利用されている。分析対象化合物の主要な官能基としては，チオール（スルフヒドリル）基，アミノ基，カルボニル基，カルボキシル基および水酸基がある。発蛍光体としては，図1の化合物のように，蛍光が強く（蛍光量子収率が大きい），ストークスシフト（$\lambda_{em} - \lambda_{ex}$）が大きく，蛍光波長ができるだけ長波長側にあるものが望まれる。また，誘導体化は，できるだけ緩和な条件下

＊ Kenichiro Nakashima　長崎大学　薬学部

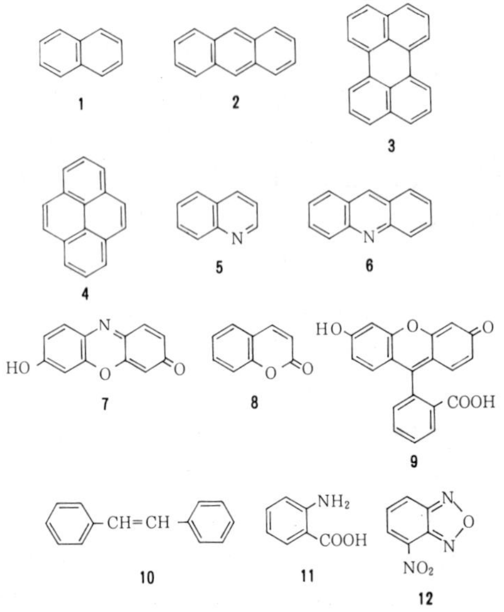

図1 汎用される発蛍光団

（反応温度，反応時間，pHなど）で，収率良く行えるのが望ましい．

(1) チオール化合物[7),8)]

チオール基（-SH）に対して活性な反応基にはアルキルハライド，マレイミド，アジリジンなどがあり，図2に示すような反応で発蛍光体を与える．アルキルハライド型の試薬としては，5-ヨードアセタミドフルオレセイン［13］やテトラメチルローダミン-5-ヨードアセタミドなどのヨードアセタミド誘導体がありタンパク質などの蛍光プローブとして利用される[9)]．また，7-ジエチルアミノ-3 ［（4′-ヨードアセチルアミノ）フェニル］-4-クマリンはカルボン酸の誘導体化にも使用される[10)]．ベンゾフラザン誘導体である4-（アミノスルホニル）-7-フルオロ-2,1,3-ベンゾキサジアゾール［14］やアンモニウム 7-フルオロ-2,1,3-ベンゾキサジアゾール-4-スルホネート［15］，あるいはビマン誘導体［16］も優れたチオール試薬である．ベンゾフラザン型の試薬はチオールと反応後，ストークスシフトが大きく，長波長側（λ_{ex} 380, λ_{em} 510nm）で発光する発蛍光体を与える．マレイミド型のチオール試薬には，クマリン，アクリジン，ピレン，ベンゾフラニルフェニル［17］，フタリミジルフェニル［18］，あるいはスチルベンなどを発蛍光団とするものが知られている．これらのマレイミド型試薬は無蛍光であり，チオールが付加す

ることで発蛍光体（λ_{em} 400〜470 nm）となる。タンパク質のプローブや生体チオールの高感度分析に利用されている。17と還元型グルタチオンなど生体チオールとの蛍光付加体（λ_{ex}355, λ_{em}457nm）は化学発光分析にも利用されている[11]。アジリジン型の試薬としてはダンシルアジリジン［19］がある。

(2) アミノ化合物

アミノ酸，ペプチド，アミンなどのアミノ化合物を分析する上で，一級あるいは二級のアミノ基を蛍光誘導体化する試薬は非常に重要であり，種々の発蛍光試薬や蛍光ラベル化試薬が開発されている。発蛍光試薬としては図3に示す，オルトフタルアルデヒド（OPA）やフルオレサミン［20］が古くから知られているが，最近，OPAよりもさらに強い蛍光を与える，2,3-ナフタレンジアルデヒド［21］が開発された。これは，アミンと反応してイソインドール誘導体（λ_{ex} 420, λ_{em} 490nm）を与える[12]。その他，ベンゾインや 9,10-フェナントロキノンは

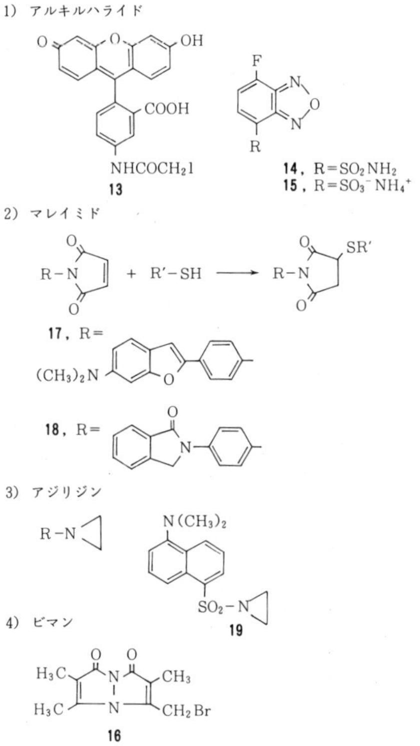

1) アルキルハライド

図2 チオール試薬

2) マレイミド

3) アジリジン

4) ビマン

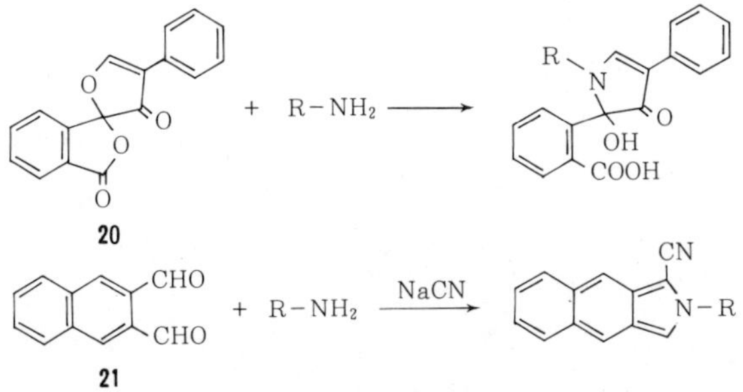

図3 アミン発蛍光反応

グアニジノ化合物と特異的に反応して発蛍光体を与える。蛍光ラベル化試薬は，イソチオシアナート，アリルハライドおよびスクシンイミジルエステルなどの活性反応基を主に有する（図4）。イソチオシアナートを反応基とするEdman試薬には，フルオレセインイソチオシアナート［22］，9-イソチオシアナートアクリジン，*p*-(5-ジメチルアミノナフタレン-1-スルホニル）アミノフェニルイソチオシアナートなど数多く知られており，アミノ化合物と反応してチオ尿素誘導体を与える[13]。その他，発蛍光団にはアントラセン，ピレン，スチルベンなどが用いられている。活性ハロゲンを反応基とする試薬の中で，スルホニルハライド型としては，5-ジメチルアミノナフタレン-1- スルホニルクロリド（ダンシルクロリド，23）や6-(*N*-メチルアニリノ）ナフタレン

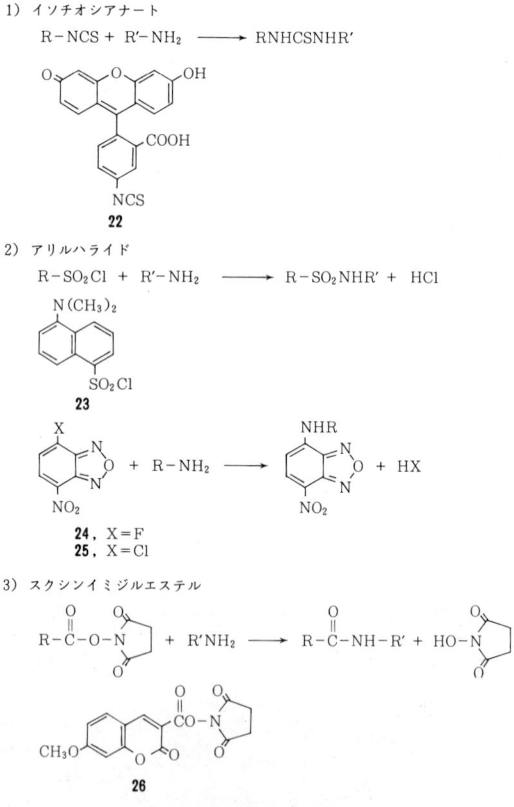

1）イソチオシアナート
R−NCS + R′−NH2 ⟶ RNHCSNHR′
COOH
NCS
22
2）アリルハライド
R−SO2Cl + R′−NH2 ⟶ R−SO2NHR′ + HCl
N(CH3)2
SO2Cl
23
X
NHR
+ R−NH2 ⟶
+ HX
NO2
24，X＝F
25，X＝Cl
3）スクシンイミジルエステル
R−C−O−N + R′NH2 ⟶ R−C−NH−R′ + HO−N
CH3O
CO−N
26

図4　アミンの誘導体化反応

-2-スルホニルクロリドがよく利用される。23とアミンの反応で蛍光強度が大きな発蛍光体(λ_{ex} 350, λ_{em} 530nm)が得られる。アルキルハライド型にはベンゾフラザン誘導体(**24, 25**)がある。これらは，一級および二級アミンと反応して発蛍光体(λ_{ex} 470, λ_{em} 530nm)を与えるが，**24** の方が反応性が高い。スクシンイミジルエステル誘導体には発蛍光団にクマリン[26]，アクリジン，ピレンなどを有する多くの試薬が合成されている。本試薬は特に脂肪族アミンとの反応性が高く，反応生成物は非常に安定である。有機溶媒中ではチオールとも反応してチオエステルを形成する。

(3) カルボニル化合物

ケトンあるいはアルデヒドのカルボニル基に活性な反応基として，ヒドラジノ基やジアミノ基が用いられる（図5）。ダンシルヒドラジンやアントラセンカルボン酸ヒドラジド[27]は発蛍光性のヒドラゾンを与える。1,2-ジアミノ-4,5-ジメトキシベンゼン[28]や1,2-ジアミノ-4,5-メチレンジオキシベンゼンは蛍光性イミダゾールあるいはキノキサリン誘導体を与え，ステロイド[14]やケト酸[15]などの高感度定量に利用されている。

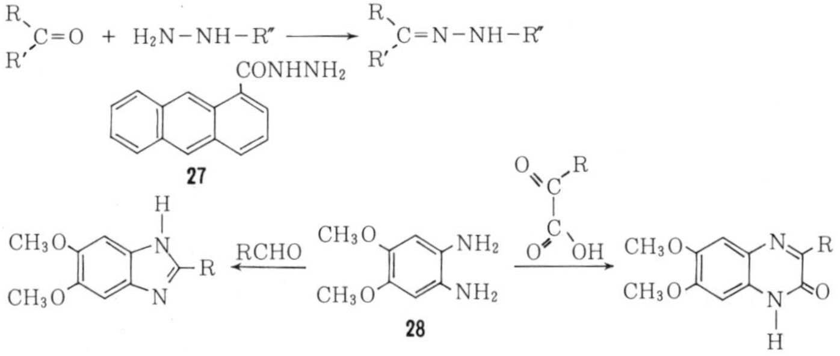

図5 カルボニルの誘導体化

(4) カルボン酸

脂肪酸やプロスタグランジンなどの重要な生体カルボン酸を定量するのに，それらのカルボキシル基を誘導体化するのが一般的である。しかし，これらのカルボキシル基は水溶液中では化学的な反応性に乏しいため，有機溶媒中で蛍光誘導体化したり，水溶性カルボジイミドなどによりカルボキシル基を活性化した後に誘導体化する。カルボキシル基に活性な反応基としては，アルキルハライド，ジアゾメタン，カルボジイミドなどがある（図6）。4-ブロモメチル-7-メトキシクマリン[29]はカルボン酸と反応して発蛍光性のエステル(λ_{ex} 328, λ_{em} 380nm)を与え

る。3-ブロモメチル-6,7-ジメトキシ-1-メチル-2(1H)-キノキサリノン［30］はカルボン酸と反応して非常に強い蛍光を与えるエステル（λ_{ex} 425, λ_{em} 460nm）を生成する。ジアゾメタンを反応基とし，発蛍光団にアントラセン，クマリン，ピレンなどを有する試薬がある。9-アントリルジアゾメタン［31］は蛍光の強いエステル（λ_{ex} 365, λ_{em} 460nm）を与える。カルボジイミドを有する蛍光試薬にはN-シクロヘキシル-N'-［2-(5-ジメチルアミノナフタレン-1-スルホニル) アミノ］エチルカルボジイミド［32］やN-(2-アントラセニル)-N'-シクロヘキシルカルボジイミドなどがある。その他，アミノ基を有する蛍光試薬として，ダンシルピペラジン［33］やモノダンシルカダベリン［34］などがある。

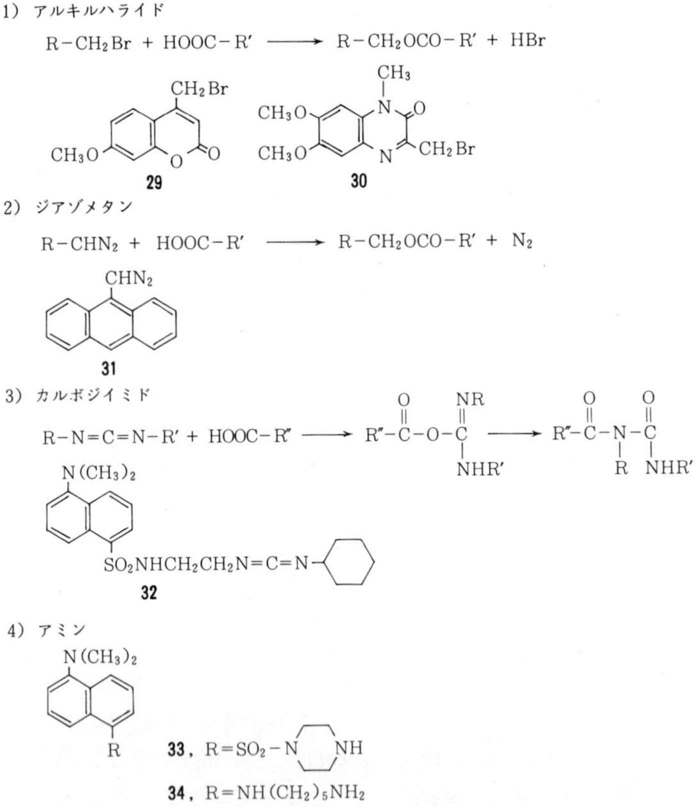

1) アルキルハライド

$$R-CH_2Br + HOOC-R' \longrightarrow R-CH_2OCO-R' + HBr$$

29, **30**

2) ジアゾメタン

$$R-CHN_2 + HOOC-R' \longrightarrow R-CH_2OCO-R' + N_2$$

31

3) カルボジイミド

$$R-N=C=N-R' + HOOC-R'' \longrightarrow R''-C(=O)-O-C(=NR)(NHR') \longrightarrow R''-C(=O)-N(R)-C(=O)-NHR'$$

32

4) アミン

33, $R = SO_2-N\underset{}{\bigcirc}NH$

34, $R = NH(CH_2)_5NH_2$

図6　カルボン酸の誘導体化

(5) アルコール性化合物

アルコール性水酸基に対する誘導体化試薬として9-アントロイルニトリル［35］，7-ジエチルアミノクマリン-3-カルボニルニトリルなどのアシルニトリルや7-メトキシクマリン-3-カルボニルアジド，7-ジエチルアミノクマリン-3-カルボニルアジド［36］などのアシルアジドがある。アシルアジドとアルコールの反応では，アシルアジドがクルチウス転位によりイソシアナートとなった後，これがアルコールと反応して安定な蛍光体であるウレタン（λ_{ex} 335，λ_{em} 406nm）を形成することが知られている（図7）。

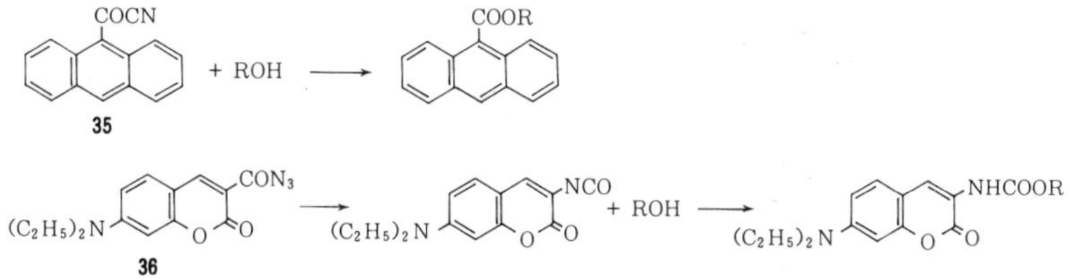

図7 アルコールの誘導体化

1.4.4 酵素基質蛍光試薬

種々の酵素活性や酵素反応に関連する化合物を高感度に計測するための蛍光性基質が合成されている。ガラクトシダーゼの基質としてはフルオレセイン-ジ-β-D-ガラクトピラノシド［37］やトリフルオロメチルウンベリフェリル-β-D-ガラクトピラノシド［38］などがある。グルクロニダーゼやグルコシダーゼにはフルオレセインやレゾルフィンを発蛍光団とするグルクロニドやグルコシドが用いられている。エステラーゼ用には7-アセトキシ-N-メチルキノリニウム ヨウ素塩［39］やレゾルフィンアセテート［40］などがある。39はアセチルコリンエステラーゼ活性測定用の超高感度蛍光基質である[17]。 40はコリンエステラーゼやホスファターゼに用いられる。ペルオキシダーゼの基質，ジヒドロフルオレセインジアセテートは無色，無蛍光であるが，酸化されると発蛍光体のフルオレセインとなる。ジヒドロローダミンやジヒドロエチジウム［41］などはフローサイトメトリー[18]やDNAへのインターカレーション[19]の研究に用いられている。ペプチダーゼ用基質の蛍光団には6-アミノキノリンが用いられる。6-アミノキノリンは大きなストークスシフト（λ_{ex} 350，λ_{em} 540nm）を有し，これと種々のアミノ酸からなるアミドが蛍光基質として用いられている。低いバックグランドであり，高感度に活性が測定される[20]。

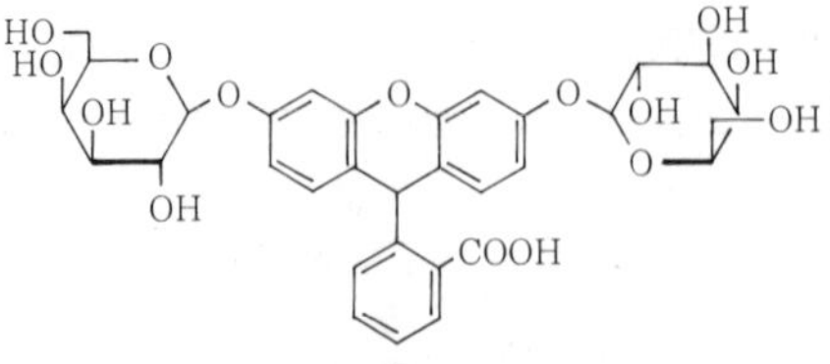

37

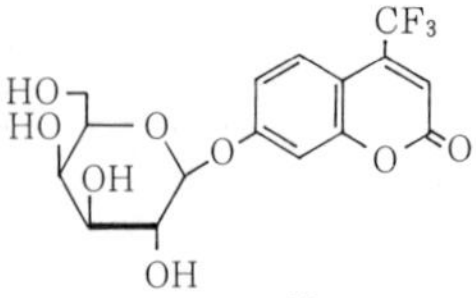

38

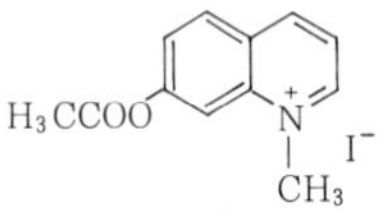

39

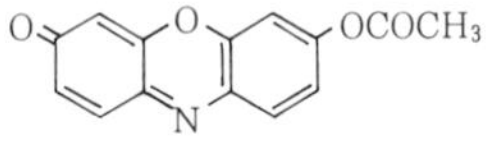

40

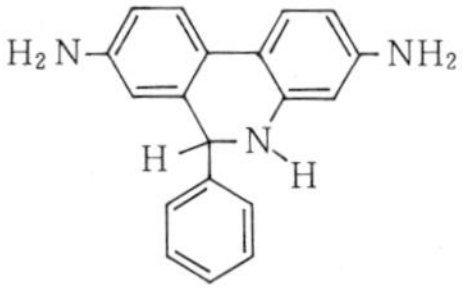

41

図 8　酵素基質蛍光試薬

1.4.5　おわりに

発蛍光体は，本項で概説した以外にも数多く存在する。イオン測定用の蛍光試薬や細胞内部，生体膜研究用の蛍光試薬など特殊な目的で開発・利用されているものもある。蛍光性は化合物に特異な性質であり，高感度・高選択的な分析に欠かせない情報の一つである。これからも有用な発蛍光体が開発され，臨床検査などの分野でますます応用されていくものと期待される。なお，蛍光試薬や計測法に関する成書が多数刊行されているので参考にしていただきたい[21)～25)]。

文　　献

1）　今井一洋，薬学雑誌，**103**，1225（1983）

2）　H. Lingeman *et al.*, *J. Liq. Chromatogr.*, **8**，789（1985）

3）　萩中　淳ほか，ぶんせき，**1989**，207

4) Y. Ohkura, *Anal. Sci.*, **5**, 371 (1989)
5) Y. Ohkura *et al.*, "Advances in Chromatography", **29**, p.221, Marcel Dekker, Inc., New York (1989)
6) 合屋周次郎, 季刊化学総説, No.9, 65 (1990)
7) W. R. G. Baeyens *et al.*, ASTM Spec. Tech. Publ. 1009 (Prog. Anal. Lumin.), **1988**, 83
8) K. Imai *et al.*, *Analyst*, **109**, 1365 (1984)
9) L. Plank *et al.*, *Biophys. J.*, **51**, 985 (1987)
10) M. Grayeski *et al.*, *Anal. Chem.*, **59**, 1203 (1987)
11) K. Nakashima *et al.*, *Biomed. Chromatogr.*, **3**, 39 (1989)
12) P. de Montigny *et al.*, *Anal. Chem.*, **59**, 1096 (1987)
13) S. W. Jin *et al.*, *FEBS Lett.*, **198**, 150 (1986)
14) A. D. Reid *et al.*, *Biochem. Soc. Trans.*, **13**, 1235 (1985)
15) M. Nakamura *et al.*, *Chem. Pharm. Bull.*, **35**, 687 (1987)
16) A. Takadate *et al.*, *Chem. Pharm. Bull.*, **33**, 1164 (1985)
17) T. L. Rosenberry *et al.*, *Biochemistry*, **11**, 4308 (1972)
18) A. Oser *et al.*, *Naturwissenschaften*, **75**, 354 (1988)
19) C. Bucana *et al.*, *J. Histochem. Cytochem.*, **34**, 1109 (1986)
20) P. J. Brynes *et al.*, *Anal. Biochem.*, **116**, 408 (1981)
21) R. W. Frei *et al.*, "Chemical Derivatization in Analytical Chemistry", I, II, Plenum Press, New York (1981, 1982)
22) 木下一彦ほか編, 蛍光測定－生物科学への応用, 学会出版センター (1983)
23) P. M. Kabra *et al. ed.*, "Clinical Liquid Cheomatography", I, II, CRC Press, Florida (1984)
24) S. G. Schulman *ed.*, "Molecular Luminescence Spectroscopy", Part I, Wiley Interscience, New York (1985)
25) 日本分析化学会関東支部編, 高速液体クロマトグラフィーハンドブック, 丸善 (1985)

1.5 組換え抗原

長谷川 明*, 舟橋真一**

1.5.1 はじめに

これまでの抗体検出型診断薬開発における抗原の入手方法としては、生物材料そのもの（ウイルス、感染細胞など）を分離するか、そこから特定の抗原タンパク質を精製して使用していた。例えば、あるウイルス感染症を検査する診断薬を開発する場合、抗原抗体反応に基づいた検査にはヒト血清と反応するウイルス由来の抗原分子が大量に必要となる。そのウイルスを産生する細胞が存在する場合にはその細胞を大量に培養して、細胞そのものを可溶化してそのまま使うか、あるいは細胞からウイルス抗原タンパク質を精製していた。しかしながら、ウイルスを産生できる細胞が同定できていない場合、また、ウイルスがHIVのように取り扱い上危険をはらみ、P3レベルの施設が必要となる場合等、抗原となるタンパク質の入手が困難な場合がある。そこで、抗原タンパク質を遺伝子工学的に製造する方法が取り入れられるようになった。

組換え抗原を開発するにあたって必要な情報としては、次の4つがあげられる。①抗原となるタンパク質が既知であること。②抗原タンパク質をコードする遺伝子がクローニングされていること。③適当な発現ベクターを用いてその抗原遺伝子を発現できること（できれば大量に）。④非特異的な反応が生じない程度の精製ができること。もちろん、作製された抗原タンパク質についてはELISA法のキットを組み立てた場合においてはSpecificity（特異性）とSensitivity（検出感度）の両面において評価をしなければならない。実際にはウイルス抗原全体または一部の領域を遺伝子工学的に発現させると宿主（大腸菌、酵母菌、動物細胞等）に対して発現タンパク質が毒性を示す場合がある。そのため必要な抗原タンパク質の一部をいくつかに分割し発現させる方法がとられる。一般にこのほうが大量に抗原を得ることができる。この場合には何種類もの発現させた抗原について特異性と検出感度についてスクリーニングを行うことが必要となる。組換え抗原は純度の高い抗原タンパク質を容易にしかも大量に、また一定の品質のものを得ることができるという利点がある。しかし、抗原となるタンパク質が糖タンパク質の場合には、組換え抗原では糖鎖の付加という点で性質の違うタンパク質として発現されることもあるので、抗原性に糖鎖が関与しているか否かを見極めることが必要となる。糖鎖の付加によりタンパク質の反応性と安定性がかわる場合もあり、そのような場合には動物細胞や昆虫細胞等を用いた発現系が有効となる。

ここでは、遺伝子工学的手法により得られた組換え抗原を用いたウイルス感染症に対する診断薬の開発としてC型肝炎ウイルス（HCV）、ヒト免疫不全ウイルス（HIV）、成人T細胞白

---

* Akira Hasegawa 東燃㈱ 基礎研究所
** Shin-ichi Funahashi 東燃㈱ 基礎研究所

血病ウイルス（HTLV-I）を例に実際にとられたアプローチについて述べてみたい。

1.5.2 C型肝炎診断薬

わが国における肝炎，肝癌の発症率は他の先進諸国に比べて高く，肝障害多発国の一つとされている。日本では肝炎患者が170万人と言われており，この中の約1割がさらに症状が悪化し肝硬変，肝癌へと移行している。このうち約8割がウイルス性によるものであろうと推定されている。ウイルス性肝炎のうちA型，B型を除いたものを非A非B型肝炎と総称されていたがこれまでその実体となる起因ウイルスの発見，分離は極めて困難とされてきた。最近の分子生物学の進歩と共にこれまで謎とされてきたこれらのウイルスがクローニングされ，その実体が遺伝子レベルで明らかになった。1989年米国カイロン社のグループは輸血後，非A非B型肝炎患者の血清をチンパンジーに注射し，その結果肝炎を発症したチンパンジー血清からC型肝炎ウイルスの遺伝子をクローン化することに成功した[1]。このウイルス遺伝子は約10キロベースの＋鎖のRNAであり，フラビウイルスやペスチウイルスなどとの近縁性が示唆された[2]。さらにHCVの遺伝子情報が商業特許として公開されたことにより(European patent application number : 88310922.5.) 多くの研究者を一層刺激し，わが国においてもこれをよりどころとしてHCVの新たな研究が活発化した[3]。

1.5.3 第一世代のHCV診断薬

カイロン社ではこのウイルス遺伝子の非構造領域（Non Structural Region; NS）の一部（NS3～NS4領域）とヒトスーパーオキシドジスムターゼ（Superoxide dismutase [SOD]遺伝子の一部を融合タンパク質として遺伝子工学的に発現させることに成功した。これを抗原として用いHCV抗体（c100-3抗体）をELISAもしくはRIAにて測定する系が開発された[4]。この測定系はわが国にもいち早く導入され，C型肝炎の臨床的研究に多大な貢献をもたらした[5]。さらに日赤血液センターにおいても供血者のスクリーニングを開始し，陽性血液を排除することにより輸血後C型肝炎の発症予防に貢献している。実際，供血者血液のc100-3抗体スクリーニングにより輸血後肝炎の発症率は1/2以下になっている。このように輸血後肝炎の発症予防に多大な貢献をもたらしたc100-3抗体検出系ではあるが，臨床応用が進むにつれて偽陽性等種々の問題点が指摘されだし，それに代わるべく新しい診断薬がつぎつぎに開発された。1989年，有馬らは独自にALT異常の供血者のプール血漿から非A非B型肝炎ウイルス関連RNAを抽出，クローニングに成功しそのうちクローン14（N-14）は抗体測定系に応用された[6]。N-14抗原は38アミノ酸より構成されており，HCV構造遺伝子領域のコア領域（Core region)内8～18番目のアミノ酸配列に類似した部分を見いだすことができる。この領域を大腸菌により融合タンパク質として発現し，これを用いてHCV抗体ELISA系およびRIA系が開発された[7],[8]。この測定系は従来問題になっていたc100-3抗体で検出されない非A非B型急性肝炎

の早期診断に有用であると言う知見が得られている。また，三代らも非A非B型肝炎を発症させたチンパンジー血漿を材料として非A非B型肝炎患者血清と反応する遺伝子（GOR47-1）をクローン化し抗体測定系を開発した[9]。GOR47-1は55アミノ酸からなりこの塩基配列およびアミノ酸配列は既知の遺伝子，またHCV遺伝子とも有意な類似性は示されなかった。しかしこのうち15アミノ酸中5アミノ酸がHCV遺伝子のコア領域の一部と一致していることが示されている。このGOR遺伝子も大腸菌にて融合タンパク質として発現し，これを用いたGOR抗体測定系が開発された[10]。GOR抗体はHCVのコア抗原と宿主の成分（核および核小体にある自己抗原）の両方を交差認識する抗体であろうと考えられている。この抗体測定系もN-14抗体と同様の検出率を有することが報告されている。第一世代のHCV診断薬においてはこれまでの臨床評価からc100-3抗体，N-14抗体もしくはGOR抗体測定系を併用することで非A非B型肝炎の約85％に抗体を検出できることが示された[11]。

1.5.4 第二世代のHCV診断薬

c100-3抗体の測定系を始めとするいわゆる第一世代のHCV診断薬のみでの診断では不十分であることが指摘されている。即ち，HCV感染者のすべてを検出できないこと，および急性期の抗体出現まで時間を要すること等である。C型肝炎をより早期に，より特異的に診断するために第二世代のHCV診断薬開発が行われている。ダイナボット社ではHCVの3種のリコンビナント抗原（pHCV-34, c100-3, pHCV-31）を用いた第二世代のHCV関連抗体測定系を開発した[12),13)]。抗原としてはHCV遺伝子のNS-3～NS-4領域に相当するc100-3に加えて新たに2種類の抗原を用いている。pHCV-34抗原はHCV遺伝子のコア領域に相当し，pHCV-31抗原はNS-3領域の33cおよびNS-4領域のc100-3の一部であるBCDに相当する。同様のHCV関連抗体測定系の開発がオーソ社からも報告されている。オーソ社の用いている抗原領域もダイナボット社のそれとほぼ同様のものを用いており，遺伝子工学的に生産されている。また，東燃，国際試薬は共同で日本人の非A非B型肝炎患者の血漿からHCV遺伝子RNAを抽出し，新たなHCV遺伝子のクローニングを行い，得られた遺伝子より2種のリコンビナント抗原，c11とc7，を作成した[14)]。c11抗原はHCV遺伝子のコア領域の一部に相当し，c7抗原はNS-3領域に相当する。そしてこれら2種類の抗原（c7，c11）を用いてHCV関連抗体測定用ELISAキット（イムチェックHCVAb）を開発している[15),16)]。これら第二世代のHCV診断薬は慢性肝炎，肝硬変，肝癌での陽性率が高く，輸血後および散発性非A非B型肝炎においては早期に抗体が検出でき，急性肝炎の診断に有用であることが示されている。即ち，従来法に比較して，臨床的感度，特異性に優れたHCV関連抗体の検出試薬であると考えられる。図1にHCV遺伝子の構造および，抗原タンパク質として用いられている領域をを示した。

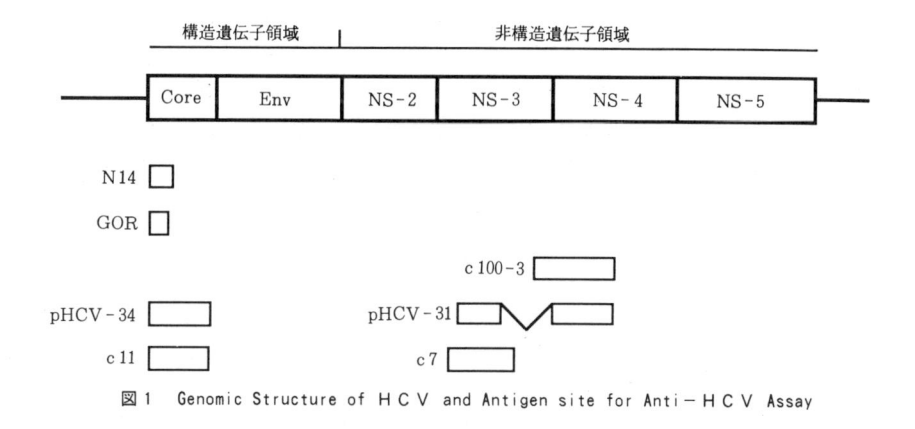

```
        構造遺伝子領域    |      非構造遺伝子領域
  ┌──────┬──────┬──────┬──────┬──────┬──────┐
  │ Core │ Env  │ NS-2 │ NS-3 │ NS-4 │ NS-5 │
  └──────┴──────┴──────┴──────┴──────┴──────┘

    N14  ☐
    GOR  ☐
                              c100-3 ┌────┐
    pHCV-34 ┌────┐    pHCV-31 ┌──┐V┌──┐
      c11   ┌──┐           c7 ┌────┐
```

図1 Genomic Structure of HCV and Antigen site for Anti-HCV Assay

このようにHCVに関してはそのウイルスの形態，増殖様式等ウイルス学的になにも明らかにされていないままに，遺伝子構造が決定されその構成タンパク質が遺伝子工学的に生産されるようになった。さらにこれを用いて，高感度でしかも早期に抗体を検出できる診断法が開発されたことはHCVによる肝炎の制圧に大きく踏み出したといえるであろう。

1.5.5 ヒト免疫不全ウイルス（HIV）診断薬

ヒト免疫不全ウイルス（HIV）は後天性免疫不全症候群（AIDS）の原因ウイルスとして1981年米国において初めて報告された。この疾患はその後数年のうちに広く全世界に広がり致命率が高く社会的に大きな問題となっている。したがってその市場には多数の診断薬メーカーが参入し，すでに世界で30種類以上のHIV診断薬が開発されている[17]。このウイルスの診断薬はウイルス感染症の診断薬の中で現在世界で一番の売上をしめており，今や1億ドルを超えている。HIVの診断薬は最初血液および血液製剤に混入したHIVのスクリーニングのために開発された。初期の診断薬はHIVを単離し，HIVを産生する細胞を溶解したものを抗原とした。その後HIVの構成タンパク質，遺伝子構造の解明に伴い，組換えウイルス抗原の生産が行われるようになった。

1989年にCambridge Bioscience社が組換えHIVエンベロープタンパク質を用いてラテックス凝集法を利用した診断薬を開発した。この診断薬は制限付きで米国FDAの認可を受け，ここに合成ペプチドを用いた診断薬とともにHIV診断薬の第二世代の幕が開いたのである。HIV診断薬で組換え抗原が開発されてきた背景にはその市場の大きさは見逃せないが，HIV産生細胞そのものを界面活性剤で可溶化して抗原を作製するためにはP3クラスの大量培養生産設備が必要となり，製造上の安全面でリスクを回避するためというのも一つの理由であろう。技術的な面から考えると，ウイルス産生細胞はウイルス由来のタンパク質以外にも細胞由来の非特異反応の

原因になる可能性のあるタンパク質を多く含むことになる。したがって，より精度の高い診断薬を開発する目的で抗原性の高いウイルス抗原遺伝子をクローニングし，それを種々のベクターに組み込んで発現させて，その精製物のみを抗原として使うことの方が有利であると考えられる。したがって今後はこのような組換えウイルス抗原を用いた診断薬が主流になるものと思われる。表1はこれまでに報告されているＨＩＶ診断薬をまとめたものであり，文献17）より引用した。

表 1

AIDS diagnostics

Market segments

Blood and blood products.

Applicant suitability.
　Hospital and emergency room admissions, surgery patients, military, life and health insurance, correctional/prisons, immigrants, health workers and marriage applications.

Personal health care.
　Sexually transmitted disease patients, self-selected individuals, pregnant women, family planning, drug abusers, and organ/semen donations.

Monitoring.
　Disease staging, therapeutic monitoring and Prognosis.

Screening tests

Company	Test name	Status
HIV-I antibody test kits-particle agglutination		
Cambridge Bioscience	Recombigen HIV-LA (Recombinant HIV Antigen)	Licensed (restricted)
Fujirebio	Serodia-HIV	In development
Salck, Brazil	Quick PHT-HIV	In development
HIV-I antibody test kits-ELISA-type using plastic format (microtiter plates, strips, or beads).		
Viral lysate-based tests		
Abbott	HIV-I EIA	Licensed
Cellular Products	Retro-Tek ELISA	Licensed
Diagnostics Pasteur/Genetic Systems	Elavia I	French approved
Diagnostics Pasteur/Genetic Systems	Elavia II	In clinical trials
Du pont	HIV ELISA	Licensed
ENI (now Pharmacia)	Virgo HIV ELISA	Licensed
Genetic Systems	LAV EIA	Licensed
Mercia, UK	Retro Screen HIV Ab	Licensed
Organon Teknika	Bio-EnzaBead	Licensed
Organon Teknika	Vironostika	Licensed
Ortho	HIV ELISA	Licensed
UC Davis	Dot EIA	In development
Wellcome, UK	Wellcozyme HIV	Licensed (non-US)
HIV-I Antibody test kits-ELISA-type cont.		
Recombinant antigen/synthetic peptide tests		
Abbott	Envacor	Licensed
Abbott	Test Pack HIV-I/HIV-II	Research use
Calypte Biomedical	E-1 HIV-I Blood/Urine	Preclinical trials
Cambridge BioSciences	Recombigen EIA HIV	FDA pending
Dupont	HIVCHEK	Non-US sales
Dupont	HIV-I recombinant	In clinical trials
Dupont	ELISA [ENV-9]	Sold in Europe
Genetic Systems	HIV-1 Genie	Research use
Genetic Systems	HIV-2 EIA	FDA pending
IAF Biochem, Canada	HIV-1/HIV-2 EIA	Research use
MicroGeneSys	MG Scan HIV ELISA	In clinical trials
Murex	SUDS HIV-1 Ab (viral lysate)	In clinical trials
Orgenics	BI-SPOT Immunocomb	In clinical trials
Roche	Recombinant HIV	FDA pending
SKBL	Hivagen	Licensed
Syntex/Syva	Micro Trak EIA	In clinical trials
Thermascan	Recoblot	In clinical trials
Thermascan	Recoplate	In clinical trials
Thermascan	Recostick	In clinical trials
UBI/Olympus	HIV EIA	Licensed
Viral Technologies	p17 ELISA	In development
Wellcome, UK	Wellcozyme HIV	In clinical trials

a Users : hospital, commercial, referance, public health and government laboratories, sexually transmitted disease clinics and high-risk clinics, research investigators, and the alternative site test market (e.g. physicians' offices, surgery centers and ambulatory care).
b Test name to be announced.

表1 (つづき)

Confirmation tests (HIV antibody tests)

Immunoblot

Viral-lysate-based tests(western blot)			IFA tests			
American Bionetics	Wes Blot	Research use	Diagen(FRG)	Rapid HIV IFA	Approved by P.Ehrlich Inst.	
Bio-Rad	Immunoblot Assay	Research use	ENI/Pharmacia	Virgo HIV IFA	FDA pending	
Biotech/Dupont	HIV Western Blot	Licensed	Thermascan/ Syva	Flurognost-HIV	In clinical trials	
Genetic Systems	Integra PBS	FDA pending	Virion. Switzerland	HIF-IFA	In clinical trials	
Epitope/Organon	HIV Western Blot	Research use	ELISA tests			
Teknika			Beckman	ASQ HIV	Research use	
Recombinant-protein-based tests			Other tests			
Chiron/Ortho	RIBA HIV 216	FDA pending	Cetus/Hoffman La Roche	PCR	In development	
MicroGenesys	MG Search HIV-1 160	In clinical trials				

Monitoring tests

Core antigen test

ELISA Type			Cell markers/immune activation tests			
Abbott	HIV Antigen (p24)	Licensed	T cell markers			
			Becton Dickinson	Labelled CD4, CD8 MAb		
Coulter	HIV Ag Assay	Research use		Flow Cytometry	Research use	
Dupont	HIV p24 Core Ag	FDA pending	Coulter	Labelled CD4, CD8 MAb		
Genetic Systems	HIV p24 Core Ag	Research use		Flow Cytometry	Research use	
Roche	(footnote^b)	In development	T Cell Sciences	Cellfree CD4 and T8(EIA)	Research use	
DNA/RNA Probes			Immune activation tests			
Cetus/Kodak	See-Quence	In development	Genzyme	IL-2	Research use	
Enzo Biochem/ Ortho	(footnote^b)	In development		IFN-gamma		
			Henning	Immutest Neopterin	Research use	
Gene-Trak	HIV-1Assay	Research use	Immuno- diagnostics Lab. Inc.	β_2-Micro- globulin	Research use	
Oncor	(footnote^b)	Research use				
Recombinant antigen-based antibody test/immune complexes.			T Cell Sciences	BIOKINE IL-2	In development	
			T Cell Sciences	Cell Free IL-2 Receptor	Research use	
Abbott	p24 antibody	Preclinical trials				
Calypte Biomedical	Fine Titer Analysis	Preclinicals and research use				
Dupont	HIV Immune Complex	In development				
Immuno- diagnosties Lab. Inc.	p24 Antibody IFA	Research use				

1.5.6 ヒト成人白血病診断薬

 ヒト成人白血病（ATL）はヒトT細胞白血病ウイルス（HTLV-Ⅰ）が原因で引き起こされる疾患と考えられており，HTLV-Ⅰ感染の血清診断がATLの診断ならびにHTLV-Ⅰ感染の予防のために行われている[18]。 ATLの診断法としてはATL関連抗原（ATLA）に対する抗体（抗ATLA抗体）の有無が主に用いられている。ATLAはHTLV-Ⅰ粒子の構成分子であり*gag*遺伝子コードされるATLA群と*env*遺伝子にコードされる遺伝子群に大別されるが，第一世代として開発された診断薬ではHTLV-Ⅰ産生細胞であるTCL-Kan

細胞やMT-2細胞を可溶化したものが用いられた。しかし，ATLA抗原以外の非特異的な反応を示す抗原に起因すると考えられる偽陽性が高いという問題点や，ATLA精製の過程でenvタンパク質gp46が欠落するといった問題点が指摘された。そこでgag遺伝子でコードされるATLAポリペプチド，env遺伝子にコードされるポリペプチドを大腸菌，酵母菌で産生した，ATLの診断薬が開発されてきた。特に，Cambridge Bioscience社が開発したenv21領域を用いた大腸菌による組換え抗原でのATL診断薬は良好な成績を示している[19]。また，協和発酵はgagタンパク質とenvタンパク質を融合タンパク質として発現させることにより診断精度をあげることを試みている[20]。しかし，大腸菌の組換え抗原はenvタンパク質のような糖鎖付加の修飾を受けているタンパク質においてはアミノ酸の一次構造を認識するLinear Epitopeに反応する抗体しか検出できないため検出率が低下する可能性がある。また，大腸菌で発現されたタンパク質はそのタンパク質が持つ本来の立体構造を形成しにくいことも知られており，糖タンパク質を生産する場合にはバキュロウイルスをベクターとして用いる等の方法もしくは，動物細胞を用いた生産法をとることが望ましいかもしれない。このように抗原タンパク質の立体構造の面から考えるとウイルスを産生する培養細胞のほうが勝っているかもしれないが，生産性では問題もある。例えば，母子感染の予防的診断としてエーザイが研究中のHTLV-Iの転写制御遺伝子であるTAX遺伝子産物の組換え抗原は前記のウイルス産生細胞では大量に生産することが難しい[21]。こういった生物材料から大量に直接得られないようなタンパク質は組換え抗原のアプローチが非常に有効な手段であると思われる。図2にATL診断薬に使用されている組換え抗原を示した。

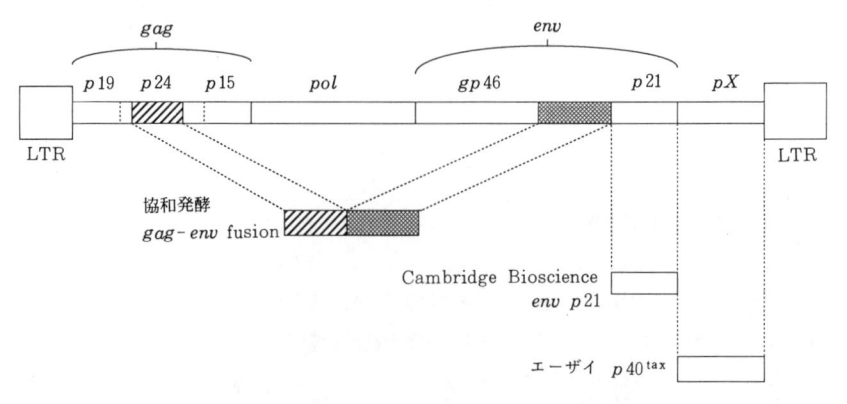

図2　ATL診断薬に使われている組換え抗原

1.5.7 おわりに

遺伝子工学的に産生させる手段としては，主に大腸菌，酵母菌が用いられてきたが抗原タンパク質の種類に応じて今後昆虫細胞，動物細胞を用いた発現系の開発が進み，簡便にしかも安価に組換え抗原が得られるようになるであろう。今回は組換え抗原を用いたウイルス感染症に対する診断薬開発の現状をC型肝炎ウイルス（HCV），ヒト免疫不全ウイルス（HIV），成人T細胞白血病ウイルス（HTLV-Ⅰ）について述べてきたが，今後これらのウイルス以外にもこのような手法を用いてさらに精度の良い診断薬の開発が行われていくことであろう。またウイルス以外の抗原でも組換え抗原が用いられると予想される。最近各種の自己免疫疾患では患者の自己抗体に対応する抗原が明らかにされつつあり，これらの抗原のクローニングに成功している。今後，組換え抗原を用いた診断薬開発がますます盛んになることが予想される。

文　　献

1) Q-L. Choo, G. Kuo, A. J. Weiner, L. R. Overby, D. W. Bradley and M. Houghton : Isolation of a cDNA clone derived from a blood borne Non-A, Non-B viral hepatitis genome. *Science*, **244**, 359-362 (1989)
2) Q-L. Choo, K. H. Richman, J. H. Han, K. Berger, C. Lee, C. Dong, C. Gallegos, D. Coit, A. M-Selby, P. J. Barr, A. J. Weiner, D. W. Bradley, G. Kuo and M. Houghton : Genetic organization and diversity of hepatitis C virus. *Proc. Natl. Acad. Sci. USA*, **88**, 2451-2455 (1991)
3) N. Kato, M. Hijikata, Y. Ootsuyama, M. Nakagawa, S. Ohkoshi, T. Sugimura and K. Shimotoono : Molecular cloning of the human hepatitis C virus genome from Japanese patients with Non-A Non-B hepatitis. *Proc. Natl. Acad. Sci. USA*, **87**, 9524-9528 (1990)
4) G. Kuo, Q-L. Choo, H. J. Alter, G. L. Gitnick, A. G. Redeker, R. H. Purcell, T. Miyamura, J. L. Dienstag, M. J. Alter, C. E. Stevens, G. E. Tegtmeier, F. Bonino, M. Colombo, W. -S. Lee, C. Kuo, K. Berger, J. R. Shuster, L. R. Overby, D. W. Bradley and M. Houghton : An assay for circulating antibodies to a major etiologic virus of human Non-A, Non-B hepatitis. *Science*, **244**, 362-364 (1989)
5) T. Miyamura, I. Saito, T. Katayama, S. Kikuchi, A. Tateda, M. Houghton, Q. -L. Choo and G. Kuo : Detection of antibody against antigen expressed by molecularly cloned hepatitis C virus cDNA : Application to diagnosis and blood screening for posttransfusion hepatitis. *Proc. Natl. Acad. Sci. USA*, **87**, 983-987 (1990)
6) T. Arima, H. Nagashima, S. Murakami *et al.* : Cloning of a cDNA associated with acute and chronic hepatitis C infection generated from patients serum RNA.

Gastroenterol. Jpn., **24**, 540-544 (1989)

7) 金井弘一, 岩田滉一郎, 中尾国明, 有馬輝勝 他：N-14抗体 ELISAキット（栄研化学）による非A非B型肝疾患の診断. 医学と薬学, **25**,(2), 423-430 (1991)

8) 金井弘一, 岩田滉一郎, 中尾国明, 有馬輝勝 他：N-14抗体RIAキット（栄研化学）による非A非B型肝疾患の診断. 医学と薬学, **25**,(4), 1141-1147 (1991)

9) H. Yoshizawa, Y. Akahane, Y. Itoh *et al.* : Virus particles in a plasma fraction (fibrinogen) and in the circulation of apparently healthy blood donors capable of inducing Non A/Non B hepatitis in humans and chimpanzees. *Gastroenterology*, **79**, 512-520 (1980)

10) S. Mishiro, Y. Hoshi, K. Takeda, A. Yoshikawa *et al.* : Non-A, Non-B hepatitis specific antibodies directed at host-derived epitope : implication for an autoimmune process. *Lancet*, **336**, 1400-1403 (1990)

11) 日野邦彦, 妻神重彦, 西山靖将, 下田和美 他：C型肝炎の臨床と治療. 病理と臨床, **9**(6), 730-736 (1991)

12) 飯野四郎, 小池和彦, 安田清美, 日野邦彦, 妻神重彦 他：第二世代のHCV関連抗体測定キットHCV EIA IIの検討. 医学と薬学, **26**(1), 87-95 (1991)

13) 飯野四郎, 小池和彦, 安田清美, 日野邦彦, 妻神重彦 他：受身赤血球凝集反応(Passive Hemagglutination：PHA法）による第二世代のHCV関連抗体測定系. *Progress in Medicine*, **11**(7), 1-11 (1991)

14) K. T. Kohara, M. Kohara, K. Yamaguchi, N. Maki, A. Toyoshima, K. Miki, S. Tanaka, N. Hattori and A. Nomoto : A second group of hepatitis C viruses. *Virus Genes*, **3**, 3, 243-254 (1991)

15) 青木芳和, 倉田満, 五十嵐すみ子, 高橋武夫 他：HCV抗体測定用ELISAキット（イムチェック-HCV Ab）の性能評価. 臨床検査機器, 試薬, **14**(4), 717-723 (1991)

16) 河合忠, 野本明男, 小原恭子, 服部信, 田中慧, 飯野四郎 他：HCV抗体測定用ELISAキット（イムチェック-HCV Ab）の臨床評価. 臨床検査機器, 試薬, **14**(4), 725-733 (1991)

17) T. D. Gottfried and H. B. Urnovitz : HIV-I testing, Product development strategies. *TIBTEC*, **8**, 35-40 (1990)

18) N. Yamamoto and Y. Hinuma : Viral aetiology of adult T-cell leukemia. *J. gen. Virol.*, **66**, 1641-1660 (1985)

19) R. L. Kline, T. Brothers, N. Halsey, R. Boulos, M. D. Lairmore and T. C. Quinn : Evaluation of enzyme immunoassays for antibody to human T-lymphotropic viruses type I/II. *Lancet*, **337**, 30-33 (1991)

20) T. Kuga, M. Yamasaki, S. Sekine, M. Fukui, Y. Yokoo, S. Itoh, M. Yoshida, T. Hattori and K. Takatsuki : A gag-env hybrid protein of human T-cell leukemia virus type I and its application to serum diagnosis. *Jpn. J. Cancer Res.(Gann)*, **79**, 1168-1173 (1988)

21) S. Kamihira, K. Toriya, T. Amagasaki, S. Momita, S. Ikeda, Y. Yamada, M. Tomonaga, M. Ichimaru, K. Kinosita and T. Sawada : Antibodies against p40tax gene product of human T-lymphotropic virus type-I (HTLV-I) under various conditions of HTLV-I infection. *Jpn. J. Cancer Res.(Gann)*, **80**, 1066-1071 (1989)

1.6　新しい酵素とその利用

菊地俊郎*

1.6.1　はじめに

臨床検査薬に酵素が利用されるようになったのは，1956年 Keston らによるグルコースオキシダーゼ法の開発[1]が実質的な最初と言えるだろう。その後，ウリカーゼによる尿酸の測定[2]などが開発されたが，しばらく化学法との競合が続いた。酵素法が生化学的検査の主流を占めるようになったのは脂質関係の項目コレステロール[3]，中性脂肪[4]，リン脂質[5]，遊離脂肪酸[6]等の酵素法が開発された1970年の中頃からである。従来の化学法での多くの問題点，有害試薬の使用，有機溶媒による煩雑な抽出操作，検体量の多さ，分析精度再現性の不良，分析時間を要するなどを酵素法は一挙に解決し，その後の自動分析機の普及の引きがねとなった。

酵素法は

① 酵素の厳密な基質特異性を利用し多成分系の生体成分から必要な成分だけを測定することができる。
② 穏和な条件（25～37℃，中性付近のpH）で反応が進行し有機溶媒を使用せず水系である。
③ 安価な検出機器（比色計また分光光度計）が利用できる。
④ 検体量が少なくてすむ。
⑤ 分析精度，再現性がよい。
⑥ 劇毒性の試薬を用いず，安全性の高い試薬が利用される。

などの多くの利点を持つ反面，

⑦ 酵素，補酵素類の流通時あるいは使用時の安定性に問題がある。
⑧ 酵素中の混在酵素の存在により生体成分などと副反応を起こし分析精度，再現性を不良にする。
⑨ 酵素，補酵素類が高価である。

などの課題があった。

しかし，近年，バイオテクノロジー技術の進歩により，これらの課題は克服されつつある。つまり，⑦に対しては好熱性微生物から耐熱性の熱安定性のよい酵素を得ることができるし，また，遺伝子配列やアミノ酸配列がわかれば，タンパク工学的な手法により通常の酵素を耐熱化することも試みられている。⑧に対しては従来の精製法に加え，疎水クロマトグラフィー，アフィニティークロマトグラフィー，大量調製用HPLCなどの利用により高度に酵素を精製することができるようになった。⑨に対しても遺伝子組換え技術の進歩により，目的の酵素を容易に多量に宿主微生物内外に生産させることができるようになった。

＊　Toshiro Kikuchi　東洋紡績㈱　生化学事業部

こうした背景から，次々に新しい酵素やその測定法が開発され，さらに改良が加えられてきた。

現在は臨床検査薬での酵素の利用分野は広がり，生化学的検査では有機成分のみならず電解質および無機物の測定，免疫血清学的検査での酵素免疫法[7]，ウイルス，感染症などの遺伝子検査[8]でのDNA増幅技術[9]や塩基配列法[10] にまで酵素が利用されている。また，その利用の形態も多様化され，大型自動分析機，緊急検査機器，ベッドサイド（モニタリング）検査機器，ドライケミストリー，OTC（薬局販売）などに対応できる特性を付与した酵素が求められている。

1.6.2 臨床検査薬用酵素の設計

酵素の給源は動植物，微生物のあらゆる生物系に求めることができるが，酵素特性の多種性，研究開発の容易さ，生産管理上などの理由から，微生物が好んで用いられる。特に酵素の安定化を配慮して *Bacillus stearothermophilus* や *Thermus* 属のような好熱性微生物がよく利用される。

こうした給源から目的にあった酵素を探索する時，次のような観点で選別する。

1) 基質特異性

血液や尿などの生体成分の多成分系から目的の1成分だけを特異的に測定する事に意義があり，非常に重要な因子である。追随酵素，検出系を含めて考慮する必要がある。

2) 酵素の安定性

酵素はタンパク質の立体構造が保持されてはじめて，機能を発揮するため，概して不安定であるが，検査薬に用いる限り，種々の形態（ドライケミストリー，液状化試薬，OTCなど）や流通に耐える十分な安定性が求められる。

3) K_m 値

検査の迅速性に対応するためには酵素反応のより速い終結が要求されるため，K_m 値の小さい（好ましくは10^{-4}M以下）酵素を選択する必要がある。

4) 至適pH

酵素法での検出系（呈色系，NAD(P)HなどのUV系，電極系，発光系，蛍光系など）によって，また，追随酵素などとの反応平衡を考慮して，より好ましいpHを選択する必要がある。通常は中性付近（6〜8）が好ましい。

5) 高比活性

測定系にタンパク質をできるだけ持ち込まない考えから比活性の高い酵素を選ぶことが好ましい。

6) その他

製造する場において病原性や組換え微生物に関する安全性への配慮や高純度化するためのプロセスへの構想を持っておく必要がある。

こうして，給源が決まると，さらに実用化への検討が加わる。

7) 生産性

　検査薬のコストにしめる酵素の割合は比較的高いと言われている。ここ数年短時間化を狙うあまりに，その使用量を上げてきたことによる。しかし，近年の酵素生産技術の向上により，大きな因子にはならなくなってきた。なかでも，遺伝子組換え技術は単なる生産性だけでなく，動植物由来の酵素を微生物で作らせたり（例　ペルオキシダーゼ[11]），微量に含まれている酵素を量産したり（例　コレステロールオキシダーゼ[12]），また，高価な誘導基質が不要（例　NANAアルドラーゼ[13],[14]，クレアチナーゼ[15]）という点でも大きな貢献をしている。

8) 高品質

　酵素精製技術により，高度に純度をあげて混在酵素や成分の影響をなくすことが必要である。また，反面，種々の形態においてより安定化するために添加剤の検討も必要である。

　さらに，最近はDNA配列よりアミノ酸配列が決定され，タンパク工学の面から酵素の構造改変が盛んになってきた。

　ここでは，つぎの5つの新しい酵素について開発の経緯，特性，利用の方法の具体例をあげる。

	利用の内容	酵素類
1)	耐熱性，至適pHなど酵素特性の改善	耐熱性ウリカーゼ
2)	新しい尿素測定系	ウレア　アミドリアーゼ
3)	電解質Mg測定への応用	グリセロールキナーゼ
4)	高感度発光検出系	細菌ルシフェラーゼ
5)	DNA増幅系	耐熱性DNAポリメラーゼ

1.6.3　酵素特性を改良した酵素（*Bucillus*属耐熱性ウリカーゼ）

　ウリカーゼ（Uricase, EC 1.7.3.3）は尿酸を加水分解してアラントインと過酸化水素および炭酸ガスを生成する作用を触媒する酵素であり，血中あるいは尿中の尿酸の測定に利用される。従来からウリカーゼは酵母*Candida*属[16]由来が用いられてきたが，この酵素は至適pHが8付近にあるので，用いる色原体が微酸性側が好ましい測定系を設計する場合不利である。また，熱安定性の面からもより耐熱性のウリカーゼの開発が望まれていた。*Bacillus* sp. TB90株由来のウリカーゼは至適pHの領域が広く，耐熱性にも優れ，今後，広く用いられると期待されている。ただ生産性が数10mU／mlと低く，検査薬用として用いるには遺伝子組換え技術により生産性向上を図る必要があった。私共は抗体法でクローニングする方法（図1）で次のように研究を進めた[17],[18]。

(1) 染色体DNAの調製

　ブイヨン培地で培養した*Bacillus* sp. TB90株の菌体約 2.5gより，染色体DNAを調製した結果，$OD_{260}／OD_{280}＝1.8$程度のかなり純度の高い染色体DNA約900μgを調製することが

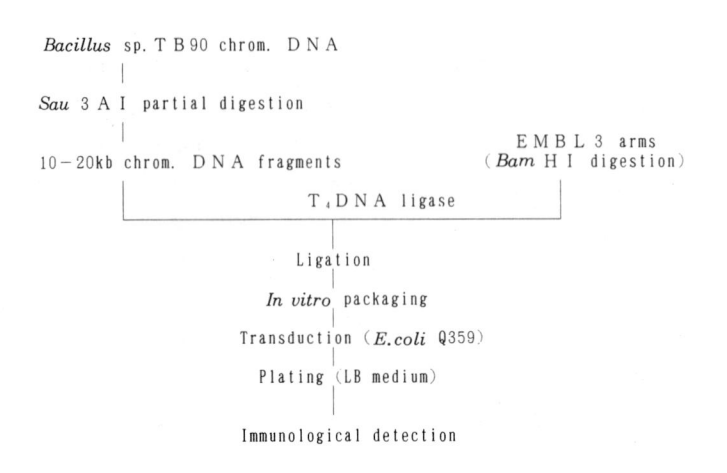

```
Bacillus sp. TB90 chrom. DNA
           |
    Sau 3AI partial digestion
           |
   10-20kb chrom. DNA fragments              EMBL 3 arms
           |                               (Bam HI digestion)
           |_____T₄DNA ligase_____|
                         |
                     Ligation
                         |
                  In vitro packaging
                         |
                Transduction (E.coli Q359)
                         |
                  Plating (LB medium)
                         |
                Immunological detection
```

図1　耐熱性ウリカーゼの遺伝子組換え手順

できた。

(2) 形質導入

次に制限酵素 Sau 3A1を用いて，常法により染色体DNAを部分分解し，5〜20％ショ糖密度勾配遠心分離を行って2〜20kb画分のDNAを調製した。

λファージ・クローニングベクターEMBL 3 arms（東洋紡）1μgに上記の染色体DNAの Sau 3A1部分分解物0.4μgを混合し，T₄DNAリガーゼ（東洋紡）1Uで連結させ，λDNAインビトロパッケージングキット（Gigapack Gold，東洋紡）でパッケージングを行い，E.coli Q359株に感染させ，プレート当たり約2,000個のプラークができるように撒いた。

(3) ウサギのウリカーゼ抗体の調製

Bacillus sp. TB90株の高度に精製したウリカーゼタンパクをウサギに投与し，その血清中にウリカーゼ抗体を得た。この血清中の抗体価はELISA法で10^2〜10^3であった。次に，ウサギ血清10mlからプロテインAセファロースカラムクロマトグラフィー（4ml）などにより，高度に精製したウリカーゼ抗体8.9mlを得た。Nakaneらの方法[19]によりウリカーゼ抗体に標識酵素として西洋ワサビペルオキシダーゼ（東洋紡）を結合させ，ウリカーゼ抗体-ペルオキシダーゼのコンジュゲートを作製した。この時の検出感度は約100pgであった。

(4) プラークハイブリダイゼーションによるウリカーゼ遺伝子の単離

プレート上のプラークをニトロセルロースフィルターに写し取り，このコンジュゲートと反応させ，洗浄後，ペルオキシダーゼを色原体OPDと反応させた。こうした方法で，ファージ

DNAライブラリーをスクリーニングしたところ，ポジティブクローンが得られた．特に発色の強いクローンを選択し，ファージを純化した．

(5) ウリカーゼ遺伝子の解析

単離したファージのDNAを常法に従って調製し，制限酵素 Bam H1 と Sal 1 を用いて切断し，アガロースゲル電気泳動で分析したところ，ファージに Sal 1で1断片として切り出せる15kbのDNAが挿入されていることがわかった．

アガロースゲルから15kbの挿入断片を抽出し，Sal 1で切断したプラスミドベクターpUC18に連結後，さらにサブクローニングし，ウリカーゼ遺伝子を含む4.8kb Bam H1～Sph1断片を持つpUOD31と名づけた組換えプラスミットを得た．このプラスミッドの制限酵素地図を図2に示す．M13シークエンシング キット（東洋紡）でこのプラスミッドDNAの塩基配列を決定した結果，999塩基のコーディング領域をもち，332個のアミノ酸をコードしていた（表1）．

表1 各種ウリカーゼのアミノ酸組成比較

Amino Acid	Bacillus sp. TB-90	Bacillus fastidiosus[a]	Streptomyces cyanogenus[b]	Candida utilis[c]	Rat liver[d]	Soybean Nodulin-35[e]
Asx	31	34	30	31	23	24
Thr	28	23	22	26	26	21
Ser	22	21	20	21	20	23
Glx	41	41	41	18	27	37
Pro	14	8	12	9	13	14
Gly	21	26	22	14	13	17
Ala	14	33	21	17	11	18
Val	21	24	20	21	20	29
Met	4	3	4	3	5	4
Ile	22	15	12	14	18	15
Leu	27	23	24	20	22	26
Tyr	17	15	9	14	8	13
Phe	20	20	9	11	14	16
His	9	8	11	5	11	8
Lys	23	18	11	24	25	23
Arg	14	15	19	5	12	14
Cys	1	0	2	3	5	2
Trp	2	4	7	11	7	5
Total	331	323~340	297	267	280	309
M.W.	38,000	36,000 39,000	32,000	30,000	32,200	35,150

a : G.P.A. Bongaerts et al., Biochim. Biophys. Acta., 527, 348–358 (1978)
b : T. Ohe et al., J. Biochem., 89, 1769–1776 (1981)
c : H. Nishimura et al., J. Biochem., 91, 41–48 (1982)
d : M. Maki et al., Eur. J. Biochem., 173, 459–463 (1988)
e : T. Nguyen et al., Proc. Natl. Acad. Sci. USA, 82, 5040–5044 (1985)

(6) 発現プラスミッドの構築

組換えプラスミッドpUOD31から1.4 kbの EcoRI–HincⅡ断片を単離した。一方，発現ベクターpUC18（東洋紡）もEcoRI，HincⅡで切断し，2.7 kbの断片を単離した。次に両者を1μgずつ混合し，T₄DNAリガーゼ5U（東洋紡）を加え，リガーゼ反応を行った。その後，Hanahanの方法により大腸菌JM 109を形質転換し，発現プラスミッド pUOD316を得た。

(7) 大腸菌でのウリカーゼの生産

得られた大腸菌組換え体大腸菌JM 109／pUOD316を用いてウリカーゼの生産性および精製酵素の特性を検討した。

組換え大腸菌をLブロス液体培地（ＩＰＴＧ添加）中で37℃，一晩培養した後，その菌体を破砕，ウリカーゼ活性を測定したところ，全菌体

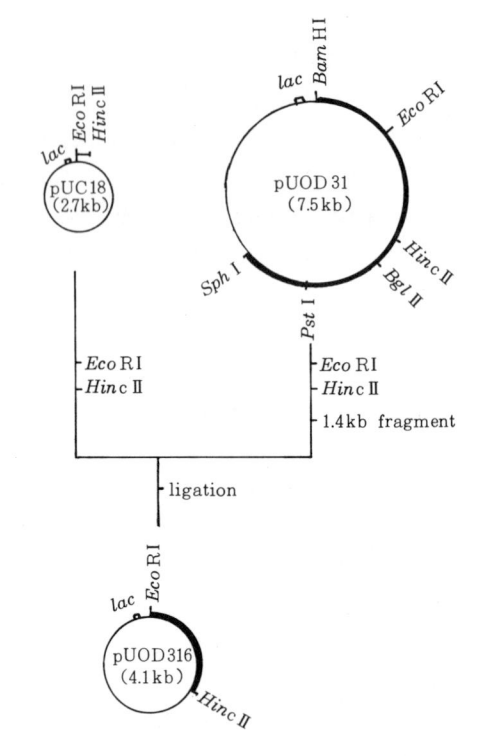

図2 耐熱性ウリカーゼ発現プラスミッドの構築

タンパク当たり約30％のウリカーゼを生産していた。こうして得られた酵素を精製した後，元の酵素と特性を比較したところ組換え酵素は分子量が大きく，さらに熱安定性が増加していること

表2 組換えウリカーゼの精製工程

Step	Total activity (U)	Protein (mg)	Specific activity(U/mg)	Purification (fold)	Yield (%)
Crude extract	740.6	1,214.1	0.61	1.0	100
Ammonium sulfate fractionation	716.1	450.4	1.59	2.6	96.7
Heat treatment	692.5	294.7	2.35	3.9	93.5
DEAE-Sepharose CL-6B	656.9	151.0	4.35	7.1	88.7
HCA-Column A-7610	629.0	119.9	5.25	8.6	84.9
YMC A-7155-5-20	212.0	37.9	5.59	9.2	28.6

表3 ウリカーゼの酵素特性比較

Property	r-UOD	UOD (*Bacillus* sp. TB90)
Molecular weight	150,000	140,000
Subunit	38,000×4	34,000×4
Michaelis constant (Uric acid)	13.6 μM	9.4 μM
Optimum pH	8.5	8.5
Optimum temperature	45°C	45°C
pH Stability	6～9	6～9
Thermal stability	below 60°C	below 50°C

r : recombinant　　r-UOD : r-Uricase　　UOD : Uricase

pH-Activity
[37°C, in 50mM borate buffer]

pH-Stability
[25°C, 20hr-treatment with 50mM borate buffer]

Temperature activity
[5min-reaction in 50mM borate buffer, pH 8.0]

Thermal stability
[10min-treatment with 50mM borate buffer, pH 8.0]

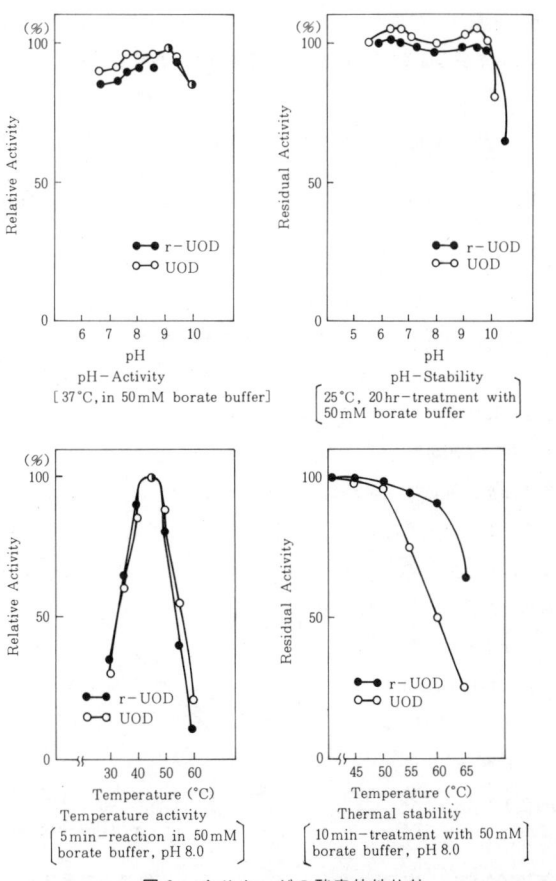

図3 ウリカーゼの酵素特性比較

がわかった（表2，表3および図3）。これはシグナルペプチドが宿主大腸菌では切れずに残っているためタンパク構造の安定化に何らか寄与しているものと推定している。

DNA配列からタンパクの構造が明らかになり，こうした人工的な手を加えることにより，より好ましい酵素の特性を付与することが可能になってきた。例えば，クレアチナーゼの109番目のアミノ酸アラニンをバリンに変換することにより安定性が増大する報告[20]がある。

1.6.4 新しい尿素の測定系（酵母ウレアアミドリアーゼ）

ウレアアミドリアーゼ(Urea Amidolyase EC3.5.1.45)[21]はATPおよび炭酸の共存下尿素を加水分解してアロファン酸とリンおよびADPを生成する作用を触媒する酵素ウレアカルボキシラーゼ（Urea carboxylase EC6.3.4.6）と生成したアロファン酸を加水分解してアンモニアと炭酸を生成する作用を触媒する酵素アロファネートアミドハイドロラーゼ（Allophanate amidohydrolase）の2つの酵素からなる（図4）。ここでは前者の酵素を対象として利用する。

$$ATP + NH_2CONH_2 + CO_2 \longrightarrow ADP + Pi + 2NH_3 + 2CO_2$$
$$\text{Urea}$$

前段　$ATP + NH_2CONH_2 + CO_2 \underset{}{\overset{Mg^{2+}K^+}{\rightleftarrows}} ADP + Pi + NH_2CONHCOOH$
　　　　　　Urea　　　　　　　　　　　　　　　　　　　　　　Allophanate

後段　$NH_2CONHCOOH + H_2O \longrightarrow 2NH_3 + 2CO_2$
　　　Allophanate

図4　ウレアアミドリアーゼの反応

従来，尿素の測定にはナタマメ由来のウレアーゼを用いて尿素をアンモニアと炭酸に加水分解したのち，アンモニアをインドフェノール法で比色するか，α-ケトグルタル酸，NADHの共存下，グルタミン酸デヒドロゲナーゼを作用させ，340 nmでNADHの減少を測定する方法がある。前者は反応に時間がかかる，有害シアン化合物を用いる，内在アンモニアや還元物質の影響を受ける。後者は減少法のため測定領域が狭い，内

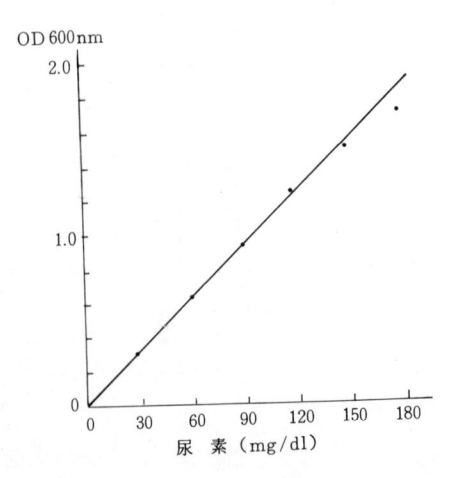

図5　尿素の検量線

在アンモニアの影響を受ける。以上の課題を解決するウレアアミドリアーゼを用いた新しい測定法について述べる[22]（図5）。

検体20μlを50mMグッド緩衝液，10mM KHCO₃，10mM MgSO₄，1.5mM PEP，0.5mM TPP，0.01% 4-アミノアンチピリン，0.02% ADPS，10μM FAD，1mM ATP，ピルベートキナーゼ3U／ml，ピルベートオキシダーゼ3U／ml，ペルオキシダーゼ5U／mlを含む反応混液2mlに加え，あらかじめ37℃5分間，加温しておく。ウレアアミドリアーゼ1U／mlを1ml加え，5分間反応後，600 nmの吸光度を測定する。同時に検体の代わりに水を加えたものを盲検とする。本酵素はATPアーゼを副反応として持つため，試薬ブランクが必要となるので，さらにATPアーゼの低減が課題である。

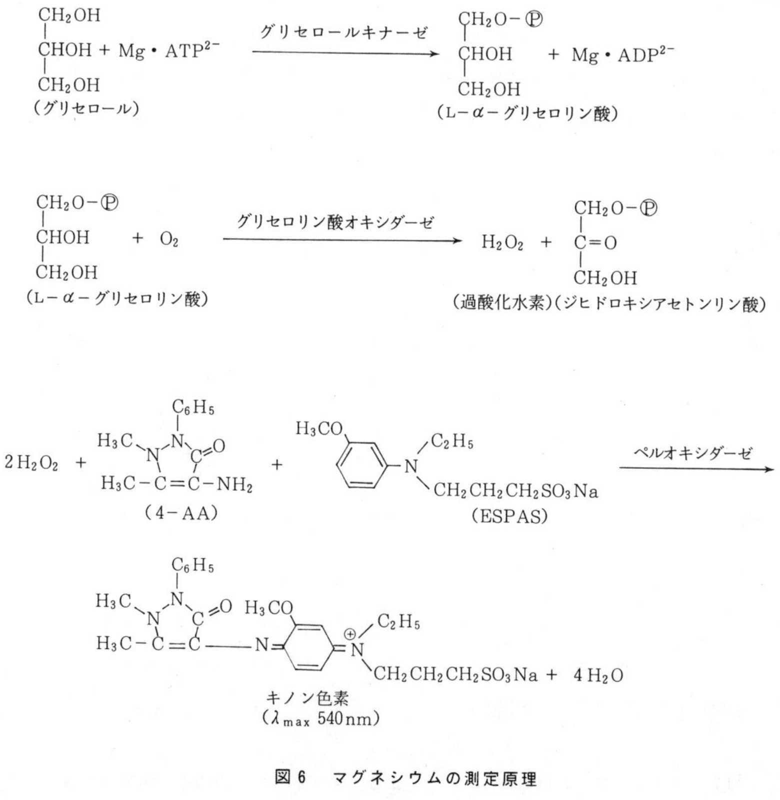

図6 マグネシウムの測定原理

しかし，従来の方法と較べると，内在アンモニアの影響を受けない。直線性が150mg／dlと測定領域が広いなど多くの利点があり今後普及する方法の一つである。

1.6.5 酵素法による電解質の測定（グリセロールキナーゼ）

電解質類，つまり，Na，K，Clなどの一価イオンやMg，Caなどの二価イオンの測定には化学的反応や電極法が主流を占めているが，基質特異性の甘さや管理の煩雑さから酵素法への転換がなされつつある。原理は酵素の補欠因子族を利用し，その酵素活性で測定するものであるが，ここではMgの測定法としてグリセロールキナーゼの補欠因子族Mgを利用する方法を紹介する[23]。

図6に示す通り，検体中のMgはATPと複合体を形成し，グリセロールが過剰の状態ではグリセロールキナーゼ活性はMgの量に比例することになる。

検体20μlに2.3mMグリセロール，アスコルビン酸オキシダーゼ，0.8U／ml，0.4mM 4-アミノアンチピリンを含む150mMグッド緩衝液（pH 6.9）0.5mlを加え，37℃，5分加温後，2mMATP，グリセロールキナーゼ0.9U／ml，グリセロリン酸オキシダーゼ6U／ml，ペルオキシダーゼ14U／mlおよび2mM ESPASを含む150mMグッド緩衝液（pH 6.9）0.5mlを加え2分後からの546nmの吸光度変化を測定し，グリセロールキナーゼ活性を測定する。標準液と対比し，Mg量を求める。本法の直線性は40mg／dlまであり，尿検体でも希釈する必要はなく，

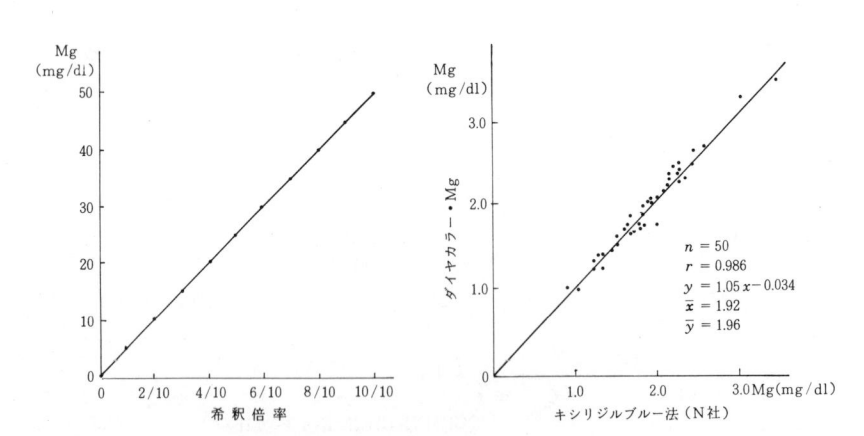

試料：50mg／dlマグネシウムを精製水にて10段希釈した

図7　マグネシウムの直線性　　図8　マグネシウム他法との相関（血清）

アスコルビン酸，ビリルビン，Ｃａなどの電解質の影響をうけない。また，キレート剤を用いた化学法キシリジルブルー法との相関（$r=0.986$, $n=50$）も良好であった[24]（図7，図8）。

こうした方法に用いられる酵素は補欠因子族との結合，酵素活性化に関与し，安定性に優れ，高純度品が要求される。

1.6.6 高感度発光検出系酵素（発光細菌ルシフェラーゼ，フラビン還元酵素）

生物発光反応による測定は反応が速く，高感度である。細菌ルシフェラーゼ系では終濃度 10^{-10} MのNAD(P)Hの定量が可能であり，測定領域も3～6桁と広く，変動の大きな対象試料の測定に適している。さらにNAD(P)Hを生成する酵素系と組み合わせることにより，これらの酵素系の基質濃度を高感度に測定することができる。また，発光測定は試料の濁りによる妨害を受けにくい等の利点があるため，今後の利用が期待されている（表4）。

表4 ルシフェラーゼとフラビン還元酵素の精製法

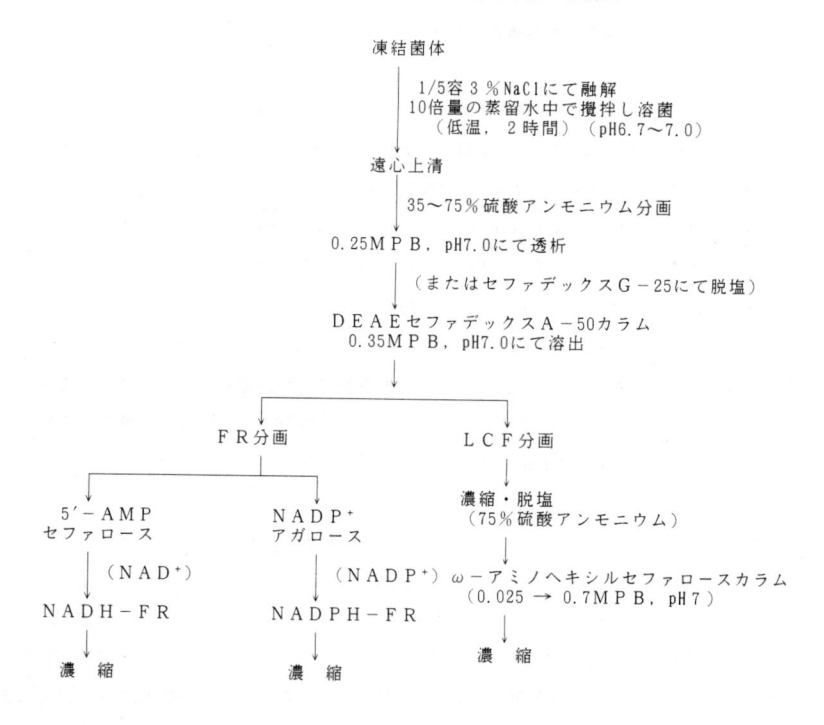

```
                    凍結菌体
                       │ 1/5容 3% NaClにて融解
                       │ 10倍量の蒸留水中で攪拌し溶菌
                       │ （低温，2時間）（pH6.7～7.0）
                    遠心上清
                       │ 35～75% 硫酸アンモニウム分画
                       │ 0.25M P B, pH7.0にて透析
                       │ （またはセファデックス G-25にて脱塩）
                    ＤＥＡＥセファデックスＡ-50カラム
                    0.35M P B, pH7.0にて溶出
                       │
            ┌──────────┴──────────┐
         FR分画                 LCF分画
                                  │ 濃縮・脱塩
                                  │ （75%硫酸アンモニウム）
    ┌───────┬───────┐            │
 5'-AMP    NADP+                  ω-アミノヘキシルセファロースカラム
セファロース アガロース            （0.025 → 0.7M P B, pH7）
   │(NAD+)  │(NADP+)              │
 NADH-FR  NADPH-FR                │
   │       │                     │
  濃縮    濃縮                   濃縮
```

測定系は次の通りである。*Vibrio harvey* 由来のフラビン還元酵素がFMNの共存下，NAD(P)Hを還元し，$FMNH_2$とNAD(P)を生成する。次に，同じ属由来のルシフェラーゼが，

その生成したFMNH₂と長鎖脂肪族アルデヒドおよび酵素を基質として反応し, 発光しつつFMNと長鎖脂肪酸を生成する。

NADPHの測定について説明すると[23)], あらかじめNADPHフラビン還元酵素 0.1 U/ml, ルシフェラーゼ 5×10^{-2} U/mlを含む酵素液200μl, 25μl FMN, デカナール溶液をセルに加えておき, 試料500μlを注射器で加え, 発光ピークを測定する。ピークは10秒以内に終了し, 検量線は 2×10^{-10} 〜 2×10^{-7} Mの範囲のNADPH量が測定でき, 相関 ($r=0.998$) も良好であった(図9)。

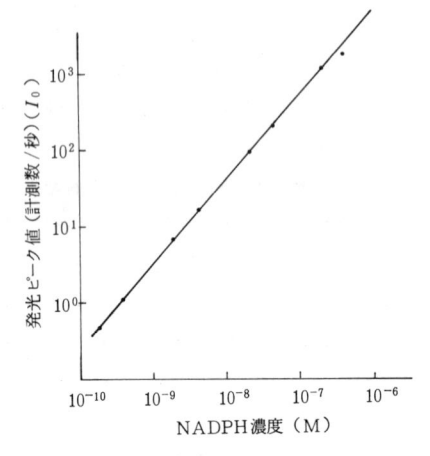

図9　NADPHの検量線

1.6.7 遺伝子診断用酵素 (耐熱性DNAポリメラーゼ)

遺伝子工学技術のめざましい進歩により, DNAレベルで診断する試みが実用化の段階にはいった。その技術の背景には数々の制限酵素, 修飾酵素が支えてきたと言える。ここではDNA塩基配列の決定やDNA増幅に多用される耐熱性DNAポリメラーゼについて述べる。

DNAポリメラーゼ (DNA polymerase EC2.7.7.7) は鋳型DNAに相補的なオリゴデオキシヌクレオチドをプライマーの3′末端に付加していく反応を触媒する酵素を言い, 好熱菌の耐熱性酵素が次々に開発されている。こられの酵素を用いてPCR法によるDNAの増幅[26)] について述べる。あらかじめ, 増幅したい目的の2本鎖DNAの5′および3′側に相補的なプライマー約15〜20 merを合成しておく。試料DNAを熱変性させた後過剰のプライマーと結合させ, DNAポリメラーゼおよびデオキシヌクレオチドでそれぞれのDNAに相補的にDNAを合成していく。反応後再び熱変性させ, 同じ工程を繰り返すことにより増幅させることができる。

試料DNA 10μl, プライマー (final 1μM) 各1μl, 緩衝液5μl, 5mMデオキシヌクレオチド (final 200μM) に水を加え46〜49μlとし, ミネラルオイル1〜3滴を加えておく。95℃5分反応後40℃30秒アニーリングした後, 耐熱性DNAポリメラーゼ (1U/ml) を1〜4μl加える。再び70℃2分反応させた後, Temp cyclerにプログラムして希望のサイクルまで反応させる。こうして, 約25回以上繰り返すことにより, 1分子のDNAが理論上10⁷分子以上にまで増幅することになる。ただ, 条件によっては目的のDNA以外のDNAも増幅されることもあり注意が必要である。試料の純度, 安定性やキャリーオーバー等に細心の注意を払うと共に, 試料

DNAの稀釈率を変えて複数の実験が必要である。他方, 酵素の改良も進み, 表5に示すように3′→5′エキソヌクレアーゼの修復活性の高い酵素も開発されている[27]。

表5 各種耐熱性DNAポリメラーゼの酵素特性比較

	TTH	TAQ	VENT™	PFU
Molecular Weight	90K	86〜94K		
Optimum Temperature	75℃	75℃	>80℃	
Optimum pH	8.0	8.0〜8.5		
Optimum Salt Concentration	40mM NaCl 20mM KCl			
Rate of Polymerization	60base/sec	60base/sec		
3′ →5′ Exonuclease	3.15% cpm	3.61% cpm	+	+++
5′ →3′ Exonuclease	1.72% cpm	2.66% cpm		+
ssDNA Dependent Exonuclease	−		+	
RT Activity	+	+		
TdT Activity	+	+		

TTH : *Thermus thermophilus* HB8　　VENT : *Thermococcus litoralis*
TAQ : *Thermus aquaticus* YT1　　　　PFU : *Pyrococcus furiosus*

1.6.8 おわりに

最近開発された酵素について概説したが, 詳細はそれぞれの文献, 資料をご利用頂きたい。診断薬に利用される酵素の領域は医療やバイオテクノロジーの発展と共に今後, ますます拡大することを期待したい。

文　　献

1) Keston, A. S : Abstracts, 129th meeting, *Am. Chem. Soc.*, **31**, Dallas, Texas (1956)
2) 中桐義隆他：衛生検査, **20**, 751 (1971)
3) Richmond, W. : *Clin. Chem.*, **19**, 1350 (1973)
4) 内呂和夫：臨床病理, **22**（補冊）131 (1974)
5) Takayama, T. *et al.* : *Clin. Chem. Acta*, **79**, 93 (1977)
6) 保坂公平他：臨床化学シンポジウム, **19**, 180 (1979)
7) 北川常廣：蛋白質核酸酵素（別冊）, **31**, 10 (1987)
8) 下遠野邦忠：蛋白質核酸酵素, **35**(17), 3011 (1990)
9) 服巻保幸：実験医学, **9**(10), 1106 (1991)
10) 前川宜彦：蛋白質核酸酵素, **35**(14), 2302 (1990)
11) 新名惇彦：1991年日本農芸化学会大会講演要旨集, 384

12) Ohta, T. *et al.* : *Gene*, **103**, 93 (1991)
13) Aisaka, K. *et al.* *Appl. Envir. Microbiology*, **51**(3), 562 (1986)
14) Kawakami, B. *et al.* : *J. Bacteriol.*, **167**, 404 (1986)
15) 西独特許公開公報 3500184
16) Itaya, K. *et al.* : *Agric. Biol. Chem.*, **31**, 1256 (1967)
17) 山本和巳他：1989年日本農芸化学会大会講演要旨集, 162
18) 執行達朗他：1989年日本農芸化学会大会講演要旨集, 162
19) 特許公告公報　平3-36514
20) Nakane, P. K. *et al.* : *J. Histochem. Cytochem.*, **22**, 1084 (1989)
21) Roon, R. J. *et al.* : *Meth. Enzymol.*, **17A**, 317 (1970)
22) 特許公告公報，平3-32360
23) Wimmer, M. C. *et al.* : *Clin. Chem.*, **32**, 629 (1986)
24) ダイアカラーMg，東洋紡パンフレット
25) 渡辺治夫：蛋白質核酸酵素, **33**(2), 192 (1988)
26) 柴忠義：バイオテクノロジー実験操作入門, 講談社, 100 (1990)
27) Stratagene, *Newsletter*, **4**, 3 (1991)

1.7 ラテックス

日方幹雄*

1.7.1 はじめに

ラテックス検査薬は，リューマチ因子の検査に始まり[1]今や，感染症，ホルモンの検査，さらに家畜，農作物，食品の検査にまで利用範囲が広がっている。

ラテックス検査薬の開発には，ラテックスの基本物性および感作する抗原抗体等のタンパクの性状をよく理解して，設計する事が重要である。測定対象によって，感作するタンパクは決まってしまうため，ラテックスの選択はとりわけ重要である。ラテックスの選択で重要な事は，感作タンパクとの親和性，測定方法，使用機器に適した粒径，比重，色彩のものを選ぶ事である。また，タンパクの感作方法および分散液の組成も重要である。これらの条件により，ラテックス検査薬の性能は大きく影響を受ける。ここでは，ラテックスの性質，種類，使い方について述べる。

1.7.2 概論

臨床検査薬用ラテックスは，$0.05\mu m$〜数μmの大きさで，粒径は均一である。粒径の標準偏差を平均粒径で割ったCV値が，3％以下のものが多い。これはラテックスの凝集や，沈降，分離といった反応や操作が，系内で均一に行われるという点で重要である。

ラテックスの作り方は，乳化重合法とソープフリー重合法の二つに大別される。乳化重合法で作製されたラテックスの表面には，界面活性剤が吸着している。界面活性剤は，タンパクの吸着の妨げとなるのでイオン交換樹脂や透析で界面活性剤を除く処理が行われている[2]。このため最近は界面活性剤を用いないソープフリー重合で作られたラテックスが中心となっている。

素材は主にポリスチレンで，種類によって酸モノマー等，種々の官能基や他の素材が導入されている。最も代表的なポリスチレンラテックスの比重は，1.05で水よりわずかに大きいため，$0.6\mu m$以上のものは冷蔵庫で長期保存をすると沈降するが，$0.5\mu m$以下のものはブラウン運動により沈降しない。

ラテックスの表面には，重合触媒に由来する少量の硫酸基や，重合によって導入されたカルボキシル基等の負の電荷を持つ親水性基があり，ラテックスを安定化させている（図1）。このようにラテックスは負の電荷をもっているが，一般にその量は多くないので，低pHや高塩濃度の水溶液中では，不安定になり凝集しやすい（硫酸基のpKaは約2，カルボキシル基のpKaは約5である）。

また，Ca^{2+}，Mg^{2+}等の多価イオンによりラテックスは凝集するので，感作条件，緩衝液，分散液を選ぶとき注意する必要がある。

---

* Mikio Hikata 日本合成ゴム㈱ 筑波研究所

なお，最近は赤血球の人工担体化が盛んであるが，一般ラテックスとは作製法が異なり，素材，粒子表面の性質もラテックスとはかなり異なるものもある。

1.7.3 ラテックスの種類と感作方法

臨床検査用ラテックスは，ポリスチレンラテックスをもとに，その表面をタンパクの結合方法に適するように設計されたものである。ラテックスにタンパクを吸着する方法には，物理吸着法と化学結合法がある。

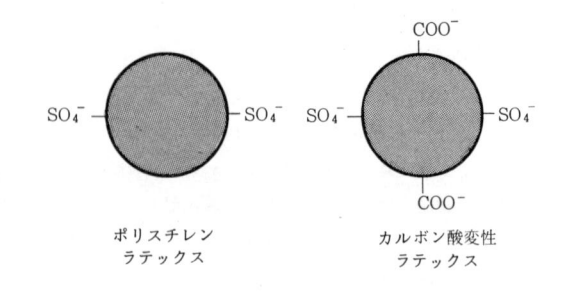

図1 ラテックスの模式図

一般には，物理吸着法が使われる事が多いが，要求性能に合わせてそれぞれの方法を使い分ける事が大切である。

(1) 物理吸着用ラテックス

物理吸着法は，ラテックスとタンパクを混合するだけで，タンパクをラテックスに結合できる簡便で優れた方法である。タンパクのラテックスへの吸着は，疎水結合とイオン結合が考えられるが疎水結合が主な結合力である。ポリスチレンのベンゼン環は疎水性が強く，タンパクの疎水性部分との親和性が高い[3]。このようにラテックスの表面は疎水性が強く，他の物質が吸着していない必要があるため，ラテックスの精製は重要である。市販のラテックスは，タンパクが結合しやすいように精製されている。一度吸着したタンパクは，ラテックスに強固に結合してほとんど脱離しない。

分子量の大きいタンパクはラテックスに結合しやすいが，分子量の小さいものやペプチドは結合しにくいので感作に工夫が必要である。

① ポリスチレンラテックス

ラテックス表面には，重合触媒残基である微量の硫酸基がある。硫酸基はラテックスの処理方法によっては，水酸基に変化する場合がある。一口にポリスチレンラテックスと言っても，メーカー，品番，粒径によってラテックス表面の硫酸基等の量が異なるため，タンパクの吸着特性，感度，安定性等の性能も様々である。

② 極低カルボン酸変性ラテックス

一般にポリスチレンラテックスは，タンパクの吸着量は高いが安定性とのバランスに劣る傾向がある。そこでシード重合法により同じ粒径で，極微量のカルボン酸の導入量を変量した極低カ

ルボン酸ラテックスが開発されている[4]。このラテックスは，感作するタンパクの性質に合わせて感度が高く，非特異反応の少ないものを，ユーザーのニーズにより選択できる利点がある。感作するタンパクにより，感度と非特異反応のバランスの最適領域は異なる。カルボン酸が増加すると，ラテックスは凝集しにくくなり，非特異反応，保存安定性は向上する。カルボン酸が多くなるにつれて，イオン結合が増えるためアルカル緩衝液中では，タンパクの脱離が起こりやすくなるので注意が必要である。

③ その他

この他にポリスチレンラテックスの欠点を改良するため親水性部分と疎水性部分が混在した親水基局在化ラテックスが開発されている[5]。

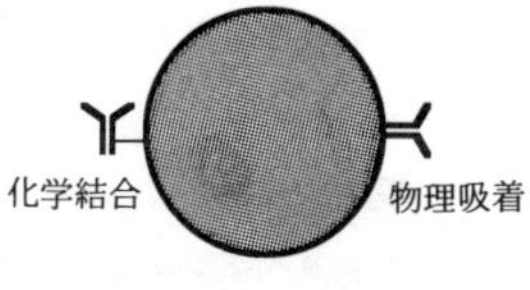

(2) 化学結合用ラテックス

化学結合法は，ラテックス表面の官能基を利用し，タンパクを共有結合で結合する方法である。物理吸着法で結合しにくい低分子量のタンパクやハプテンの結合が可能であり，ラテックスの使用条件が厳しく，物理吸着法ではタンパクの脱離が問題となるような測定系に適している。しかし，操作が煩雑である事，タンパクの変性の可能性がある等の問題もある。

ラテックスの官能基を試薬で活性化する方法では，ラテックスの凝集が生じやすいため，光学測定法などわずかの凝集が問題となる測定法に使用するためには，ラテックスの凝集を避ける工夫が必要である。さらに，化学結合の操作では，タンパクの物理吸着も同時に形成される事を忘れてはならない。

① カルボン酸変性ラテックス

通常，カルボキシル基を数%含むラテックスが使用される。水溶性カルボジイミドを用いラテックスのカルボキシル基にタンパクのアミノ基を反応させる方法が一般的である[6]。使用に当たっては，カルボキシル基の量，酸モノマーのタイプ，pHを検討する必要がある。

操作方法には，タンパクとラテックスを同時に混合してカルボジイミドで結合する方法と，カルボジイミドでカルボキシル基を活性化してからタンパクを結合する方法がある。タンパクを効率的に結合するには後者の方法が好ましい。pHは，アミノ基がNH_2の形で存在する弱アルカリ条件がよい。

② その他のラテックス

この他に表１に示した官能基を持ったラテックスが利用できるが市販品については，各メーカーに問い合わせるとよい。

水酸基を持つラテックスの化学結合[7]には臭化シアンが用いられる。臭化シアンは毒物なので，

図２　抗体感作ラテックス（化学結合／物理吸着）

大量に使用する時は数々の制約を受ける。

アミノ化ラテックスはグルタルアルデヒドによりタンパクのアミノ基と結合する事ができる。

この他にグリシジル基[8]，アルデヒド基[9]，アミド基を持つラテックスも利用する事ができるが，それぞれのラテックスに適した反応条件やタンパクの変性がない条件を見きわめる事が大切である。

表1 化学結合法に利用できる官能基と試薬

官能基		試薬
ラテックス	タンパク質	
-COOH	-NH$_2$	WSC
-NH$_2$	-COOH	WSC
-NH$_2$	-NH$_2$	gulutaraldehyde
-OH	-NH$_2$	BrCN
-CHO	-NH$_2$	-
-CH—CH$_2$\\O/	-NH$_2$	

WSC：1-エチル-3-(3-ジメチルアミノプロピル）カルボジイミド塩酸塩

(3) 着色ラテックス

物理吸着用ラテックス，化学結合用ラテックスのいずれも着色されたものがある。

染色方法，染料がメーカーにより異なるため色調，濃さはまちまちである。従来，着色粒子としては，金コロイド，カーボン粉末，赤血球などが使われていたが，ラテックスがこれらの代わりに使われ効果を上げている。染料として，蛍光色素を用いた蛍光ラテックスもある。

着色ラテックスは，ラテックス本来の機能に加えて「色」という新しい機能が加わるため，最近様々の新しい使い方が開発されている[10]。

(4) 血球凝集反応用ラテックス

血球凝集反応用担体として様々な粒子が開発され，検討されている。いずれも数μmの大きさで，比重も大きい。タンパクの感作方法は，物理吸着法が多いが，化学結合法も使われる事がある。ラテックスという言葉の範疇に入らないものが多いが，簡単に紹介する。

1) 高比重ポリスチレンラテックス

特殊モノマーを用いた高比重ラテックスで，比重は1.5，粒径は1～3μmのものがある。様々な色に染められたものが市販されている[4]。

2) 複合粒子

有機物質からなる表面層を持つ無機粒子である。粒径は1～5μm，比重2のものがある[5]。

3) ゼラチン粒子他

ゼラチンとアラビアゴムからなる粒子で，グルタルアルデヒドで架橋し，ホルマリンで固定化処理した親水性粒子である。粒径は2～6μmのものがある[11]。この他にポリアミノ酸とアラビアゴムからなる粒子をグルタルアルデヒドで固定化した粒子も開発されている[12]。

(5) 磁性ラテックス

フェライト，マグネタイトをポリスチレン等のポリマーで包んだもの[4]，ポリマー粒子の表面をフェライトで被覆したもの等，様々のラテックスが開発されている[13]。

1.7.4 用　　途

　臨床検査用ラテックスは，粒径が均一で，表面積が大きく，水溶液に分散しており，必要に応じて分離もできるという特徴をもっている。この特徴を生かした種々の抗原抗体検出方法が，開発されている。この抗原抗体の検出方法によりラテックスに要求される機能が異なるため，その条件を満たす粒径，比重，表面性能を持った粒子を選ばなくてはならない。

(1)　スライドテスト法

　この方法は，粒子の凝集をスライド板上で，目視で判定するため，粒子の非凝集状態と凝集状態の差が明確である事が要求される。一般には，0.5～1 μm程度のものが用いられている。この理由は，粒径が大きいほうが粒子が安定で塩の影響を受けにくい事，粒子数の少ない凝集塊でも検知しやすいからである。判定は，定性判定で簡便，迅速であるが感度は低い。

(2)　光学測定法

　この方法は，ある波長の光では小さい粒子の吸光度や光の散乱が小さく，粒子が大きくなるにつれて，これらが高くなる事を利用している[14]。即ち，抗原抗体反応で粒子が，凝集して大きくなるにつれて感作粒子による吸光度が増加あるいは，散乱が強くなる事を利用して検査を行う方法である。よって，光源の波長によって最適な粒径が異なる。一般には，0.1～0.3μm のものが使用されている。測定感度は高く，数ng/ml の検出が数分でできる。

　この他に，粒子の凝集反応を粒径分布の変化として検出する方法や，粒子の個数変化を測定する方法がある。これらの方法では0.75μmや1μmのラテックスが使用されている。

(3)　マイクロタイター法

　血球凝集反応とも言われ，ヒト，ヒツジなどの赤血球の代替として使用される。この反応は粒子の沈降時間が検査の律速となるため沈降速度が大きい大粒径，高比重のラテックスが使用される。この方法は粒子の沈降像を目視で判定するため，粒子は見やすいように着色されている。

(4)　微粒子EIA

　酵素免疫測定法の固相担体として，マイクロプレートの代わりにラテックスを使う方法である[9],[10]。ラテックスを使用すると反応の場である表面積を大きくできるため，測定時間の短縮化，高感度化が期待される。この場合，ラテックスの機能は大きな反応の場の提供と分離機能である。分離方式には遠心分離方式と，磁場方式，フィルター方式がある。遠心分離方式では，比重と粒径の大きなものが適しており，磁場方式では磁性ラテックスが，フィルター方式ではフィルターの細孔より大きな粒径のラテックスが必要である。

(5)　フィルター分離法

　凝集していない着色ラテックスはフィルターを通過し，凝集した着色ラテックスはフィルターの上に残り，フィルターが着色する事を用いる方法である。着色の程度により，抗原や抗体の量

を判定する[10]。

(6) 免疫クロマト法

多孔性のクロマト担体中を，着色された感作粒子と試料を展開させ，反応部位で固相抗体と着色感作微粒子のサンドイッチ反応により発色させる方法である（図3）[15]。金コロイド，着色ラテックスなどが適している。ラテックスの粒径はクロマト担体の細孔の大きさにより選択する。特に，着色ラテックスは色，色の濃さ，粒径，表面性状を検査項目に合わせて変えられるので好ましい。

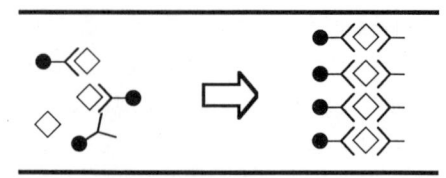

●＜ 着色感作ラテックス
＜ 固相抗体
◇ 抗原

図3　免疫クロマト法

(7) DNA診断

ラテックスの特性を利用して，短時間で効率よくmRNAを精製する試薬が開発されている[16]。最近は，DNAを結合したラテックスによるDNAの精製や，核酸親和性タンパクの精製[17]，さらにはDNA診断への応用も盛んに検討されている[18]。PCR法と言うDNA増幅法が開発されているので，DNAの量をタンパクと同じレベルまで増やせる可能性がある。これにより，免疫診断と同じようにDNAの検査ができる日もそう遠くないと思われる。

(8) その他

ラテックスは以上述べた他に，細胞分離，細胞標識，貪欲能評価等に用いられるが，ここでは省略するので他の成書を参照されたい。

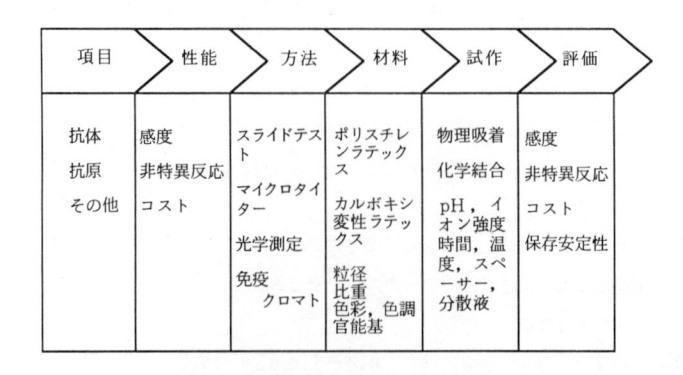

項目	性能	方法	材料	試作	評価
抗体 抗原 その他	感度 非特異反応 コスト	スライドテスト マイクロタイター 光学測定 免疫クロマト	ポリスチレンラテックス カルボキシ変性ラテックス 粒径 比重 色彩，色調 官能基	物理吸着 化学結合 pH，イオン強度 時間，温度，スペーサー，分散液	感度 非特異反応 コスト 保存安定性

図4　ラテックス検査薬の作製

1.7.5 検査薬の作製

検査薬を作製する順序と検討すべき点について，図4にまとめた。検査薬の作製時に注意すべき主な事項について，以下に述べる。

(1) 感 作

ここでは，筆者らの方法を一例として紹介する。ラテックスを蒸留水，あるいはPBSで0.5%～1%に希釈し，感作しようとするタンパクと混合する。2時間ほど攪拌してタンパクを吸着させる。その後遠心分離により未吸着のタンパクと感作ラテックスを分け，0.1%程度のBASを含んだPBSでラテックスを2～3回洗浄し，所定濃度に調節して測定に使用する。必要に応じてタンパクの感作の後，ブロッキング操作を行ったり，分散液に各種添加剤を加える。

ラテックスが再分散しにくい時は，遠心条件，超音波処理，ラテックスの変更を検討すると良い。また，タンパクの結合量が少ないときには，pH，緩衝液を変えてみる事が必要である。

表2 スライドテストでの粒径と感度

ラテックスの種類	HBs抗体量 (μg/ml)	粒 径 (μm)	酸モノマー (Wt%)	HBs抗原陽性血清希釈率 ×100	×200	×500	×1000	正常血清
極低カルボン酸系	20	0.459	0.05	+	±	−	−	−
	20	0.788	0.05	++	+	±	−	−
ポリスチレン系	20	0.476	0	+	−	−	−	−
	20	0.721	0	++	+	±	−	−

(2) 粒径と感度

測定法により，特にラテックスの粒径に制限がない場合，粒径が大きい方が有利な事が多い[19]。理由は以下の通りである。使用するラテックスの重量Wが同じ場合,

$$W = ND 4\pi R^3 / 3 = nD 4\pi r^3 / 3$$

$$\left(N, n：粒子数，R, r：半径，D：比重 \quad 大文字は大きなラテックス，\atop 小文字は小さなラテックスを表す。 \right)$$

それぞれの表面積 $S = 4\pi R^2 N$, $s = 4\pi r^2 n$ を代入すると

$$S/s = r/R$$

となり，粒径が大きいほど全表面積は小さくなる。よって，単位面積あたりの感作タンパク量を同じにするためには，粒径が大きいほど使用するタンパクの量は少なくてよいので大変経済的である（表2）。

さらに，陽性判定に必要な粒子の凝集塊の大きさをLとすれば，この凝集界を形成するのに

必要な粒子の数は $(L/2R)^3$ となるので、R が大きいほど少ない粒子数で陽性の判定ができる（図5）。

これは，粒子の凝集に必要な抗原あるいは抗体の数が少なくてよい事を示しているので，粒径が大きいほど測定感度が高くなると考えられる。

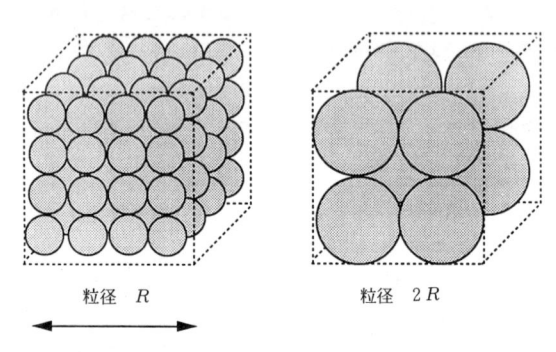

粒径 R　粒径 $2R$

陽性判定に必要な凝集塊の大きさ L

図 5

(3) 性能評価

検査薬の評価は，実際の試料で感度と非特異反応のレベルをみる事が大切である。また，感作直後のラテックスは，まだ性能が安定していない事が多いので，評価は試薬の作製直後だけでなく，数週間観察する必要がある。

(4) 分散液

ラテックス検査薬は，感度が高く，保存安定性に優れ，非特異反応がない事が必要である。このため様々な添加剤が加えられている。添加剤の例としては，BSA，ゼラチン，PEG，PVA，アラビアゴム，Tween20，Triton X-100，コリン，EDTA等がある。各添加剤の効果，量の詳細は不明である。特に血球凝集反応では，赤血球と異なりラテックスは分散液の組成によって非特異反応率，沈降像の見やすさが大きな影響を受けるので重要である。

1.7.6 おわりに

以上，ラテックス検査薬の開発に必要と思われる事項をまとめた。不備な点も多いが，詳細はメーカーに問い合わせるなどして補って頂きたい。本文が，バイオ検査薬開発の一助になれば幸いである。

文　献

1) J. M. Singer, et al., *Am. J. Med.*, **21**, 888(1956)
2) R. J. Galloway, "Microparticle immunoassay techniques", p. 15, Seradyn Inc., Indianapolis(1990)
3) 平岡淳一郎ほか, *Polym. Prepr. Jpn.*, **35**, 521(1986)
4) 日方幹雄ほか, 日本臨床検査自動化学会紙, **12**, No. 2, 121(1987)
5) 三谷勝男, 高分子, **37**, 320(1988)
6) H. J. Hager, US Pat., 3,857,931(1974)
7) A. Rembaum, et al., *Chemtech March*, 182(1978)
8) 保坂俊太郎, 表面, **23**, 421(1985)
9) 田島茂ほか, : 特開平3-26966
10) G. V. F. Seaman, C. L. Pollock Edt., "Latex-Based Technology in Diagnostics", p. 79, Health & Science Communication Inc. Washingtion DC. (1990)
11) 池田幹雄 : 特公昭63-32146
12) 平山忠一 : 表面, **28**, No. 10, 784(1990)
13) 吉岡真昭ほか, : 特開平3-237019
14) 櫻林郁之介ほか, : 検査と技術, **16**, 7(1988)
15) メイキースほか, : 特開平1-503174
16) 太田恵子ほか, 蛋白質 核酸 酵素, **35**, 13(1990)
17) 川口春馬ほか, : 特開平3-61493
18) フレッド テリーほか, : 特開平3-41087　など
19) 筏義人監修, バイオマテリアルの最先端, p. 267, シーエムシー(1989)

2 測定系の最近の進歩
2.1 EIA法
今井利夫*
2.1.1 はじめに

　従来より，生体成分の分析法には多数の方法が知られているが，混在する成分の中からある特定の微量成分を分析しようとした場合には，特異性の高い高感度な方法が求められる。最近はこのような観点から，生物学的親和性（抗原―抗体，酵素―基質，ホルモン―レセプター，糖―レクチン，他）を利用した多くの分析法が実用に供されている。

　特に，1959年にBersonとYalowによって報告[1]された放射免疫測定法（radioimmunoassay：RIA）は化学的測定法やバイオアッセイ法およびそれまで用いられていた免疫学的方法に比べて検出感度や特異性に優れた測定法として脚光を浴び，免疫測定法という新たな分野を切り開く発端となった。

　しかし，標識物質に放射性物質（RI）を使用するため，特殊な施設や測定装置を要することから，近年は非放射性免疫測定法が種々検討されている。なかでも，1971年にEngvallら[2]およびWeemenら[3]によりそれぞれ独立に報告された酵素免疫測定法（enzyme immunoassay：EIA）は酵素を抗原（または抗体）に標識し，その酵素活性値から検体中の抗原（または抗体）濃度を定量する方法であり，それまで組織化学で用いられていた酵素抗体法をRIAの原理に基づき液相系の反応に利用したものである。

　このように，RIAが放射能という量を測定するのに対して，EIAは酵素活性という反応速度を測定する。したがって，酵素の反応速度が酵素量に比例する条件が成り立てば，標識物質に酵素を用いることにより，その活性が増強できると共に数種の酵素を使用することによって複数の抗原を同時に測定することも可能である。

　EIAは多くの非RIAのなかでも検査室で広く用いられている方法の1つであり，現在，50社にもおよぶ各メーカーが癌マーカーや感染症の検査をはじめ，ホルモン，血漿タンパク等の分析にEIAのキットを取り扱っている。

2.1.2 測定法の分類

　原理的にはRIAと同様だが，標識物質に高分子タンパクである酵素を用いるために測定に種々の工夫がなされている。現在までに測定対象，検出型式および反応相などを異にする多数の方法が知られている（表1）。

　すなわち，酵素標識抗原（または抗体）と抗体（または抗原）との反応においては，非標識抗原（または抗体）を競合させるか否かにより競合法と非競合法とがある。広義には両方を含めて

---

　* Toshio Imai　東邦大学　理学部　生理化学教室

表1　エンザイムイムノアッセイの分類

被検物質	反応型式		反応相	測定法
抗原 　低分子物質（ハプテン） 　高分子物質	競合法	ヘテロジニアス法	液相法	2抗体法
			固相法	1抗体法 2抗体法 固相化抗原と酵素標識抗体を用いる方法
		ホモジニアス法		enzyme multiplied immunoassay technique（EMIT） enzyme modulator immunoassay substrate-labeled fluorescent immunoassay enzyme channeling immunoassay
	非競合法	ヘテロジニアス法	固相法	サンドイッチ法 　forward sandwich法 　reverse sandwich法 　simultaneous two site法 アビジン-ビオチン法 PAP法
		ホモジニアス法		enzyme enhanced immunoassay proximal linkage immunoassay
抗体 　外来抗原に対する抗体 　自己抗体	競合法			1抗原法
	非競合法	ヘテロジニアス法	固相法	サンドイッチ法 酵素標識第2抗体を用いる方法 酵素・抗酵素抗体を用いる方法, 他

　EIAと称しているが，狭義には競合法のみを示し，非競合法は別にイムノエンザイムメトリックアッセイと呼ぶことがある。また，抗原抗体反応物の測定方式により分離法［不均一（ヘテロジニアス）法］と非分離法［均一（ホモジニアス）法］があり，前者は抗原・抗体反応物（Bound form ; B）と未反応物（Free form ; F）とを分離（BF分離）し標識酵素の測定を行う。この際，分離法では抗原・抗体反応を液相で行う方法（液相法）と液相-固相間で行う方法（固相法）とがあるが，液相法は遠心分離を必要とするため，固相法が一般的である。たとえば，サンドイッチ法では固相（担体）をあらかじめ抗体でコーティングしておき，それに検体中の抗原を反応させた後，酵素標識抗体を用いて検出する。通常，担体にはビーズ，マイクロプレートおよびチューブ類などが使用されるが，最近は反応時間を短縮する目的で微粒子担体（磁性粒子，他）を使うケースが多い。

　一方，後者は抗原・抗体反応の結果，標識した酵素の活性が変化することを利用して測定するものでBF分離を必要としない。従来，Rubensteinら[4]（EMIT : Enzyme multiplied immunoassay technique，米国Syva社）の方法やCEDIA（Cloned enzyme donor immunoassay，山之内）などが知られている。非分離法は洗浄工程が不要なため，操作が簡便だが盲検値が高くなり

やすく検出感度に問題がある。また，高分子量抗原の測定では満足できる結果が得られていない。現在はこれらEIAのうち，競合—液相法の2抗体法と非競合—固相法であるサンドイッチ法が汎用されている。

2.1.3 測定法

従来から，多数の研究結果が報告されており，EIAの方法論についてはほぼ出尽くした感がある。したがって，表1に示した個々の方法に関する原理やその特徴については，既に多くの成書で述べられているので，ここでの詳述は避け，近年，EIAで検討されている試薬類や測定系を中心にふれる。

(1) 抗原の測定

①抗　体

測定に使用する抗体の特異性と力価は測定系を組み立てる上で重要となる。すなわち，用いる標識抗体（または標識抗原）の量によって測定感度が左右されるので，これらの量をなるべく少なくすることが測定感度を向上させる上で必要となる。このためには，少量あるいは低濃度でも効率よく抗原と結合し得る抗体を用いることが重要となり，EIAの測定感度は用いる抗体に依存するといっても過言ではない。

現在，抗体には動物（家兎など）に抗原を投与して抗体を作製したポリクローナル抗体（主にIgG）と，細胞融合技術を用いて抗体を作製したモノクローナル抗体が使用されている。

前者は性質の異なる複数の抗体が混在しており，当該測定抗原に対する抗体はIgG分画のうちおよそ10%程度といわれている。したがって，抗血清中の特異抗体の濃度が低いために抗原抗体反応を行うと，他の共存成分に対して交差反応を示すことがある。たとえば，hCGはTSH，FSHおよびLHなどと共通構造部分が存在するため，hCGの測定にポリクローナル抗体を使用すると交差反応を生じる。しかし，hCGのβサブユニットに対するモノクローナル抗体を用いて反応を行うと，これらのホルモンに対する交差反応性は認められないことなどが知られている。さらに，標識したこれら抗体を使用した場合，固相法では担체に吸着されやすく，測定時の盲検値が高くなり，検出感度の低下をまねきやすい。したがって，高感度な系を組み立てるためには，抗体を精製（アフィニティークロマトグラフィー，等電点電気泳動法，クロマトフォーカシング，等）した後，酵素標識を行うか，あるいはFab′を酵素標識したのちアフィニティー精製を行って，高純度の酵素標識Fab′を使用するなどの方法がとられている。

一方，後者は精製が困難な抗原物質に対する特異抗体を作製する場合や抗原決定部位が複数個存在するタンパク質などにおいて，ある特定のアミノ酸配列を検出する場合などに適している。同じ特性をもつ抗体が半永久的に継続して得られるなど，多くの利点があるために，近年はモノクローナル抗体が多数市販され，測定に利用されるようになってきた。特に，それぞれのタンパ

ク質におけるドメイン部分のペプチドがペプチド合成機により比較的容易に合成できるようになってきたことから、それら合成ペプチドを抗原とするモノクローナル抗体も作製され測定に供されている。フィブロネクチンについてはペプチド鎖における細胞結合ドメイン部分に相当するモノクローナル抗体が作製され癌患者の分析に応用[3]されている。また、腫瘍マーカーの1つであるmodified nucleotide（1-methyladenosine, pseudouridine）でも図1の矢印部分をエピトープとしたモノクローナル抗体が作製され、ＥＩＡによる測定[6]が試みられている。このように、ある特定の部位を認識するモノクローナル抗体が種々作製されてきており、モノクローナル抗体の容易な供給と相まって、今後、特異性の向上や高感度化につながっていくものと期待される。

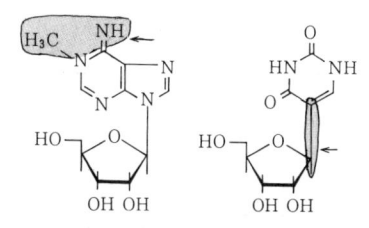

1-Methyladenosine　　Pseudouridine
図1　Modified nucleotide

しかし、新たに作製された抗体を用いて得た測定値についてはそれぞれの成分において、その臨床的評価を再確認する必要がある。

②標識酵素とその標識化

標識酵素としての条件と従来より用いられてきた標識酵素の種類を表2および表3に示した。現在までのところ、表2の条件を総て満たす標識酵素は見出されていない。

今後も新たな標識酵素の検索が続けられると思われるが、最近、遺伝子組み換え技術を用いて各種タンパク質（リコンビナントタンパク質）が容易に合成できるようになってきたことから、これら技術を用いた試みもなされてこよう。

近年、生物発光反応に関与する酵素の遺伝子レベルでの研究の進展に伴い、ホタルのルシフェラーゼが遺伝子組み換えにより合成[7]されている。このリコンビナントルシフェラーゼは最近、標識酵素にアセテートキナーゼを用いた際の検出試薬[8]に応用されると共に、直接標識酵素に用いたＥＩＡの試み[9]もなされている。

表2　標識酵素の条件

高純度（精製が容易）
安価で入手が容易
高い代謝回転数を有する。
標識しやすい官能基を有し安定（遊離、複合体の状態での保存）
活性の測定が容易で、その条件が免疫測定条件と一致（pH、イオン強度、緩衝液組成、等）する。
基質に対するK_m値が小さく、反応生成物に対しては大きい
K_iやK_I値が大きい
被検体中の濃度が低い（必須条件ではない）

表3　EIAに用いられる酵素およびその関連物質

酵　　素	酵素関連物質
アセチルコリンエステラーゼ アルカリ性ホスファターゼ β－D－ガラクトシダーゼ グルコアミラーゼ グルコースオキシダーゼ グルコース－6－リン酸脱水素酵素 ヘキソキナーゼ ペニシリナーゼ ペルオキシダーゼ リゾチーム	アセチルコリンエステラーゼ阻害剤 β－ガラクトシダーゼ基質 各種補酵素

このような技術が導入されることにより，今までは高価で大量に入手することが困難であったこれら酵素も容易に入手できる道が開けつつあり，今後，他の多くの酵素類（好熱菌や耐熱菌由来の酵素，等）についても検討され，将来，標識酵素として理想的な条件を満たす酵素が見出される可能性も大いにある。

一方，酵素の標識化については，従来より表4に示す各種方法が用いられてきた。

現在では，どのような抗原や抗体にも標識化が可能だが測定系を組み立てる上では，酵素の活性に影響を与えず，純度や収率の優れた方法であることが望ましい。従来より，酵素標識した抗体にはIgG（アミノ基等を用いて標識）が汎用されてきたが，石川ら[10]のヒンジ法，すなわち，Fab′（IgGをペプシンで消化後，さらに還元

表4　主な酵素標識法

カルボジイミド法
グルタルアルデヒド法
過ヨウ素酸法
マレイミド法
ピリジル・ジスルフィド法　他

して得られる）のヒンジ部に存在するチオール基を用いて標識する方法によれば，Fab′の抗体活性が完全に維持される共に，酵素標識IgGを用いた場合に比べて酵素標識Fab′の固相への非特異吸着も少なくなり，EIAの高感度化に有用であるといわれる。

③標識酵素の検出法

主な標識酵素の活性測定法には比色法，蛍光法および化学発光法（第2章1.3と1.4の項）が知られており，代表的な標識酵素の活性検出法を表5に示す。これらのうち，いずれの方法が高感度であるかは標識酵素の種類や測定系などによっても異なるが，通常，化学発光法が最も高感度である。しかし，β－D－ガラクトシダーゼ，ペルオキシダーゼ（POD）およびアルカリ性ホスファターゼ（AlP）を標識酵素に用いた蛍光法においてもアトモルレベルの検出感度（表6）[11]が得られている。一方，PODの比色法では蛍光法の約1/10程度の感度であると言われてい

表 5 標識酵素の活性検出法

酵素	比　色　法	蛍　光　法
ペルオキシダーゼ (1.11.1.7)	H_2N-〇-OH + H_2O_2 $\xrightarrow{(pH\,5.6)}$ 発色体 (450 nm) COOH 5-アミノサリチル酸 2,2'-アジノジ(3-エチルベンゾチアゾリン-6-スルホン酸)(ABTS) $\xrightarrow{(pH\,4.0)}$ 発色体 (405, 578 nm)	R-〇-OH + H_2O_2 $\xrightarrow{(pH\,8)}$ R-〇-〇-R (OH, OH) チラミン：-CH_2-CH_2-NH_2　　λ_{ex}　λ_{em} R：p-ヒドロキシフェニル酢酸(HPA)：　チラミン：320 nm, 405 nm 　　　　　　　　CH_2COOH　　　　HPA：317 nm, 414 nm p-ヒドロキシフェニルプロピオン酸　　HPPA：320 nm, 405 nm (HPPA)：-CH_2-CH_2-COOH
アルカリ性ホスファターゼ (3.1.3.1)	O_2N-〇-O-P(=O)(OH)-OH + H_2O $\xrightarrow{(pH\,8.2)}$ O_2N-〇-O^- + H_3PO_4 (410 nm) p-ニトロフェノールリン酸 〇-O-P(=O)(OH)-OH + H_2O → 〇-OH フェノールリン酸 フェノール + 4-アミノアンチピリン → (酸化剤)	〇-O-P(=O)(OH)-OH + H_2O $\xrightarrow{(pH\,10.3)}$ 〇-OH + H_3PO_4 (CH_3) 〈4-メチルウンベリフェリルリン酸 (λ_{ex} 360 nm, λ_{em} 453 nm)
β-D-ガラクトシダーゼ (3.2.1.23)	O_2N-〇-O-β-D-ガラクトシド + H_2O $\xrightarrow{(pH\,7.8)}$ O_2N-〇-O^- + β-D-ガラクトース (420 nm) o-ニトロフェニル-β-D-ガラクトシド	HO-CH_2OH...O-〇-(CH_3) + H_2O $\xrightarrow{(pH\,10.3)}$ 〇-(CH_3) + β-D-ガラクトース 4-メチルウンベリフェリル-β-D-ガラクトシド (λ_{ex} 330 nm, λ_{em} 453 nm)

表6　標識酵素の検出感度（文献11より一部引用）

酵　　素	活　性測定法	基　　質	酵素の検出感度（測定時間）	
			10分	100分
			アトモル／チューブ	
β－D－ガラクトシダーゼ（大腸菌）	蛍光法	4-メチルウンベリフェリルβ-D-ガラクトシド	0.2	0.02
	比色法	2-ニトロフェニルβ-D-ガラクトシド	1,000	100
ペルオキシダーゼ（西洋ワサビ）	蛍光法	3-(4-ヒドロキシフェニル)プロピオン酸	5	0.5
	比色法	3,3',5,5'-テトラメチルベンジジン	55	5
	比色法	o-フェニレンジアミン	25	25
アルカリ性ホスファターゼ（ウシ小腸）	蛍光法	4-メチルウンベリフェリルリン酸	10	1.0

酵素反応液：50～150μl

るが，AlPの酵素サイクリング(図2)による比色法[12]ではアトモルレベルの測定感度が報告されている。

また，標識AlPの比色法にはAlPによってアポ－D－アミノ酸酸化酵素を活性なホロ酵素に変換した後，d－プロリンより生じる過酸化水素をPODの存在下に3,5－ジクロロ－2－ヒドロキシベンゼンスルホン酸と4－アミノアンチピリンに

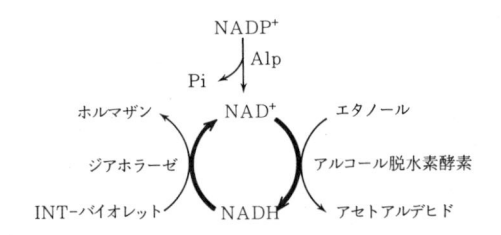

図2　酵素サイクリングによるAlp活性の測定
INT：iodonitrotetrazolium

より発色させ定量する方法(図3)も報告[13]されており，甲状腺刺激ホルモンを蛍光法（4－メチルウンベリフェリルリン酸を基質とする方法）よりも高感度（約1.7倍）に測定している。

このように検出感度においては，通常の分光光度計や蛍光光度計を使用してもRIA（^{125}I；半減期60日，非放射活性4.8dpm/amol）と同等以上の感度を有する方法が多数報告されている。

今後も比色法や蛍光法を用いたEIAにおいて，標識酵素の高感度検出系の確立（新規な基質や検出試薬の開発）は必須であり，さらに検討されてゆくものと思われるが，その際，単に測定感度に限らずルチン検査法として導入しやすい検出系であることが望まれる。最近はEIAの高感度化の一環として，化学発光反応を用いた検出法が注目されており，PODのエンハンサーを用いた測定法[14),15]やAlPの1,2－ジオキセタン誘導体を基質とした測定法[16]などが検討されている。

④測定系

1)競合法

ハプテンから高分子物質まであらゆる抗原物質の分析に適用できる。測定は抗体と結合した標識抗原量の減少度を測定する。通常，検出感度は最初に使用した標識抗原の量のおよそ1/20〜1/40程度と言われており，使用する抗体の抗原に対する親和性（親和定数が高いほど高感度）や標識抗原の比活性が重要となる。従来報告されている方法では，その検出感度が1フェムトモル（1×10^{-15} mol）程度あれば高感度な方法と考えられている。

したがって，最近の報告においても本系に基づく超高感度法は報告されておらず，むしろEIAの簡便化の1つとして，特殊な分析装置を必要としないエンザイムイムノクロマトグラフィーの検出などに用いられている。この方法[17]は分析対象物（抗原）に対する特異抗体を固定化したペーパーストリップと酵素試薬（グルコースオキシダーゼとPOD標識抗原）および発色試薬（グルコース，4-クロロ-1-ナフトール）から構成されており，測定にあたっては，試料（全血，血漿）を混和した酵素液と発色液で順次展開し，発色ゾーンの高さを測定（図4）する。テオフィリンの分析に応用した結果，検出感度は低いものの簡便でかつ迅速（約15分）に定量できることが示されている。

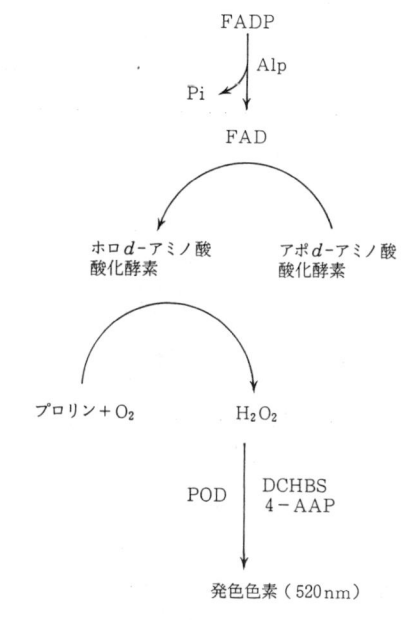

本法は特別な装置を必要としないことから，EIAのスクリーニング的検査への利用には有用であろう。今後，測定対象によっては高感度化する必要があり蛍光検出や化学発光検出などの方法を組み合わせることにより，その応用範囲も広がるものと予想される。

2)非競合法

競合法が免疫平衡状態の一部分を測定するのに対し，免疫反応した対象物の全量を測定するために測定感度が高く通常，EIAの超高感度法はこの測定系に属する。また，測定の過程で洗浄操作を行うために検体として用いる血清や尿中の夾雑成分の妨害を受けにくい。本法は固相に抗

図3 Alp活性の測定

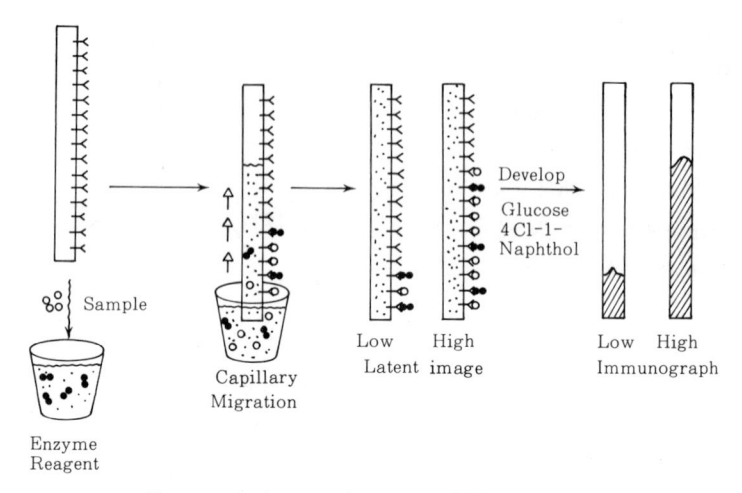

図4　イムノクロマトグラフィー（文献17より引用）
○：試料（抗原），●：酵素複合体，〰：固定化抗体，⋰：グルコースオキシダーゼ

体が高密度に結合でき，また，標識抗体を大量に加えれば反応の平衡を結合側に傾けることができる。検出感度は固相に非特異的に吸着する酵素標識抗体の量により左右されるが，通常，その割合は用いた抗体量のおよそ1万分の1前後であると言われており，アトモル（1×10^{-18} mol）レベルの測定感度が可能である。

　Ruanら[18]はEIAの高感度測定法を確立する目的で使用する固相の表面積を小さくした系で検討を試みている。すなわち，それまで用いてきた直径3.2mmのポリスチレンボール（反応液：150 μl）を直径1mmのガラスボール（反応液：5 μl）に変えてヒトフェリチンの測定を試み，1ミリアトモル量の検出結果を報告している。しかし，このような試みは試料の微量化にはつながるものの，実用感度の向上には必ずしも有効な手段ではないとして，さらに，固相の大きさや反応液量を変えずに，酵素標識Fab'の固相への非特異吸着を低下させる新しい方法として免疫複合体転移測定法[19],[20]を報告している。この方法を用いるとヒト甲状腺刺激ホルモンを20ミリアトモル，さらに，ヒトフェリチンでは1ミリアトモルまでの検出が可能であるとしており，より実用的な方法論への発展が期待される。今後共に臨床検査に使いやすい高感度な測定系が検索されて行くものと思われるが，最近，これら試みの他に非競合法を用いたDNA EIAやイムノブロット法などに関する報告などもなされている。前者はEIAとPCR法とを組み合わせて血清中の目的遺伝子（ゲノムのコピー）の有無を検出・同定する方法である。PCR法を用いた遺伝子分析は臨床検査においても興味がもたれてきたが，それらの多くはゲル電気泳動やドッ

トブロットあるいはターゲットDNAに対し特異的にラベルした試薬の分離などが必要であり，臨床検査に使用するには操作がやや煩雑である。

最近，Manteroら[21]はDNAをハイブリダイゼーション後，選択的に2本鎖DNAと反応する抗体を用いて1本鎖DNAを分離する方法を報告している。彼らはこの方法を用いて血清中のhepatitis B virus(HBV)のDNAを検出している。すなわち，DNAプローブを固相に固定化（5ng/well）し洗浄後，粗PCR液をウエル中に添加し，50℃1時間処理後，さらに，モノクローナル抗体を37℃1時間反応させる。これにウエル中の結合抗体を検出するためにPOD標識家兎マウスIg抗体を添加し，室温にて1時間反応させた後，テトラメチルベンチジンと過酸化水素混液を加えて室温（暗所）で30分間反応させ測定（450 nm）する方法で再現性も比較的よい。

この方法は通常のEIAの容易さにPCR法の感度を組み合わせた方法で簡便・迅速な遺伝子分析法であり，臨床検査にも使用しやすい方法といえよう。今後は標識酵素の種類や検出系との組み合わせにより検出感度が向上すれば，さらにその発展が期待される。

一方，後者はタンパク質の分離分析法の1つで優れた分離能を有するゲル電気泳動法と特異的で高感度な免疫学的検出法を巧みに組み合わせた方法である。この方法はTowbinらの報告[22]以来，タンパク質の極めて有用な分析法の1つとして広範に利用されている。検出法には主としてEIAが用いられており，特に，間接法は2種類の抗体を使用するが検出感度も比較的高く，また，広範囲の抗原タンパク質に対して1〜2種類の標識第2抗体を用意すればよいことから広く用いられている。この際，標識酵素には各種酵素が検討されてきたが，PODが汎用されている。POD活性の検出には古くからジアミノベンチジン（DAB）が用いられており，抗原タンパク質の検出感度はおよそ80〜200pgとされている。しかし，発癌性が指摘されて以来，DAB以外にも各種基質が検討され最近は発癌性のない標識PODの活性検出[23),24)]試薬（和光純薬，コニカ）も市販されるようになってきた。また，われわれもDAB法に比べてさらに高感度な方法としてメチルベンゾチアゾリノンヒドラゾンとジクロロフェノールを用いる標識PODの新しい検出法を報告[25)]した。最近はDAB法よりも高感度な検出法が順次開発されてきており，ゲル電気泳動法で分離した微量のタンパク質のアイソホームの検出などに応用されている。

このようにタンパク質（抗原）がニトロセルロース膜などの表面に吸着する性質をうまく利用することによって，タンパク質の免疫学的分析法における固相法の応用範囲が大幅に広がった。イムノブロット法は目的の抗原タンパク質に対する特異抗体があれば基本的にはあらゆる種類のタンパク質の分析に応用できるため，今後，さらに多面的な応用が期待される。

3)均一測定系

従来より，あらゆる抗原物質（低分子量〜高分子量）を分析対象とした高感度なホモジニアスEIAの確立がさけばれてきたが，現在までのところ満足できる方法はない。

最近，本測定系については，ＥＩＡのドライケミストリーによる測定法[26]や電気化学的方法（Electrochemical Enzyme Immunoassay；ＥＥＩＡ）[27]などが検討されている。

前者の方法ではアミラーゼを標識した特異抗体や基質（不溶化デンプン）などを3層（図5）のフィルム状の反応相とし，検出にはグルコースオキシダーゼ－ＰＯＤ系による発色を測定（フジドライケム5500分析装置）する方法が報告[26]されている。この方法を用いれば，ＣＲＰ(5-100 mg/L)やテオフィリン(1-50mg/L)が短時間（10分以内）に分析でき，他方法との相関もそれぞれＣＲＰ $r=0.985$（ヘキスト社，濁度法）およびテオフィリン $r=0.987$（シバ社，ＥＭＩＴ）と優れていると言う。また，共存物質の影響についてもヘモグロビン，グルコース，アミラーゼおよびビリルビンについては，著しい影響が認められていない。

現在，ＥＩＡのドライケミストリーによる検出法は，これら比色法に限らず化学発光法等も検討されつつあり，近い将来，高感度化がはかられ，それらの自動分析装置も登場してくるものと予想される。

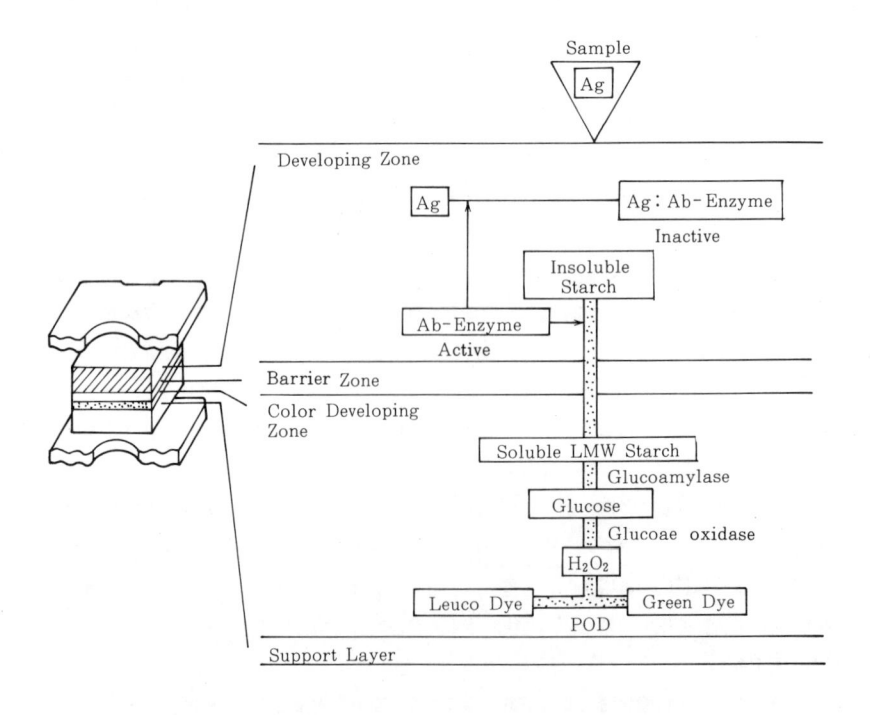

図5 ドライスライド（文献26より引用）

一方，後者の方法も従来よりＥＩＡの検出に用いられてきたが，試料中のタンパク成分が電極表面に付着しやすいために測定にはプレカラムを必要とし，特異性や検出感度が低い（サブミリグラム／ℓ 程度）ことなどが指摘されていた。最近，従来の検出法に比べて簡便でかつ特異性を向上させた改良法が報告[27]されている。すなわち，フェニトインをモデルとして酸化還元試薬に2,6-ジクロロフェノール（ＤＣＩＰ）を用い，フローインジェクション法により系を組み立てている。すなわち，酵素標識フェニトインは抗体と結合するとＧ６ＰＤＨの酵素反応が阻害されるが，遊離のＧ６ＰＤＨ標識フェニトインはＧ６Ｐと反応して補酵素ＮＡＤをＮＡＤＨに変換する。生成したＮＡＤＨはＤＣＩＰと反応（図６）してＤＣＩＰＨ$_2$（還元生成物）を生じることから，これを電気化学的に検出する方法（２点速度法）である。この方法はＮＡＤＨを分離するためのカラム（プレカラム，分析用カラム）が不要であり，アスコルビン酸やグルタチオンなどの共存成分の影響を受けない。また，得られたフェニトイン値はＦＰＩＡ（fluorescence polarization immunoassay）ともよく相関（$r=0.95$）するという。

このように，ホモジニアスＥＩＡについても新しい試みが種々なされており，近い将来，本測定系による高感度ＥＩＡが臨床検査に応用されてこよう。

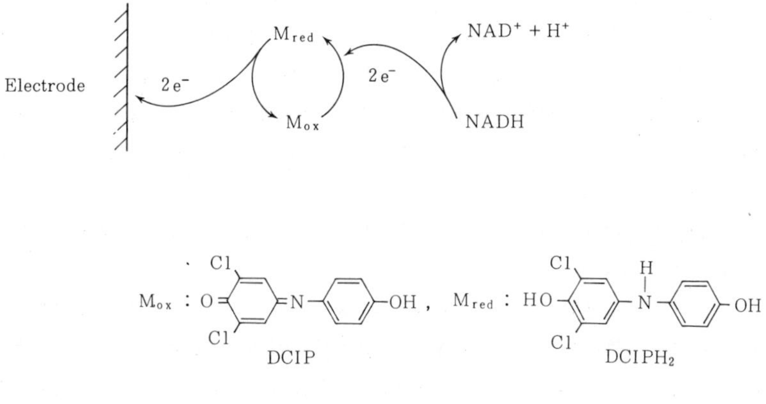

図６　電気化学的ＥＩＡ

4)その他の測定系

多様化する検査機器の中で様々なバイオセンサーについても興味がもたれてきた。現在，新しい原理に基づく様々な免疫センサーに関する基礎的研究が行われており，モノクローナル抗体の利用とも合わせて，将来は高感度な免疫センサーが具体化してくるものと予想される。しかし，

現在最もよく研究されている電極を用いるセンサーも高感度な計測が要望される免疫センサーでは，非特異反応によるノイズが発生するために実用化には至っていない。今後はこれらの非特異的反応をいかにおさえるかが，実用化のカギとなっている。また，光デバイスやフォトンカウンターを用いる免疫センサーも盛んに研究されており，今後の発展が期待される。

(2) 抗体の測定

抗体の測定は感染症や自己免疫疾患の診断ならびに治療経過観察などの目的に使われてきた。ＥＩＡによる測定感度は一部のウイルス感染症（ＨＴＬＶ－Ｉ，ＨＩＶ，ＨＣＶ，等）などの検査を除いて従来法の検出感度で充分利用されてきた。したがって，最近まで抗原の測定に比べると測定系やその検出感度にあまり大きな進歩は見られなかった。

従来より汎用されてきた方法には，抗原を不溶化した固相に測定対象となる抗体をトラップし，固相を洗浄後，酵素標識抗イムノグロブリン抗体（第２抗体）を反応させ，その酵素活性値から抗体濃度を測定する方法とイムノグロブリンをあらかじめ抗イムノグロブリン抗体不溶化固相上にトラップしておき，これに酵素標識抗原を反応させて目的の抗体のみを測定する方法などが知られている。

前者の方法は血清中に共存するイムノグロブリン（ＩｇＧでは約10 mg/ml）が抗原不溶化固相上に非特異的に吸着し，これに酵素標識抗イムノグロブリン抗体が結合して盲検値が高くなりやすく，高感度化しにくい。一方，後者の方法では固相に不溶化される抗イムノグロブリン抗体の量，すなわち，イムノグロブリンをトラップする能力が高感度化を妨げる要因となっている。イムノグロブリンのトラップ効果を上げるためには固相の表面積を大きくする方法がとられるが，他方，酵素標識抗原の固相への非特異吸着も多くなり，前者と同様，盲検値が高くなり，高感度化がむずかしい。

最近，超高感度化の試みがいくつかなされており，今後，抗体の測定法も高感度化できる可能性が見出されつつある。

石川ら[20),28)]は，測定の対象となる抗体を従来法のようにイムノグロブリンとして測定する代わりに，これらの抗体と結合する抗原量より測定する方法を示している。この方法は，糖尿病患者における抗インスリン抗体の測定に応用され，好結果が得られているが，対象となる抗原が比較的低分子（インスリン，等）に限定され，また，イムノグロブリンのクラスが同定できないなどの問題がある。そこで，別の抗体測定法として免疫複合体転移測定法[20)]についても報告している。これは測定対象の抗体と抗原との免疫複合体を固相にトラップ後，洗浄して大部分の非特異イムノグロブリンを除去し，免疫複合固相から溶出させ，別の固相上にトラップした後，抗体イムノグロブリンを測定する方法である。

このように，免疫複合体を固相から固相へ移しかえることにより，非特異イムノグロブリンを

より完全に除去でき，盲検値が著しく低下するために高感度測定が可能であるという．

　今後，さらに改良がなされれば一層の高感度化が可能であり，従来法では証明できなかった抗体の存在が確認できるものと予想され，病態解析に役立つものと思われる．

　以上，EIAについてふれたが，測定法の特異性が向上し高感度化すれば，微量の試料からより多くの生体情報が得られることになる．

　このような点でもEIAはすぐれた方法であり，多くの研究者により多種多様な測定系が検索されてきた．現在も測定成分に適した抗体の作製，標識酵素の選択および検出法の開発などが試みられている．

　しかし，測定法の改良や開発によって，より高感度な方法が確立されると当然のことながら，得られる測定値のもつ臨床的意義も変わってくる可能性がある．α-フェトプロテインのように，二重拡散法で測定されていた頃は原発性肝癌に特異的な検査と考えられていたが，その後，高感度な方法が報告されるに至り成人の血清中にも微量ながら存在することが明らかとなり，肝硬変から肝癌にいたる過程のパラメータとして新しい臨床的意義が付加されてきた．このような現象は他の検査項目についても常に考慮しなければならない点である．

　現在，抗原のEIAではアトモルレベルの測定感度が得られており，さらに最近では，ミリアトモルレベルの測定法も徐々に開発されてきている．また，抗体の測定についても近年超高感度化が可能となり，自己抗体や抗ウイルス抗体の測定などでは実用化の段階にある．

文　　献

1) Yalow, R. S., et al.; *Nature*, **184**, 1648, 1959
2) Engvall, E., et al.; *Immunochem.*, **8**, 871, 1971
3) van Weemen, B. K., et al.; *FEBS Lett.*, **15**, 232, 1971
4) Rubenstein, K. E. et al.; *Biochem. Biophys. Res. Commun.*, **47**, 846, 1972
5) Kitayama, M., et al.; *Clin. Chem.*, **37**, 466, 1991
6) Itoh, K., et al.; *Jpn. J. Cancer Res.* (Gann), **79**, 1130, 1988
7) Masuda, T., et al.; *Gene*, **77**, 265, 1989
8) 池田ひろみ，他；日本薬学会第111回大会，1991
9) 荒川秀俊，他；日本薬学会第110回大会，1990
10) Ishikawa, E., et al.; *Clin. Chem. Enzym. Comms.*, **1**, 199, 1989
11) 石川英治；酵素免疫測定法（石川，他編）第3版 p.154 医学書院，1987

12) Stanley, C. J., et al. ; *J. Immunol. Methods*, **83**, 89, 1985
13) Obzansky, D. M., et al. ; *Clin. Chem.*, **37**, 1513, 1991
14) Gary, H. G., et al. ; *Anal. Biochem.*, **145**, 96, 1985
15) Gary, H. G., et al. ; *Clin. Chem.*, **31**, 1335, 1985
16) Nishizono, I., et al.; *ibid.*, **37**, 1639, 1991
17) Zuk, R. F., et al.; *ibid.*, **31**, 1144, 1985
18) Ruan, K-h, et al.; *Anal. Lett.*, **20**, 587, 1987
19) Hashida, S., et al.; *ibid.*, **21**, 1141, 1988
20) Ishikawa, E., et al. ; *J. Clin. Lab. Anal.*, **3**, 252, 1989
21) Mantero, G., et al. ; *Clin. Chem.*, **37**, 422, 1991
22) Towbin, H., et al. ; *J. Proc. Natl. Acad. Sci. USA*, **276**, 4350, 1979
23) Taketa, K., ; *J. Immunol. Methods*, **95**, 71, 1986
24) 山崎誠彦, 他 ; 第59回日本生化学会大会, 684, 1986
25) 今井利夫, 他 ; 生物物理化学, **35**, 39, 1991
26) Ashihara, T., et al. ; *Clin. Chem.*, **37**, 1525, 1991
27) Tang, H. T., et al. ; *Clin. Chem.*, **37**, 245, 1991
28) Kohno, T., et al. ; *Clin. Chim. Acta*, **168**, 97, 1987

2.2 CLIA

中井利昭*, 磯部和正**

2.2.1 はじめに

最近生体成分の微量分析法として,化学発光(Chemiluminescence)や生物発光(bioluminescence)を用いる分析法が開発され,注目されている。1984年には第1回目の国際シンポジウム「生物医科学における定量的発光分析法」も開催され,活発な討議が行われたという。化学・生物発光分析は,pmol(10^{-12}mol)からfmol(10^{-15}mol)のレベルで高感度測定可能であり,特異的なアッセイ系であるイムノアッセイの検出系に化学発光法を用いたケミルミネッセントイムノアッセイ(chemiluminescent immunoassay, CLIA)の利用が急速に伸びてきている。1990年のXIVth International Congress of Clinical Chemistry(ICCC)ではCLIAの臨床応用のみならず,全自動化学発光イムノアッセイ測定装置が発表され,今後の検査室での飛躍的な発展が予想される。

2.2.2 化学発光とは

発光は大きく2つの型式に分けられる。すなわち化学発光と生物発光である。生物発光は,例えば,よく知られたホタルのルシフェラーゼ系のように本質的に生物に由来するものである。一方,化学発光というのは,化学反応によって励起状態まで高められた分子ないし原子が,元の基底状態に戻るとき,差エネルギーを光子として放出するすなわち光を発する現象をいう。放出された光子は光電子増倍管(photomultiplier)ないし光子計数計(photon counter)を用いて測定することができる。化学発光の特徴は,発光がいわゆる無から有の形で生じるので,微量光(シグナル)をとらえるとき,検知器の感度を可能な限り上げることができることである。これによってpmolからfmolまでの高感度分析が可能であると同時に広いダイナミックレンジをとることができる。

化学発光や生物発光での反応効率の実用的尺度が量子収率である。例えばルミノールの場合を例にとると,内部消光や外部消光で失われるエネルギーが実に95%以上もあり,実際に光子として測定されるのは1%程度に過ぎない。この点は生物発光の量子収率が10〜90%といわれているのに対して効率が悪い。この欠点に対して,化学発光反応を増強して量子収率を向上させたことが,今回の化学発光の発展をもたらした。

2.2.3 化学発光イムノアッセイの概要

化学発光や生物発光を用いたイムノアッセイは原理的には4つに大別できる。第1が化学発光イムノアッセイ法(Chemiluminescent immunoassay, CLIA)で,標識試薬としてイソルミノー

---

  * Toshiaki Nakai 筑波大学 臨床医学系 臨床病理
 ** Kazumasa Isobe 筑波大学 臨床医学系 臨床病理

ルやアクリジニウム誘導体などの化学発光性化合物を抗原または抗体に標識してトレーサー標識体として用いる方法である。第2が化学発光酵素イムノアッセイ法（Chemiluminescent enzyme immunoassay, CLEIA）で，酵素を標識した酵素イムノアッセイ（EIA）においてB／F分離後，その酵素活性の測定に発光反応を用いる方法である。第3として，グルコースデヒドロゲナーゼを標識酵素としてその活性測定に細菌性ルシフェラーゼによる生物発光法を用いるなどの生物発光酵素イムノアッセイ法（Bioluminescent enzyme immunoassay, BLEIA）がある。第4に補酵素のNADやATPを標識し，抗原抗体反応によりその補酵素活性が不活化することを利用し，活性測定にルシフェラーゼによる生物発光反応を用いる補酵素標識生物発光イムノアッセイ法（Co-factor labeled bioluminescent immunoassay, CBIA）がある。これらの中で実際に臨床検査に応用されてきたのは第1のCLIAと第2のCLEIAであるので，以下これらについて述べる。

(1) CLIA

化学発光基質としては，表1のようなものがあるが，たとえばルミノールはそのアミノ基を用いて標識すると，著しく発光量子収率が低下する，溶解性が低いなどの欠点がある。この低感度と溶解性を改良してイソルミノール誘導体やアクリジニウム誘導体が開発された。

イソルミノール誘導体を用いたアッセイ法はラジオイムノアッセイと同様で，抗原抗体反応をした後固相法などでB／F分離し，過酸化水素－ミクロペルオキシダーゼを添加して発光測定する。図1にイソルミノールの2つの誘導体，amino-butyl-n-ethyl-isoluminol（ABEI）とamino-hexyl-n-ethyl-isoluminol（AHEI）の構造式を示すが，ABEIとAHEIはその側鎖の長さが異なっているだけである（ABEIの側鎖$n=4$，AHEIの側鎖$n=6$）。発光量はABEIに比べてAHEIの方が大きいが，ABEIの方が

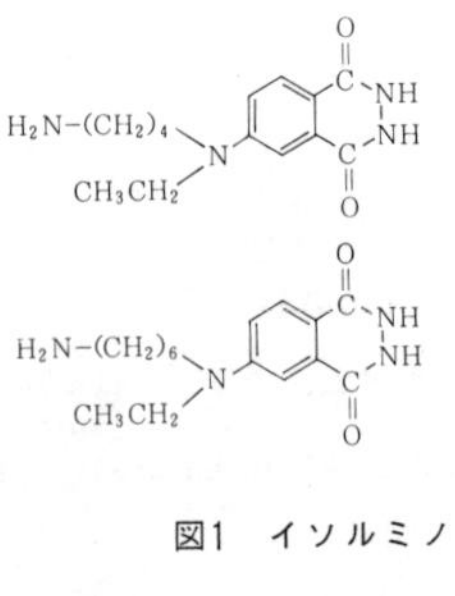

表1 化学発光基質

ルミノール
イソルミノール
ピロガロール
プロトヘミン
イソルミノール誘導体
　（アミノブチル-n-エチルイソルミノール，ABEI）
　（アミノヘキシル-n-エチルイソルミノール，AHEI）
アクリジニウム誘導体
　（アクリジニウムエステル）
　（アクリジニウムアシルスルホンアミド）

ABEI (aminobutyl-n-ethyl-isoluminol)

AHEI (aminohexyl-n-ethyl-isoluminol)

図1　イソルミノール誘導体の構造式

酸化試薬を添加するまでの時間の変動による影響を受けにくいので使用しやすい。本アッセイ法を用いてステロイドホルモン（エストラジオール，エストリオール，プロゲステロンなど）など種々のホルモンの測定が開発され[1]，臨床応用されている。

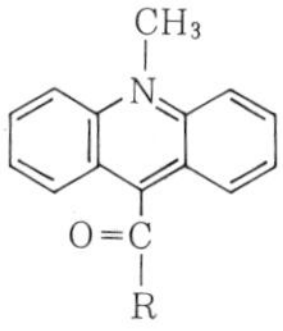

図2　アクリジニウム誘導体の基本骨格

つぎにアクリジニウム誘導体を用いたアッセイ法についてであるが，原理はイソルミノール誘導体の場合と同じである。ただしアクリジニウム誘導体は，ルミノールに比べて100倍も発光性が高く，またアクリジニウム誘導体で標識した試薬に，さらに抗原あるいは抗体分子などが結合しても発光能力が減弱しない利点もある。最も活性の高い結合物は，1分子あたり約10^{19}カウントの発光を起こすともいわれ，RIAやEIAよりも理論的には感度がより高くなる可能性がある。アクリジニウム誘導体には，基本骨格（図2）のエステル誘導体の他に，最近アシルスルホンアミド誘導体を用いることで良好な量子収率の得られることが報告されている[2]。本アッセイ法については，すでにTSHなどのホルモンをはじめ，ウイルス，腫瘍マーカーなどが開発され[3],[4]，測定キットが市販されている。

(2) CLEIA

CLEIAは酵素標識体をトレーサーとして，その活性測定に化学発光法を用いるイムノアッセイ法である。まずペルオキシダーゼを用いたCLEIAについて述べると，図3に示したようにペルオキシダーゼ酵素が，たとえばルミノールの場合，ルミノール発光反応の触媒となる。ペルオキシダーゼを標識として用いた場合，化学

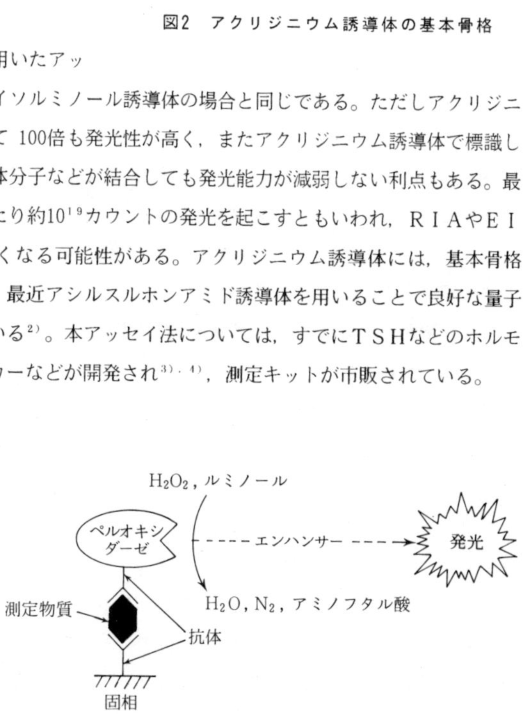

図3　ペルオキシダーゼを用いたCLEIA

発光反応に用いられる他の触媒酵素に比べて，結合物中に取り込まれたとき活性の減弱があまりおこらないのも利点の1つである。

最近過酸化水素／ルミノール／ペルオキシダーゼの化学発光に対し，ホタルの発光物質の成分であるルシフェリンの合成品を添加するとペルオキシダーゼによるルミノールの酸化反応が増強されることが見出された[5],[6]。ルシフェリン類似化合物のうち，とくにp-ヨードフェノールは約500倍もルミノールの発光を増強した。この増強剤（エンハンサー）は，発光強度のみなら

ず発光の寿命も長くする効果があるので,感度および測定の再現性が改善された(従来の発光は早い減衰のため再現性が悪かった)。

本法を用いては,甲状腺ホルモン,インスリン,ウイルス,薬剤(ジゴキシンなど)などの測定が開発され,キットとして市販されている。本邦では辻らが[7),8)],コルチゾール,デヒドロエピアンドロステロンなどステロイドについて開発に成功している。そのほか本法はペルオキシダーゼ標識のDNAプローブアッセイ,Western blotおよびimmunoblotアッセイにも応用されている[9)]。

ペルオキシダーゼ以外にグルコースオキシダーゼを用いたCLEIA(甲状腺ホルモン[10)]やステロイド[11)]),デヒドロゲナーゼを用いたもの(ステロイド[12)]),アルカリホスファターゼを用いたもの(甲状腺ホルモン[13)])なども開発されている。アルカリホスファターゼの化学発光基質としてアダマンタン誘導体(AMPPD)が開発され[14)],用いられている。最近開発されたキサンチンオキシダーゼを用いた方法[15)]は,繰り返し測定が可能なこと,発光試薬,標識抗体の安定なことより将来の発展が期待されている。

(3) 化学発光イムノアッセイの臨床への応用例
① CLIA測定キット

アクリジニウム誘導体を用いたCLIAとして臨床応用が盛んになったケミルミTSHキット(チバ・コーニング・ダイアグノスティックス社)を例にとって実際面での展開を示したい。本キットの利点としてまず第1にアクリジニウムの化学発光反応は,0.5秒以内にピークに達し,2秒以内でその発光が終了する(図4)ので,検体の発光量を測定するのに要する時間はRIAの約1/30と短縮

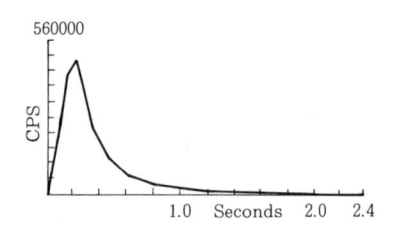

図4 アクリジウム・エステルの化学発光反応による光子の放出

される。第2の利点は"マスターカーブ"の設定によるものである。すなわち従来のRIAのイムノアッセイなどでは,数種類のTSH標準液を用いて,毎回標準曲線をつくる必要があったが,本法ではTSH濃度の異なる2種類のキャリブレーターを用いてこのマスターカーブを補正すればよい。一度測定器にマスターカーブを入力すると,同一ロットのキットを使用している限り,同じマスターカーブで測定できるわけである。

ケミルミTSHの測定原理は,まず検体中のTSHをアクリジニウムエステル標識抗体(TSHのα-,β-サブユニットに対するモノクローナル抗体)に結合させ,ついで磁性微粒子にコーティングした固相化抗体(TSHのα-サブユニットに対するモノクローナル抗体)でサンド

イッチ状に結合させる。B／F分離は磁石により磁力で行い，残ったB分画に酸・過酸化水溶液とアルカリ溶液が添加され，これによって標識アクリジニウムエステルから光子が発生する。光子量を2秒間測定する。実際の測定手順を図5に示す。

従来のＲＩＡ法ではＴＳＨの測定感度がおよそ1μU/mlであったので，健常人とバセドウ病患者とのＴＳＨ値のオーバーラップは避けられなかった。ケミルミＴＳＨキットを用いると，最小感度0.01μU/mlと超高感度測定が可能となり，健常人の血中ＴＳＨ濃度は0.53～3.05μU/mlとなった。バセドウ病患者では0.10μU/ml未満であり，100％健常者との区別可能となった。

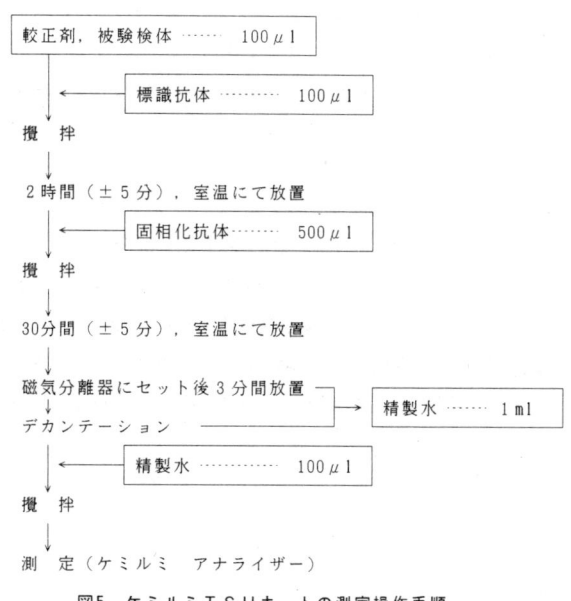

図5　ケミルミＴＳＨキットの測定操作手順

② 自動機器による測定

数社から，ＣＬＩＡまたはＣＬＥＩＡの原理を取り入れた自動測定装置が開発されている。その特徴について以下に述べる。

ＣＬＩＡを用いた機器は二つある。最初にＡＣＳ 180（協和メデックス）であるが，このシステムの特徴は，発光物質にアクリジニウムエステルを用いていること，B／F分離に固相磁気微粒子を用いていること，完全自動化システムであることなどである。つぎに，ベリラックスシス

テム（ヘキスト）である。特徴はアクリジニウムアシルスルホンアミドを発光物質に用いていることである。試験管固相法で，半自動化システムである。

　CLEIAを用いたシステムは3つある。まずルミノマスター（三共）であるが，このシステムの測定原理は標識酵素にグルコースオキシダーゼを用い，生成するH_2O_2をルミノール／ミクロペルオキシダーゼの化学発光によって検出するものである。このシステムも完全自動化が行われている。特徴として挙げられるのは，検出系に積分球を用いて10秒間の発光量を積分値で得ていること，光電子増倍管に高感度，低感度用の二つを用いていることである。つぎにアマライト（アマシャム）であるが，このシステムはペルオキシダーゼを標識酵素として用い，ルミノールの酸化反応を行うものであるが，同時にエンハンサーを加えて発光の増大を行っている。ウェル固相法の半自動化機器である。最後に全自動CLEIA（富士レビオ）である。測定原理は標識酵素にアルカリホスファターゼ，発光基質にAMPPD（アダマンタン誘導体）を用い，エンハンサーも使用している。固相にフェライト粒子を用いている。カートリッジ方式の全自動機器である。

2.2.4　おわりに

　化学発光は，感度の点において従来のRIA法やEIA法に匹敵するあるいはそれ以上の感度を有する高感度測定法であり，また測定機器に光源や分光装置が不要なので簡便で，経済的である利点ももっている。新しい化学発光性酵素基質や発光試薬がつぎつぎと開発され，さらに光量子効率の向上，試薬の純度や安定性の向上が期待され，特異的なアッセイ系であるイムノアッセイの検出系として，今後免疫アッセイの主役となってくる日も近いと思われる。

文　　献

1) De Poever, J. *et al.* : In 'Luminescence Immunoassay and Molecular Applications', (Van Dyke, K. and Van Dyke, R., Eds), p.119 CRC Press, Boca Raton, Florida (1990)
2) Klinkel, T. *et al.* : *J. Bioluminescence and Chemiluminescence,* **4** : 136, (1987)
3) Weeks, I. *et al.* : *Clin. Chem.*, 29, 1474, 1480 (1986)
4) Weeks, I. *et al.* : In 'Enzymology' (DeLuca, M.A. and McElroy, W.D., Eds), vol.133, p.366 (1986)
5) Kricka, L.J. and Thorpe, G.H.G. : In 'Luminescence Immunoassay and Molecular Applications' (Van Dyke, K. and Van Dyke, R., Eds), p.77, CRC Press, Boca Raton, Florida (1990)
6) Thorpe, G.H.G. and Kricka, L.J. : In 'Methods in Enzymology' (DeLuca, M.A. and

McElroy, W. D., Eds) vol. 133, p. 331, Academic Press, New York (1985)
7) Tsuji, A. et al. : *Anal. Sci.*, **5**, 497 (1989)
8) Arakawa, H. et al. : *Anal. Biochem.*, **97**, 248 (1979)
9) Mathews, J. A. : *Anal. Biochem.*, **151**, 205 (1985)
10) Arakawa, H. et al. : *Clin. Chem.*, **31**, 430 (1985)
11) Arakawa, H. et al. : *Chem. Pharm. Bull.*, **30**, 3036 (1982)
12) 須藤幸雄ほか：分析化学, **37**, 185 (1988)
13) Maeda, M. et al. : *J. Biolum. Chemilumi.*, **4**, 140 (1989)
14) Schaap, A. P. et al. : *Tetrahedron Lett.*, **28**, 1155 (1987)
15) Baret, A. and Fert, V. : *J. Biolum. Chemilum.*, **4**, 149 (1989)

2.3　DNAプローブ法

笠原　靖*

2.3.1　はじめに

　生物学的親和性(アフィニティ)，例えば抗原－抗体[1]，酵素－基質，およびホルモン－レセプター等を利用するリガンドアッセイは，とりわけ複雑な生体成分の微量分析において，物理化学分析法では補い得ない重要な役割を果たしている。これに最近相補的なDNA(またはRNA)分子間の相互作用の結果生じる二分子鎖形成，即ちハイブリダイゼーション[2]を利用するDNAプローブ法[3]が加わった。

　本法は分子レベルでの解析を可能とするもので，制限酵素との組み合わせでDNAの鎖の部分的欠失(または挿入)や点突然変異に至る微小の変化も検出できる。遺伝子産物であるタンパク質に比べ，多くの情報を貯蔵している遺伝子をターゲットとするDNA関連検査は，表1に示すように，臨床検査，法医学検査，わけても将来の予防医学検査の分野でも新しい意義を提供するはずである。

　遺伝子異常を例にとると，ターゲットDNAの単なる分子レベルでの検出から，今では細胞遺伝学的検査に応用され，ターゲット遺伝子の染色体上の局在や転座に至るまで，顕微鏡による肉眼判定が可能となっている。検出感度の改善において，ターゲットDNAを予め増幅する方法として，PCR(polymerase chain reaction)法[4]~[6]に加え，耐熱酵素の発見により，狭いDNA配列をより特異的に増幅するLCR(ligase chain reaction)法[7]，RNA増幅の3SR(self-

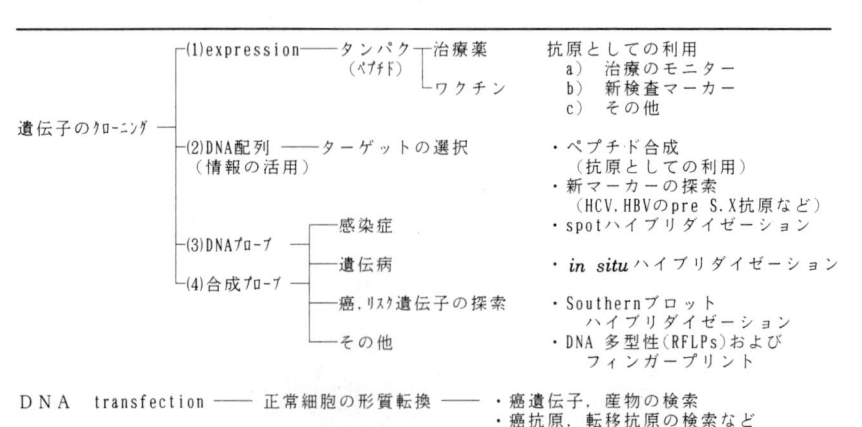

表1　遺伝子工学の診断への応用

```
                    ┌(1)expression ──── タンパク ┌治療薬     抗原としての利用
                    │                  (ペプチド) └ワクチン     a) 治療のモニター
                    │                                           b) 新検査マーカー
遺伝子のクローニング ─┤(2)DNA配列 ───── ターゲットの選択       c) その他
                    │  (情報の活用)
                    │                              ・ペプチド合成
                    │                                (抗原としての利用)
                    │(3)DNAプローブ ┬ 感染症      ・新マーカーの探索
                    │              │              (HCV,HBVのpre S,X抗原など)
                    │(4)合成プローブ┼ 遺伝病      ・spotハイブリダイゼーション
                                   │
                                   ├ 癌,リスク遺伝子の探索  in situ ハイブリダイゼーション
                                   │
                                   └ その他      ・Southernブロット
                                                    ハイブリダイゼーション
                                                  ・DNA 多型性(RFLPs)および
                                                    フィンガープリント

DNA transfection ── 正常細胞の形質転換 ── ・癌遺伝子,産物の検索
                                          ・癌抗原,転移抗原の検索など
```

---

*　Yasushi Kasahara　富士レビオ㈱ 中央研究所

sustained sequence replication) 法[8]が実用の段階に入った。標識体のシグナル検出を向上させる方法も，超高感度発光基質のＣＳＰＤ[9]やＱβ法[10]など多くの考案がなされており，この分野の技術の発展は目まぐるしいものがある。

2.3.2 測定原理

まずここでＤＮＡ（ＲＮＡ）プローブを，測定対象のターゲットＤＮＡに相補的な配列を有するＤＮＡ，即ちプローブＤＮＡに検出用の標識物を結合させたものと定義しておく。なお，ＰＣＲなどターゲットＤＮＡ増幅の酵素の活性発現に必要なオリゴＤＮＡプライマーも，広い意味ではプローブＤＮＡの範疇に入ると考えられる。

ＤＮＡプローブ法は，試料から抽出したＤＮＡ（ＲＮＡ）を液相またはフィルター等の固相上で直接測定する方法(spot またはdot hybridization)と，抽出ＤＮＡを予め制限酵素処理をし，得られたＤＮＡ断片をゲル電気泳動で分子サイズ別に分けてフィルター上に写し（Southern Blotting)[11]，その多型性[12),13)](RFLPs : restriction fragment length polymorphisms)を測定する方法，および，試料である細胞や組織を固定し，その中のＤＮＡ(ＲＮＡ)を直接測定する方法[14)](in situ hybridization)に大別される。ターゲットを増幅するＰＣＲまたはＬＣＲ法では，増幅量が充分の場合，ゲル電気泳動後にハイブリダイゼーションを行わずにＤＮＡを直接染色することが可能である。いずれの方法も最終段階でＤＮＡ(ＲＮＡ)プローブを用いてターゲットを特異的に検出するが，ハイブリダイゼーションは原理上，ＤＮＡ－ＤＮＡ，ＲＮＡ－ＤＮＡ，および各々の組み合わせがある。

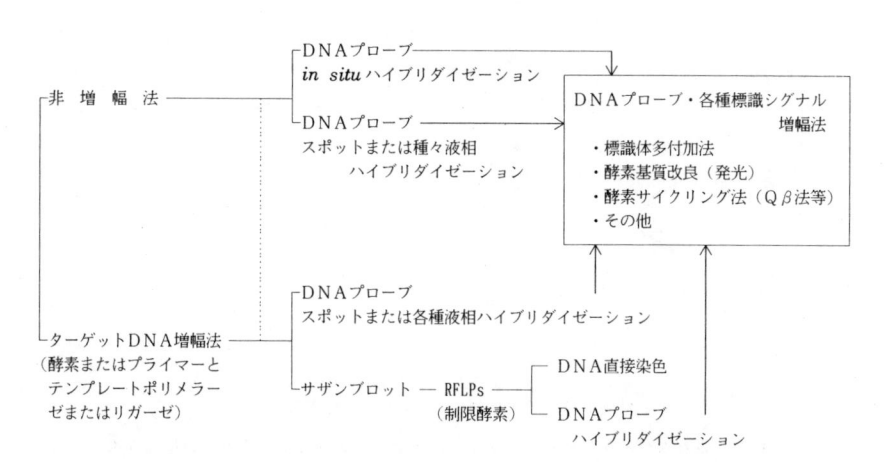

表２　ＤＮＡプローブ測定法の分類

```
                        ┌─ＤＮＡプローブ
                        │  in situ ハイブリダイゼーション          ┌─────────────────────┐
 ┌─非 増 幅 法─────┤                                          │ＤＮＡプローブ・各種標識シグナル│
 │                      │                                          │                        増幅法│
 │                      └─ＤＮＡプローブ ─────────→│ ・標識体多付加法                │
 │                         スポットまたは種々液相                  │ ・酵素基質改良（発光）          │
 │                         ハイブリダイゼーション                  │ ・酵素サイクリング法（Ｑβ法等）│
─┤                                                                  │ ・その他                        │
 │                                                                  └─────────────────────┘
 │                                                                       ↑              ↑
 │                      ┌─ＤＮＡプローブ
 │                      │  スポットまたは各種液相ハイブリダイゼーション
 └─ターゲットＤＮＡ増幅法┤
   （酵素またはプライマーと└─サザンブロット ── RFLPs ──┬─ ＤＮＡ直接染色
    テンプレートポリメラー                （制限酵素）    │
    ゼまたはリガーゼ）                                    └─ ＤＮＡプローブ
                                                              ハイブリダイゼーション
```

2.3.3 ハイブリダイゼーションの反応機構

生物系の特徴にもれず，DNAハイブリダイゼーションも各々の測定対象別に，至適な測定条件の選択にかなりの予備実験を要する。したがって，一応の反応機構[15]を把握しておく方が合理的と思われる。

図1(A)のように，変性(アルカリ処理または加熱)させたターゲットDNAに一本鎖のDNAプローブを過剰量加えると仮定すると，ハイブリダイゼーションによる二本鎖の形成速度は一次式で示される。そこでターゲットDNAの50%が二本鎖を形成するに要する時間，$t_{1/2}$(秒)は次式となる。

$$t_{1/2} = \ln 2 / K \cdot C \tag{1}$$

K(L/mol/sec)およびC(mol/L)は各々，反応速度定数およびプローブの濃度である。ここで反応の律速は相補的な塩基対が最初に結合することにある(後の二本鎖の形成は速い)こと，および体積排除効果や立体障害等の因子から，Kはプローブの長さ(L)の平方根に比例し，ターゲ

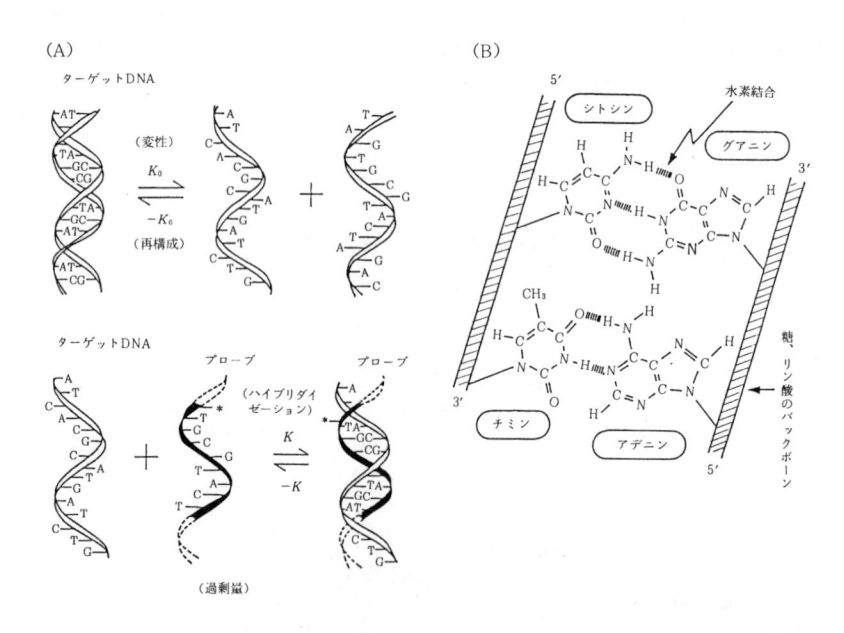

A：アデニン，T：チミン，C：シトシン，G：グアニン
＊：標識物質（例えば^{32}P，ビオチン，酵素など）

図1　DNAハイブリダイゼーションにおける結合反応と各塩基間の相互作用

ットDNAの長さ（N：Alu family等の繰り返し配列を除く）に反比例する．

$$K = K_X L^{0.5} N^{-1} \tag{2}$$

ここでK_Xは温度，イオン強度およびｐＨ等測定条件に依存する定数である．一方，二本鎖の形成や後の洗浄条件の設定に重要な二本鎖の安定性に関しては,目安としてMcConaughy等[16]による実験がある．二本鎖が変性して一本鎖となる温度，融点をT_mとすると，

$$T_m = 81.5℃ + 16.6 \log M + 0.41(\%G+C) - 500/n - 0.61(\%F) \tag{3}$$

ここでM, $G+C$, nおよびFは各々，反応液中の塩のイオン強度(mol／L)，DNA鎖中のグアニンとシトシンの構成量，二本鎖を形成しているDNAの長さおよび反応液中のホルムアミドの含有量である．塩濃度は対イオンの増加によりゼーター電位を低下させ，対応する主鎖上のマイナスに帯電したリン酸イオン間の反発力を軽減させる．$G+C$含有量の増加は，これが$A-T$間のそれより水素結合力(図1（B）)が強いため,二本鎖を安定させる効果がある．(3)式は50 base以上のDNA鎖に適用されるとしているが，一般の高分子の物性と同様，鎖長と共に分子量効果が無視できるようになる．また，水素結合のブロッカーであるホルムアミドの添加量はT_m低下の主要な因子である．なおNaOHは強力な変性剤で約0.5mol濃度で室温において二本鎖を一本鎖に変える．ターゲットDNAとプローブの変性は各々のT_m以上，ハイブリダイゼーションにはおおむね$T_m-25℃$が採用されるが，一般に反応液に50％前後のホルムアミドを使用している．またホルムアミド含有量，塩濃度[17]，温度等を変化させ,ハイブリダイゼーションおよび洗浄の条件の厳しさを変えることにより，遺伝子間やウイルスのサブタイプ間のホモロジーの相違を検出することもできる．

一方，オリゴヌクレオチド（15～20base）プローブを用いると，固相および溶液反応共にハイブリダイゼーション時間が大幅に短縮できる．

2.3.4 プローブの調製

プローブ用DNA(RNA)は組み換え技術で作製する長鎖分子とプライマーを含めた核酸合成法によるオリゴDNAが用いられる．プローブDNAを例にすると，DNA鎖にキズをつけて酵素によるこれの修復（ニックトランスレーション）[18]時に^{32}Pをラベルした核酸モノマー，核酸修飾体やビオチンまたはスペーサー結合核酸等のリガンドを導入するのが一般的である．一方，最近ショートプローブとして合成プローブが汎用されるに至り，いかにハイブリダイゼーションの立体特異性を阻害せず，効果的に標識するかの合成化学的要素も重要となっている．

なお，プローブ結合の特異性を阻害しないとすれば，当然単位プローブ当たりの標識体の数に比例してシグナル強度が増大する．したがってオリゴｄＴ末端を持つプローブDNAにオリゴｄＡ標識DNAを結合させたり，種々の方法[19],[20]でクリスマスツリー的に標識体を付加させている．

2.3.5 spotハイブリダイゼーションの測定方法

本法は定量性は欠くが最も簡便な方法で，試料から抽出(液体試料の場合省略することもある)したDNAをそのままニトロセルロースやナイロンフィルターに滴下(spot)し，その固相上でハイブリダイゼーションをさせる方法である。

図2にウイルスDNAの測定などに応用されているspotハイブリダイゼーション測定法の概要を示した。

まず試料の細胞または体液を界面活性剤(SDS)とプロテイナーゼKで処理し，フェノールなどで除タンパクをする。その後DNA溶液を0.5M NaOHで変性させ，中性に戻した後，所定量をフィルター(ニトロセルロース)に滴下，80℃約2時間，真空条件下でDNAを固定(①)する。

次に非特異的(バックグランド)吸着を抑制するため，ハイブリダイゼーション溶液(DNAプローブにNaCl，クエン酸ナトリウム，Denhardt's溶液，0.1%SDS，50%ホルムアミドなどを含む)からプローブを除いた溶液で，プレハイブリダイゼーションを行う。ニックトランスレーションやマルチプライム法による二本鎖のDNAプローブを用いる場合，これを予め変性した後使用する必要がある。二本鎖プローブはデキストラン硫酸の存在下でターゲットDNA，さらにプローブ間に網目構造が形成されるため，予測を上回る感度が得られる。

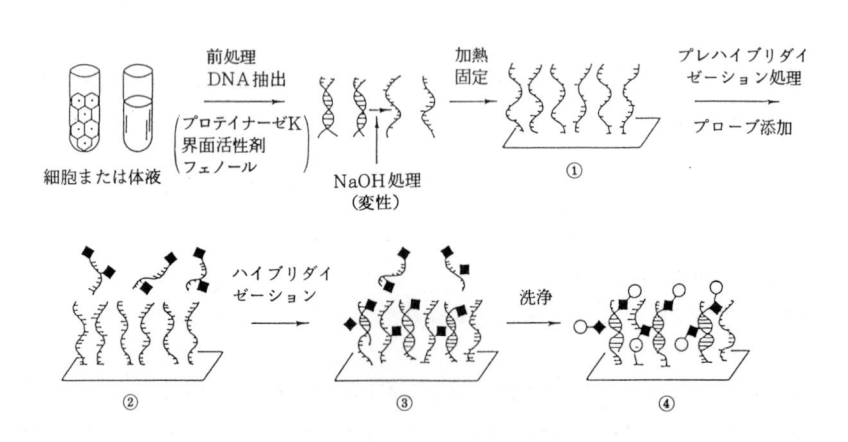

◆：ビオチン，^{32}Pなど
○：酵素，蛍光物質など

図2 spotハイブリダイゼーションの測定方法の概略

標識が^{32}Pなどの放射性元素の場合，③で未反応のプローブを洗浄した後，すぐにオートラジオグラフィーで検出を行う。標識がビオチンの場合はアビジンを介して酵素を結合させ，最後に不溶性基質を用いて呈色反応を行う。このステップではビオチンの代わりに蛍光物質などの免疫原性の高いものを予め結合させておき，これに対する抗体に酵素をラベルする方法など，種々の変法が存在する。

本法によるB型肝炎ウイルス（HBV）DNAの測定などでは，通常ハイブリダイゼーションに一夜の反応時間を必要とする。

本法は比較的簡便なため，ウイルスDNA（RNA）の測定や細菌のリボソームRNAなどの測定に広く利用されているが，DNA配列上の微妙な相違を検出するためには，以下の技術を併用せねばならない。

2.3.6 サザンブロット（Southern blot）ハイブリダイゼーション

E. M. Southern[11]が考案した，DNAを分子サイズ別に特異的に検出する方法である。試料DNAをアガロースゲルなどで電気泳動を行い，ニトロセルロース膜などに移し替え（blotting）た後にハイブリダイゼーションをさせる。予め制限酵素を用いて試料を前処理すると，DNAの多型性（RFLPs）が測定できる。なお，同じ原理を用いてDNAの代わりに対象がRNAの場合をNorthern blottingという。

制限酵素とは一群の核酸分解酵素に用いられる名称である。通常の酵素が各々，エステラーゼがエステル結合，ホスファターゼがリン酸結合を切断するように，制限酵素はDNA鎖の所定の配列を正確に識別して切断するDNA配列特異性酵素のことである。

図3に代表的な制限酵素3種を示したが，各々異なった配列を限定して切断する。*Eco* RI の場合，GAATTCの一つでもDNAの塩基配列が置き換わった場合，これを切断することができない。したがって，点突然変異でこの部位の一つの核酸が置換された場合，切断されないことになり，酵素処理が正常と異なる分子断片（多型性）を作ることになる。

図4にSouthern blotting 法による多型性の測定方法の概略を示した。試料DNAを抽出した後，目的に応じて選択または組み合わせた制限酵素（制限酵素の認識部位が存在するか否かで得られるフラグメントの分子サイズ，多型性が異なる）を用いてターゲットDNAを処理した後，十分な分子篩効果が出る条件でゲル電気泳動を行う。次にSouthern blotting により各々DNAフラグメントを泳動位置を変えずにミラーイメージにフィルター上に移し固定する。以後の操作はspot法とほぼ同じである。本法はゲノム中でわずか1カ所の塩基が置換された点突然変異から，遺伝病などで所定の配列の欠失，挿入による異常の検出に有効である。感染症ではウイルスDNAが宿主DNAに組み込まれているか否か，また組み込まれている部位などの情報が得られる他，相同性の大きいウイルスのサブタイプの区別，変異株などの識別などにも応用できる。

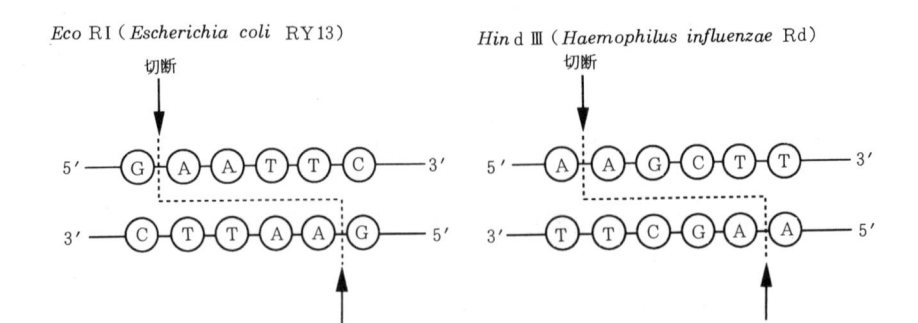

Eco R I (*Escherichia coli* RY13)

Hin d III (*Haemophilus influenzae* Rd)

Sma I (*Serratia marcescens* Sb)

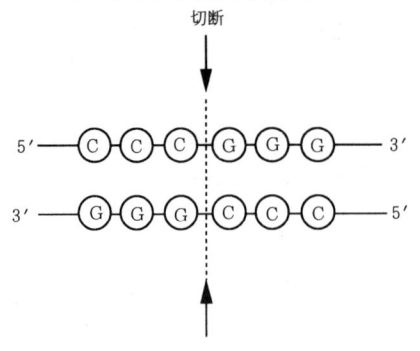

図3 代表的な制限酵素の認識と切断部位

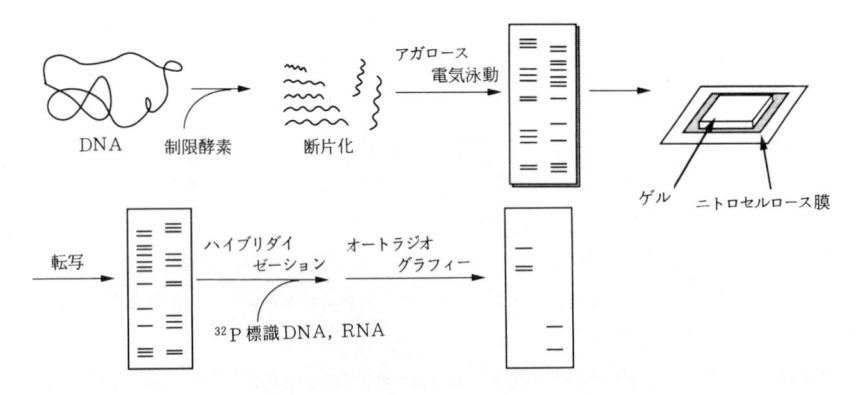

図4 Southern blotting 法による多型性の測定

2.3.7 *in situ* ハイブリダイゼーション

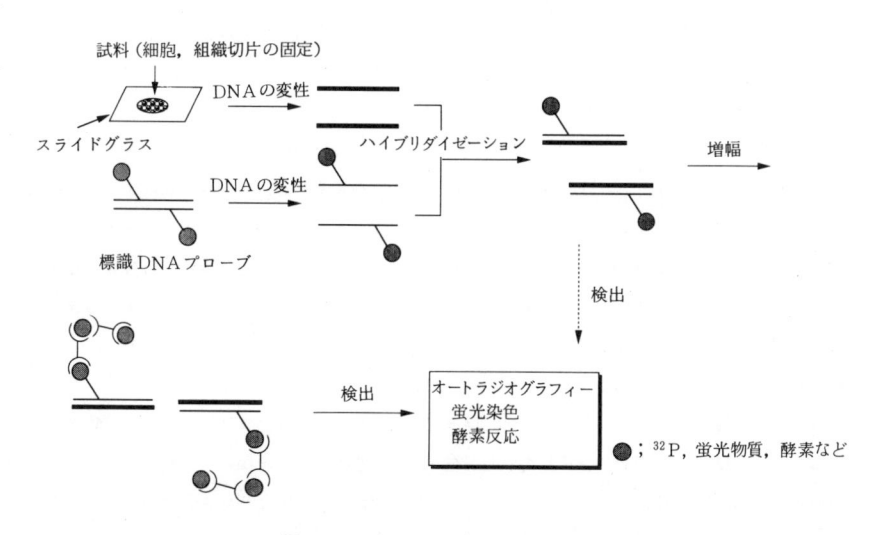

in situ ハイブリダイゼーション[14]は,上記サザンブロットハイブリダイゼーションのようにDNAの抽出および制限酵素による前処理などを行わず,固定した細胞内（遺伝子検査では絨毛膜細胞や羊水細胞を用いる）で目的とするDNA(またはRNA)を直接測定する方法である。

最近本法は感染症に加えて染色体を分子レベルで解析できるとして注目されている。新しいプローブによる染色体法[21],[22]では,数種の異なるプローブDNAに各々異なる蛍光波長（色の異なる）の蛍光物質を標識し,これらの混合プローブで染色体DNAとハイブリダイゼーションをさせる。すなわち24の染色体共通配列,染色体番号別の特異配列およびターゲット遺伝子特異配列のDNAプローブを併用,プローブ別に蛍光染色することにより,全染色体の形態,何番の染色体がどこに,または何の遺伝子が転座したかを,同時に知ることができる。例えば白血病で見られる9番染色体の一部の22番への転座など,蛍光顕微鏡下で肉眼で明瞭に観察できる。

一方,感染症とりわけSTDにおいて重要な検査法で,試料として細胞,生検組織,病巣部のスワブ採取検体を用い,感染細胞中のパピローマウイルス[14],クラミジア[23],ヘルペス,ゴナレヤなどの直接測定が行われている。

測定方法の概略は図5に示した。

図5 *in situ* ハイブリダイゼーション

方法は各々用いる試料および測定対象によって異なるが，一般に細胞または組織をスライドグラス上にアセトンまたは固定液(酢酸10%，クロロホルム30%，エタノール60%)を用いて固定し，測定までは低温(－20℃)で貯蔵する。すでにホルマリンまたはグルタールアルデヒドなどの架橋剤を用いて固定された組織を用いる場合，プロテアーゼによる前処理が原則として必要である。いずれにせよ，細胞をスライドグラス上に適切な条件を選択してしっかりと固定，乾燥した後，ハイブリダイゼーションの工程に入る。

以降のハイブリダイゼーション法は，ほぼspotハイブリダイゼーションに準ずるが，各々のステップでスライドグラスを乾燥させないよう，留意する必要がある。

結果の観察はプローブに使用する標識物の種類によるが，各々アイソトープ標識と高感度発光基質[9](AMPPDなど)を用いる酵素標識の場合は，オートラジオグラフィー後，一般の酵素標識の場合は基質を用いて色素染色後に，顕微鏡を通して直接あるいは写真によって肉眼判定を行う。

2.3.8 ターゲットDNAの増幅法

分析測定における感度は分析対象が存在する時の応答(シグナル)と測定系の持つバックグランドノイズの比で規定される。したがってここでは省略するが，今までにいかにシグナルを増幅するかに努力がはらわれてきた。一方，DNA測定の場合，特筆すべきは測定対象の分子数を試験管内等で容易に増幅できるということである。これらの中には，Hartleyらが遺伝子工学の基本手法を流用した，プローブベクターを用いてプラスミドにパッケージして増幅するもの，およびPCR等がある。以下にPCRに続き最近重要と思われるものを挙げた。

(1) PCR(polymerase chain reaction)

Saiki等は合成プライマーとDNAポリメラーゼⅠ(Klenow fragment)を用い，ターゲットDNAを増幅するPCR(polymerase chain reaction)法[5]を考案した。理解を容易にするために旧法を示すと，図6のように，目的とするDNA配列の各々5′と3′側のプライマーと4種のヌクレオチドdNTP(核酸モノマー)を混合した後，ターゲットDNAを変性させ，DNAポリメラーゼⅠを加え，二本鎖DNAを合成する。次は同様にDNAを変性し，DNAポリメラーゼⅠを加えて二本鎖のDNAを合成，これを必要に応じて繰り返す。ターゲットDNAは理論上2^nで増幅することになる。

最近，耐熱性DNAポリメラーゼ(Taq : *Thermus aqaticus*)の開発に成功し，新たな酵素を加えることなしに，30秒サイクルで温度を上下するだけで増幅が可能となり，増幅用のキットおよび機器まで市販されている。本法は当初β－グロビン異常の検出用に開発されたが，これを用いてHIVはもとより，最も高感度を要求する末梢血液中のATLVの検出にも成功している他，今やDNA測定に必須の方法と言える。

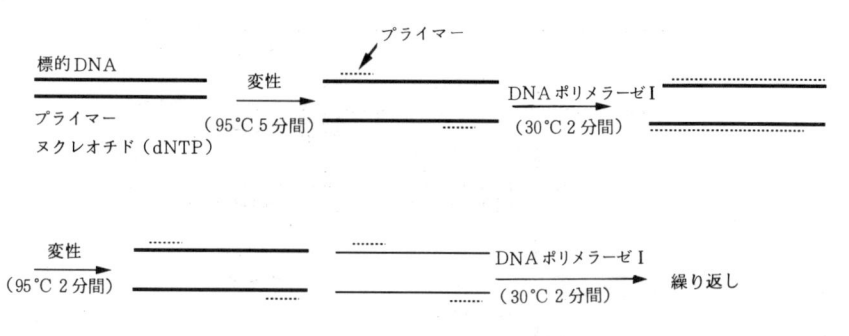

図6 ポリメラーゼ連鎖反応による標的DNAの増幅

その他PCR法については，anchored PCRとinverse PCR と呼ばれる新しい方法[6]が開発されている。特にinverse PCRは，臨床検査用ではないが，一部の遺伝子配列が明らかになるだけで未知の両外側の遺伝子を増幅することができるため，ウイルス等，新しい遺伝子の探索に威力を発揮するものと思われる。

(2) LCR(ligase chain reaction)

ここで用いるligaseは既にDNAテンプレート依存の修復酵素として増幅法のプローブベクターにも利用されている。本法が対PCRとして注目されたのは，最近のBaramyによる耐熱性ligaseの発見[7]による。

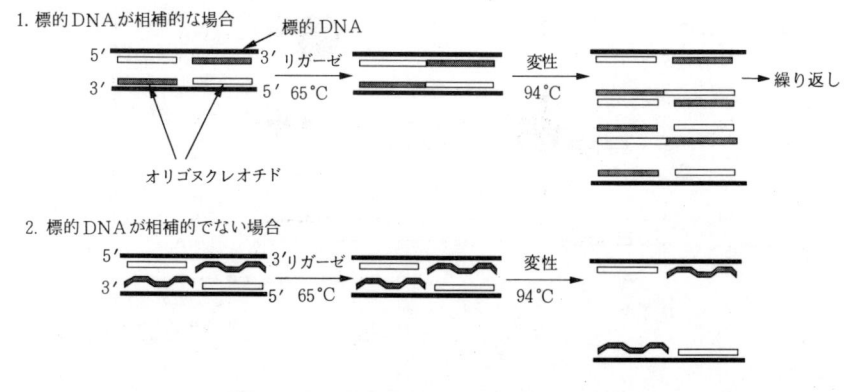

図7 リガーゼ連鎖反応による標的DNAの増幅

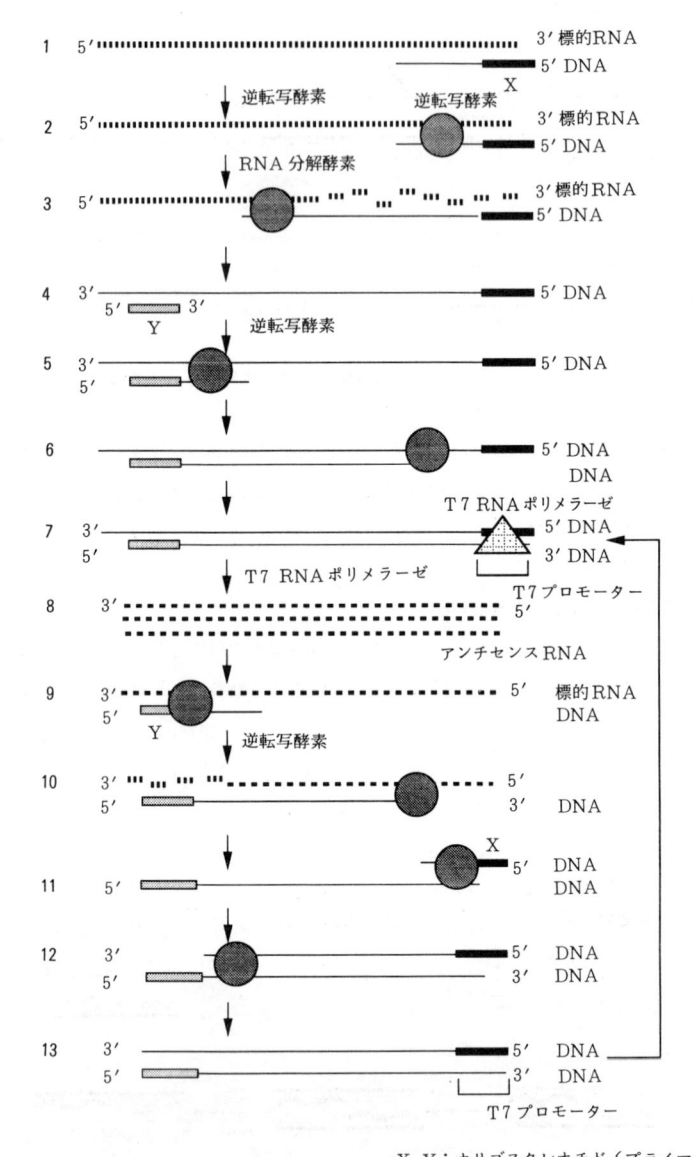

図8 3SR法

測定方法は図7のように極めて単純で，PCRと同様，ターゲットDNA配列に相補的な二つのプライマーを用い，両プライマー間のターゲット配列，即ち欠落部位を65℃ ligase で修復し，連結させる。

PCR，即ちDNAポリメラーゼを用いる場合との相違は，ターゲットDNAに対して二つのプライマーを必要とすること，および増幅するターゲット配列部位が狭いことである。逆に狭い特異配列を確実に合成し，コンタミネーションの可能性も少なく，効率が良い方法とも言える。もちろん自動化も可能で，今後のデータの蓄積が待たれる。

(3) 3SR(self-sustained sequence replication)

本法[8]は最初にRNA分子をターゲットとすること，およびウイルスや細胞が通常行っているDNA-RNAの転写の仕組みを巧みに利用している点で，PCRとLCRとは明らかに異なっている。増幅用の試薬としては，新たに逆転写酵素(RT : reverse transcriptase)，RNA分解酵素(RNase H)，T7 RNA polymeraseとDNAモノマー(dNTP)に加えて，各RNAモノマー(rNTP)を必要とする。原理は図8のように，後に必要となるT7プロモーター結合のプライマーを用い，RT/RNase Hの組み合わせでプロモーターが結合したDNA二本鎖を作る(1〜6)。これにT7 RNA polymeraseを作用させ，元のターゲットRNA分子を多量に合成，各々からまた二本鎖DNAを合成させる(7〜13)。また必要に応じて反復反応をさせる。増幅効率は2.5分で10倍，60分で約10^7倍と報告されている。

本法の特徴は，RNA分子をターゲットに容易に増幅ができることに加えて，全ての反応を一定温度(42℃)で行えることである。後者はこの3SR測定の自動化に極めて有利であると考えられる。

(4) PCR／OLA ELISA測定法

Nickerson等[24]が開発した自動化測定への応用を念頭においた方法で，ターゲットDNAを増幅後，既存のELISA(enzyme linked immunosorbent assay)型の半定量測定を行おうとするものである。PCR-OLA(oligonucleotide ligation assay)と呼ばれる。

本法の概要を図9に示した。本法はβ-グロビン，$α_1$-アンチトリプシン等，8種のターゲットDNAの測定で詳細に検討され，予想通りの結果を得た上，既往の方法に比べてDNA測定の自動システム化が容易であることも判っている。図は通常のDNAのPCR増幅ゆえ省略するが，十分増幅したDNAを一本鎖にした後，各々約20 baseのオリゴマーから成る5′ビオチン化リガーゼ用プローブおよび3′-ジゴキシゲニンプローブを反応させ，両プローブをリガーゼ(T4DNA ligase)を用いて結合させる。リガーゼ反応は室温約15分で，理論上，過剰量が測定用のDNA標識体となる。図のように，後はアビジン結合のサンドイッチELISA測定法の操作にしたがってDNA標識体を定量する。ここでジゴキシゲニンはアフィニティの大きい抗原

1. 標的DNAの増幅

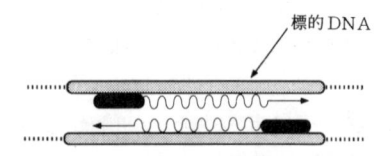

2. リガーゼによる標識プローブの結合

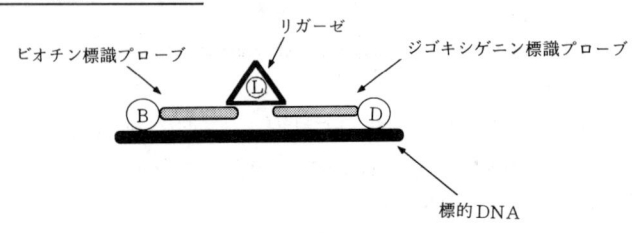

3. ストレプトアビジンとアルカリホスファターゼ標識αジゴキシゲニン抗体によるELISA

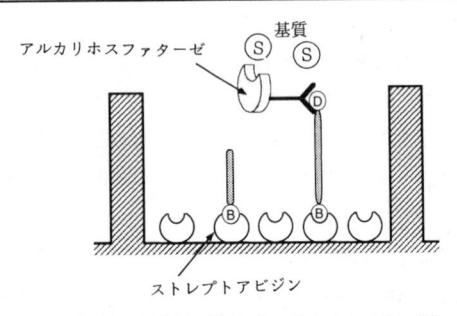

図9　PCR／OLA　ELISA測定法

決定基として利用されている。

　なお，測定には仕様をアップしたELISA用ワークステーション Biomek 1000(Beckman) を使用し，測定開始からデータのプリントアウトまで約7時間を要している。

2.3.9　おわりに

　DNAプローブ測定が広義の意味での検査の可能性を拡大したことはもはや疑いえない事実である。最近のDNAプローブに係わる種々の改良法および新しい方法論の開発には目を見張るものがある。それらの中から多少危険ではあるが，今後実用化され残りうると考えられる新しい方

法をいくつか絞って取り上げてみた。この分野の今後の発展が楽しみである。それは生物的リガンドとしてのDNAプローブの利点である親和性，特異性を活かし，いかに測定法を簡易化，または自動化できるかにかかっていると思われる。

文　献

1) Nakamura, R. M., Kasahara, Y., Rechnitz, G. A. (ed.), Immunoassay and Biosensor Technology for 1990s. Am. Soc. Microbiol., Washington D. C., p. 149 (1992)
2) Meinkoth. J., Wahl, G., *Anal. Biochem.*, **138**, 267 (1984)
3) 笠原 靖，ファルマシア，**23**, 1146 (1987)
4) Saiki, R. K., *et al.*, *Science*, **230**, 1350 (1985)
5) Saiki, R. K., *et al.*, *Nature*, **324**, 163 (1986)
6) Appenzeller, T., *Science*, **247**, 1030 (1990)
7) Weiss, R., *Science*, **254**, 1292 (1991)
8) Fahy, E., Kwoh, D. Y., Gingoras, T. R., PCR Methods and Appllication. Cold Spring Harbor Lab. Press, 1 : 25 (1991)
9) Bronstein, I. *et al.*, Bioluminescence and Chemiluminescence. Stanley P. E. and Kricka, L. (ed.), John Wiley & Son, Inc., Chichester, p. 74 (1991)
10) Lizardi, P. M., *et al.*, *Bio/Technology*, **6**, 1197 (1988)
11) Southern, E. M., *J. Mol. Biol.*, **98**, 503 (1975)
12) 笠原 靖，「新しい感染症の診断」，高橋正宜編，文光堂，東京，p. 25(1989)
13) Vassart, G., *et al.*, *Science*, **235**, 683 (1987)
14) Syrjanen, S., Syrjanen, K., *J. Virol. Method.*, **14**, 293 (1986)
15) Nygaard, A. P., Hall, B. D., *Biochem. Biophys. Res. Commun.*, **2**, 98 (1963)
16) McConaughy, B. L., *et al.*, *Biochemistry*, **8**, 3289 (1969)
17) Schildkraut, G. C., *Biopolymers*, **3**, 195 (1965)
18) Langer, P. R., Waldrop, A. A., Ward, D. C., *Proc. Natl. Acad. Sci.*, *USA*, **78**, 6637 (1981)
19) Ueda, M. S., *et al.*, *Clin. Chem.*, **35**, 1571 (1989)
20) Pescador, R., Stempien, M. S., Ueda, M. S., *J. Clin. Microbiol.*, **26**, 1934 (1988)
21) Hoffman, M., *Science*, **254**, 378 (1991)
22) Tkachuk, D. C., *et al.*, *Science*, **250**, 559 (1990)
23) Horn, J. E., *et al.*, *Diagn. Microbiol. Infect. Dis.*, **4**, 101S (1986)
24) Nickerson, D. A. *et al.*, *Proc. Natl. Acad. Sci.*, *USA*, **87**, 8923(1990)

3 検出系と機器

3.1 レーザを利用する検出機器

刈田保樹*，軽部征夫**

3.1.1 はじめに

近年，電子材料や高分子材料技術の進展に伴い，材料評価技術が極めて重要になってきている。材料を評価する場合，理想的には材料に手を加えずそのまま分析できることが望まれており，この点で光学的な材料評価法が優れている。最近ではレーザを利用した材料評価法が急速に進展するなかで，臨床検査の分野においてもその技術を応用することにより迅速かつ高感度な測定検出系が次々と提案されるようになった。

ところで，光学的材料評価法は基本的には光と物質との相互作用を利用する測定法である。物質に入射した光は，物質を構成する原子，分子と相互作用を生じる。入射した光エネルギーの一部は光の形で再放射され，一部は電子，熱，音波等に変換されて放射される。光と物質の相互作用は光の波長により異なる。これは，光子のエネルギー ε が

$$\varepsilon = h\nu = hc/\lambda \cdots\cdots\cdots(1)$$

（h：プランク定数，ν：振動数，λ：波長，c：光速）

の関係から光の波長で決まることで理解される。一方物質を構成する原子，分子は結合状態に応じた固有のエネルギー準位を有しており，このエネルギー準位間の遷移に対応した状態の光子を吸収，放射する。吸収により励起された原子，分子は，光，熱，音波を放出して緩和する。したがって，これらの緩和状態を計測することにより，物性を推定することができる。表1に光と物質の相互作用による応答とそれを利用した分析法を示す。

光と物質との相互作用は，光の波長を選択する（エネルギーを選択する）ことによりその効率を上げることができる。したがって，単色性に優れているレーザを用いることでエネルギー選択性が飛躍的に向上し，従来の光学的分析法の測定感度が向上する。レーザを利用するもう1つの利点は，表1に示したような物質との相互作用における様々な光過程を応用することで，これまでにない新しい測定法を創出できる点にある。本稿では，最近考案されたいくつかの新しい測定法について，測定原理を中心に紹介する。

3.1.2 光音響分析法

最近提案された光音響分析法[1),2)]では，高感度な免疫測定法が可能である。これはラテックス免疫分析法に液体試料の高感度光音響分光法[3)~5)]を応用する方法で，従来の比濁法を用いる

---

* Yasuki Karita　　NOK EG&G オプトエレクトロニクス㈱
** Isao Karube　　東京大学　先端科学技術センター

表1　光と物質の相互作用による応答とそれを利用した分析法

相互作用による応答	分析法
反射	高感度反射法（RAS） 全反射減衰分光法（ATR） 拡散反射分光法（DRS）
散乱	粒度分布測定 ラマン分光法
表面プラズモン共鳴	ＳＰＲセンサ
熱，音波放射	光音響分光法（PAS） 光熱偏向分析法
フォトルミネッセンス	蛍光分光法 燐光分光法
偏光	エリプソメトリ 円偏光分析法 蛍光偏光法 光磁気光学効果測定法
光放射	発光分析

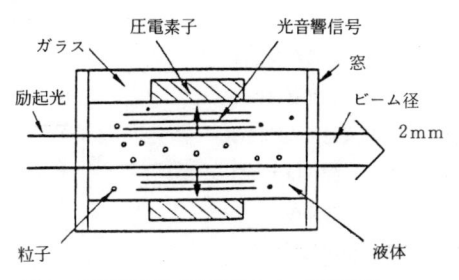

図1　円筒状液体用光音響セルの断面図[2]

検出法に比べて極めて高感度な測定が可能になっている。図1に示した円筒状の液体用光音響セル内でポリスチレン等のラテックス微粒子を用いてラテックス凝集法を行う。セル内で得られた懸濁液に外部から励起光を照射すると，光の通過領域に存在する凝集粒子は光を吸収して励起状態に遷移し，続いて励起状態から再び基底状態に緩和する際に熱が放出される。パルス変調した励起光を照射すると，光の通過領域にある凝集粒子からパルス状に熱が放出され，その結果粒子を音源としてパルス状の音波（光音響信号）が放射される。このようにして励起光に同期した光音響信号が得られる。これをセルに設置されたＰＺＴなどの圧電素子で検出しロックインアンプなどで増幅する。

変性γ-グロブリンを担持させた粒径$0.2\mu m$のポリスチレンラテックス粒子を懸濁させた生理

食塩水にリューマチ因子を添加して得られた約 $0.5\mu m$ の凝集粒子を測定した例[1]を図2に示す。検量範囲の下限は 10^{-4} U/ml以下（U：リューマチ因子の国際単位，WHOの基準による）で，従来の比濁法の下限である 10^{-1} U/ml に対して3桁高感度である。光音響信号の強度は試料が吸収した光エネルギーに比例するため試料の吸光係数に比例する。したがってラテックス凝集粒子のような光散乱性の強い試料でも光散乱の影響を受けにくく，正確な定量が可能な点が光音響分析法の大きな特徴である。光音響信号と試料濃度の線形関係が極めて低濃度領域まで得られる（検出限界吸光係数が 10^{-8} cm^{-1}）[6] ことに加えて，励起光にレーザのようなエネルギー選択性の良い高輝度光源を用いることが高感度測定を可能にしている。また，光音響分析法において懸濁試料の感度と懸濁粒子の粒径の関係は特徴的な挙動を示す[1]。図3はポリスチレン標準粒子の粒径と感度の関係を示しているが，極めて顕著な特異性が現れている。これは，ラテックス粒子の凝集粒径の制御が不可欠であることを示しているが，一方で測定対象とする凝集粒子以外に未反応のラテックス粒子など様々な大きさの粒子が混在していても，それらの影響を受けずに目的物を正確に定量できることを示している。光音響分析法はその原理から判るように，懸濁液の定量だけでなく酵素，タンパク，電解質など励起光を吸収できる物質の高感度測定が可能である[5]。これはラテックス免疫法においては，バックグラウンドの変動の原因になり，測定

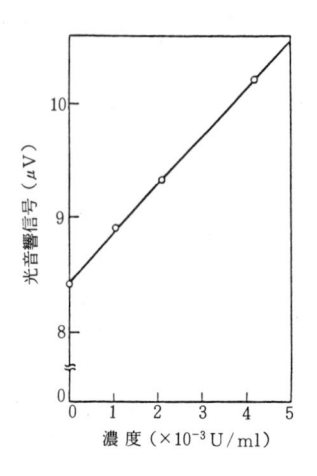

図2　リューマチ因子の検量線[1]

励起光波長：488nm（$0.5\mu m$）
出力：1.8W（Arレーザ）
強度変調周波数：181Hz

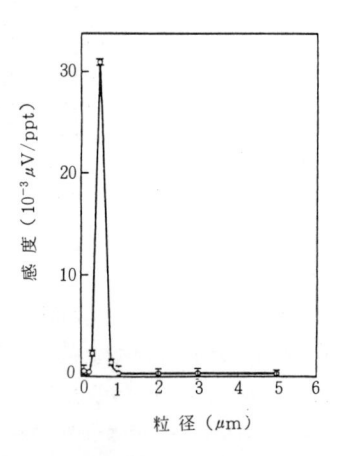

図3　感度の粒子径依存性[1]

試料はポリスチレン標準粒子のサスペンジョン
励起光波長：488nm（$0.5\mu m$）
出力：1.8W（Arレーザ）
強度変調周波数：181Hz

感度を下げる要因となる。これを解決するためには，2光束法等によるバックグラウンドを相殺する手法が有効であろう。

3.1.3 SPRセンサ (Surface Prasmon Sensor)

また最近，表面プラズモン共鳴（SPR）を免疫測定に応用する新しい試みがある。表面プラズモンとは，一言でいえば物質表面を伝わる電荷密度の集団的な振動である。プラズマ中では原子，分子が電離しており電荷密度が集団的に振動し（プラズマ振動）縦波として伝搬する（プラズマ波）ことが知られている。これが表面波として伝搬するものを表面プラズモンと呼んでいる。金属はわずかなエネルギーで移動できる自由電子を持っており，固体プラズマとみなすことができるので，金属表面に非局在化した電荷の集団的な振動も表面プラズモンである。表面プラズモンの波数 K_s は，

$$K_s = (\omega \cdot c) \cdot \sqrt{\varepsilon_m(\omega) \varepsilon_s / (\varepsilon_m(\omega) + \varepsilon_s)} \quad \cdots\cdots(2)$$

$\varepsilon_m(\omega)$：金属プラズマの複素誘電率
ε_s：金属に接する物質の誘電率
ω：表面プラズモンの角周波数　c：真空中の光速

で表わされる。これは，表面プラズモンの波数は金属に接触した物質の誘電率の影響を受けることを示している。したがって，何らかの方法で表面プラズモンを励起させ，金属表面で抗原－抗体反応など物質の誘電率（屈折率）変化を伴うプロセスを行えば，その変化を推定できる。さて，光によって表面プラズモンを励起するためには，入射エネルギーによってプラズモンをωで共鳴振動させる必要があり，現在2つの方法が考案されている。

1つは，回折格子を刻んだ金属表面にレーザ光を照射することで，プラズモンを共鳴させる方法[7]である。図4(b)に示すようにガラスセルの底部に回折格子を刻んだ金薄膜を備えたSPRセルを用い，このSPRセル内で回折格子上に抗原，抗体，あるいは抗原－抗体結合物を吸着させる。この回折格子に照射するレーザ光の入射角を変化させてゆくと，特定の入射角において表面プラズモンが共鳴（励起）される。この時，入射エネルギーがプラズモンに渡されるため反射光強度が減少する。この時の入射角は，(2)式で示したように抗原または抗体の誘電率に依存する。さて，回折格子上で免疫反応により抗原－抗体結合物を生成させると誘電率が変化し，反射光強度が最少になる入射角が変化する。つまり表面プラズモンを励起する入射角（励起角）の変化を測定することで免疫反応のモニターが可能になる。ここで，表面プラズモンの励起角を測定（図4(a)）することで，回折格子上で生じた免疫反応をモニターした例が報告されている[8]。ヒト免疫グロブリンG（hIgG，抗原）を回折格子を刻んだ金薄膜に物理吸着させた時，さらに抗ヒト免疫グロブリンG抗体（goat anti-hIgG）を加えてhIgG-gIgG結合物を生成させた時に得られた反射光強度と入射角の関係[8]を図5に示す。また，回折格子に抗ヒト血清アルブミン免疫グロブ

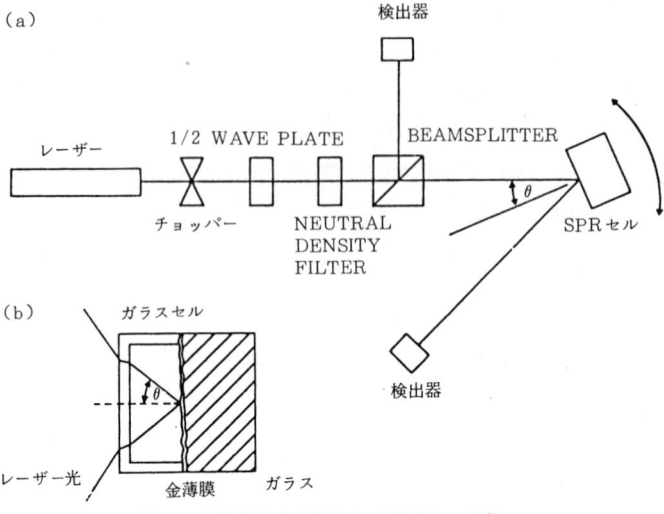

図4 回折格子を利用したSPRセンサ[8]

(a) センサシステムの構成
(b) SPRセルの構成：温度制御されたガラスセルの底部に回折格子を設置してある。SPRセルを回転させ，入射角を変化させる。
レーザ：HeNeレーザ（632.8nm, 5mW），セル容積：0.33ml

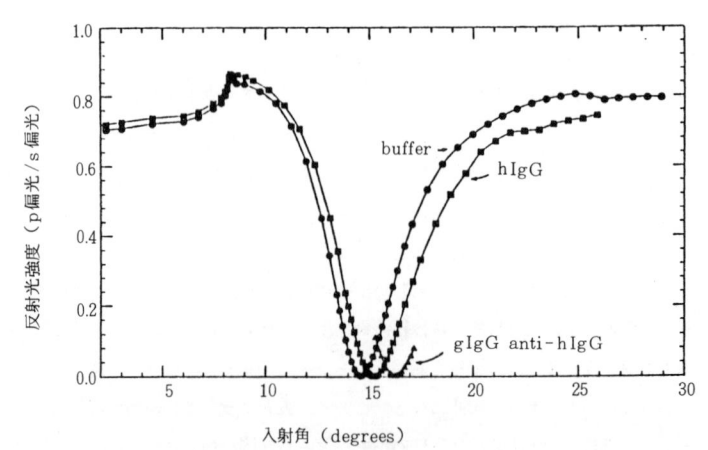

図5 リン酸バッファ(buffer)，hIgGのリン酸バッファ溶液(human IgG)，およびバッファ溶液にgIgGを加えた時(gIgG anti-hIgG)の反射光強度と入射角の関係[8]

反射率は，s偏光に対するp偏光の比で規格化してある。リン酸バッファ（pH=7），25℃において測定。

リン抗体（sheep anti-HSA Ig）を吸着させた時，次にヒト血清アルブミン（HSA，抗原）を加えて抗原－抗体結合物を生成させた時，さらにもう一度sheep anti-HSA Igを加えて抗原－抗体結合物を生成させた時に得られた反射光強度と入射角の関係[8]を図6に示す。

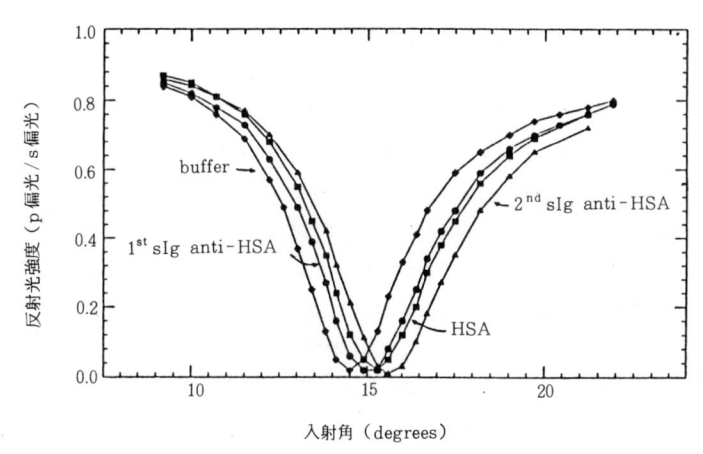

図6 リン酸バッファ（buffer），sIgのリン酸バッファ溶液（1st sIg anti-HSA），バッファ溶液にＨＳＡを加えた時(HSA)，さらにもう一度sIgを加えた時(2nd sIg anti-HSA)の反射光強度と入射角の関係[8]

反射率は，s偏光に対するp偏光の比で規格化してある。リン酸バッファ（pH＝7），25℃において測定。

一方，高屈折率のプリズムを利用して発生させたエバネッセント波によりプラズモンを共鳴させる方法[9],[10]が考案されている。高屈折率のガラスプリズムの表面に蒸着した金属薄膜（通常，金あるいは銀の薄膜）上に抗原または抗体を固定化しておく。ここでプリズムを通して金属薄膜／プリズム界面へレーザ光を照射すると，界面にエバネッセント波と呼ばれる一種の表面波が発生する。レーザ光の入射角を変化させてゆくと，特定の入射角（励起角）においてエバネッセント波と表面プラズモンとの共鳴が生じる。蒸着膜上で免疫反応により抗原－抗体結合物を生成させた時の励起角の変化を測定することで，回折格子を利用した場合と同様に，免疫反応のモニターが可能になる。この方法を用いて固定化したヒト免疫グロブリンＧ(IgG)による抗ヒト免疫グロブリンＧ抗体（anti－IgG)のモニター[11]，および固定化したヒト血清アルブミン(HSA)による抗ヒト血清アルブミン抗体（anti－HSA)のモニターを行った例[11]が報告されている。

　ＳＰＲセンサにおいて，表面プラズモンの励起角は試料の誘電率即ち屈折率に依存することか

ら，検出感度は試料の屈折率の温度依存性で決定される[12]。励起角の温度依存性は極めて高く，試料温度の制御(0.1℃以下)が必要である。一方免疫反応プロセスを行う間で，試料の温度を一定に保つのは難しい。そこでSPRセンサを2個用意し，一方をリファレンスとして用いて差動検出することで温度の影響が解決されている[13]。

3.1.4 レーザネフェロメトリー(Laser Nephelometry)

レーザを利用した簡便な免疫分析法にレーザ・ネフェロメトリー[14]～[16]がある。この方法は抗原−抗体結合物そのものを物理的手段で検出するいわゆる非標識免疫測定法の1つで，抗原や抗体を標識する必要がないため簡便かつ迅速な測定を可能にする。抗原−抗体結合物は大きな粒子を形成するので，抗原−抗体結合物懸濁液にレーザ光を照射した時の散乱を測定することにより懸濁液の濁りを測定できる。この方法は，試料中の共存物質による散乱の影響を受けやすく，特に不溶性の微粒子を含む場合はその影響が顕著である。したがってメンブレンフィルターによる濾過など，試料中の夾雑物の影響を少なくするための前処理をいかに行うかで検出感度が左右される。前処理操作を含めて，様々な自動化測定装置が開発されており，多数のサンプルの自動測定が可能になっている。この方法は，検出器が濁度計であることから，感度や精度の点で放射免疫分析(RIA)や酵素免疫分析(EIA)には及ばず，比較的高濃度の免疫物質の検出に用いられる。血清中の免疫グロブリン(IgG, IgA, IgM)，アルブミン，ハプトグロブリン，セルロプラスミンなどの血清タンパクの自動測定が可能である。

3.1.5 光CT(Optical Computed Tomography)

理想的な臨床検査とは，「黙って座れば，ピタリと判る」いわゆる無痛，無侵襲，迅速な検査である。これに近い検査法としてMRIや超音波CTなどが開発されており，特にレーザを利用したものとしては光CT[17]～[19]が提案されている。生体にレーザ光を照射した時には，顕著な多重散乱光が発生するが，微弱な透過直進光がそれに混ざっている。光CTは，光ヘテロダイン検出法が有する極めて鋭い指向性と高感度性により，多重散乱光に埋もれた微弱な透過直進光を選別，検出することで，断層画像の再構成を実現している。光ヘテロダイン検出法は，最近研究が進んでいるコヒーレント光通信の重要な要素技術の1つであり，ラジオなどで用いられている電波のヘテロダイン検出法を光の領域へ応用したものである。光CTによりネズミの脳のCT像を得ることに成功している。

以上測定原理の面から，いくつかの新しい測定法について述べた。一方測定装置を研究開発する側から見れば，レーザを用いることで従来の分光装置などよりもはるかに波長選択性の良い高輝度光が容易に得られる，光学系をシンプルにできる，光速パルス光の発生など光源の高速制御をはるかに精度良く行える，システム設計の自由度が向上するなどの利点がある。ただし，多くの光学免疫測定法へレーザを応用する場合，対象となる物質の光吸収帯が300～700μm程度の可

視光領域であることから，利用できるレーザはガスレーザ，YAGレーザ，色素レーザなどに限られる。一方，システムの小型化，低価格化，高信頼性を達成するためには半導体レーザが適している。近年半導体レーザの短波長化が進んでおり，2次高調波を発生する光学結晶を用いたSHGレーザも開発されているものの，今のところ可視光領域での最大光出力が数mW程度である。今後高出力な短波長発振や波長スキャンが可能な半導体レーザの登場が望まれる。

文　　献

1） T. Kitamori, K. Suzuki, T. Sawada and Y. Gohani : *Anal. Chem.*, **59**, 2519 (1987)
2） 澤田駒郎，北森武彦：センサ技術，**Vol. 9**, No. 1., 75 (1989)
3） A. G. Bell : *Am. J. Sci.*, **20**, 305 (1990)
4） C. K. N. Patel and A. C. Tom : *Rev. Mod. Phys.*, **63**, 517 (1991)
5） T. Sawada and T. Kitamori : "Physical Acoustics", **Vol. 16** (eds. W. Mason and R. Thuroton), Academic Press(New York)(1986)
6） T. Kitamori, M. Fujii, T. Sawada and Y. Gohani : 分光研究，**34**, 359 (1985)
7） E. R. Stern : *Phys. Rev. Lett.*, **19**, 1321, (1976)
8） D. C. Cullen, R. G. W. Brown and C. R. Lowe : Biosensor, **3**, 211 (1988)
9） R. Otto : *Z. Phys.*, **216**, 388 (1971)
10） E. Kretaehmann : *Z. Phys.*, **841**, 313 (1971)
11） E. Liedberg, C. Nylander and I. Lundstrom : *Sensor and Actuators*, **4**, 299 (1983)
12） K. Matsubara, S. Kawats and S. Minami : *Appl. Spectrose.*, **42**, 1375 (1986)
13） 岡本：理研シンポジウム，"新しい光応用技術 ― 光センサーの微小化と簡素化 ― "，講演予稿集，**6** (1988)
14） C. D. Deaton *et al.*, : *Clin. Chem.*, **22**, 1465 (1976)
15） G. J. Buffon *et al.*, : *Anal. Chem.*, **46**, 2047 (1974)
16） G. J. Buffon *et al.*, : *Clin. Chem.*, **20**, 1320 (1974)
17） 戸井田，市村，近藤，稲葉：電子情報通信学会論文誌C-1, **Vol. 74**, No. 4, 137 (1991)
18） 戸井田，稲葉：BME, **Vol. 4**, No. 4, 12 (1990)
19） 戸井田，市村，稲葉，近藤：電子情報通信学会技術研究報告，**Vol. 90**, No. 3, 31 (1990)

3.2 DNA関連機器
―― *in situ* ハイブリダイゼーション法および免疫組織化学染色法のための自動装置 ――

高橋豊三*

序 文

　一口にDNA関連機器といっても，その範囲は，実に膨大である．例えば，比較的に密接に関連しているものでも，DNAやRNAを抽出したり，精製したりする機器や，自動電気泳動装置，ブロッティング装置，核酸塩基配列決定装置，塩基配列解読装置，ハイブリダイゼーション装置，あるいはDNAやRNAを人工的に合成する核酸自動合成装置など……たくさんある．また，応用面では，精製したDNAを細胞内に導入するためのエレクトロポレーション装置や，トランスジェニックマウス用に開発された光学顕微鏡装置など，さらには，DNAを *in vitro* で増幅させるためのサーモサイクラー(thermo-cycler)なども挙げることができる．これらの複雑多岐にわたる機器を全部とり挙げるとなると，かなりの誌面を必要とせざるを得ない．そこで，今回は，最近，我々が開発した *in situ* ハイブリダイゼーションおよび免疫組織化学染色のための，自動装置について，主に述べようと思う．その他のものに関しては，機会を改めて，別にまとめたいと考えている．

3.2.1 はじめに

　近年，核酸ハイブリダイゼーション技術は，非常に多くの分野で使われるようになり，遺伝子の構造や機能に関する研究はもとより，ヒトや動植物の病気の診断，あるいは法医学領域の親子鑑別等，非常に幅広く用いられている[1]～[4]．これから述べる *in situ* ハイブリダイゼーション法は，核酸ハイブリダイゼーション技術の一つで，核酸抽出時に，細胞や組織の構造形態が失われてしまうドットハイブリダイゼーションや，サザーンハイブリダイゼーション，あるいはノーザンハイブリダイゼーションのような標準的な技術とは，いくつか異なる利点を有している（表1）． *in situ* ハイブリダイゼーション技術は，細胞核内のリボソームRNA遺伝子を増幅させて検出させるために初めて用いられた[5]～[7]．1969年のことである．それ以来，この技術は，細胞学や分子生物学，あるいは臨床診断に，最も協力な研究手段の一つとして使われるようになった．それは， *in situ* ハイブリダイゼーション技術が，細胞や組織内の核酸塩基配列を特異的に同定したり，それらの局在を正確に位置づけたりするのに適しているからである．また，この技術を，細胞から抽出した染色体標本に適用すると，特異的な遺伝子の局在を染色体上に決定することができ，この技術は，染色体地図を作成するうえにおいても，おおいに役立っている[8],[9]．
　そのほかにも，ウイルスRNAやウイルスDNAのように，外来核酸塩基配列の所在を検出し

---

* Toyozoh Takahashi　横浜市立大学　医学部　細菌学教室

表1 ブロットハイブリダイゼーション法および *in situ* ハイブリダイゼーション法の利点と欠点

in situ ハイブリダイゼーション法の優れている点
1) 小さな組織片で行うことができる．
2) 何年間もパラフィンブロックとして包埋，保存しておいた組織でも使用することができる．
3) 臨床病理部門では，臨床所見および病理所見のカルテとパラフィンブロック作成の手順が，既にシステム化している．
4) 組織内の特定の細胞が有しているDNAやRNA（例えば，感染ウイルス）を検出することができる．
5) 組織内や細胞内において核酸物質の局在を決定することができる．
6) 生化学的に抽出した場合には，細胞DNAによって希釈されて検出することができないような塩基配列であっても，1個の細胞単位で検出することが可能である．
7) 核酸ハイブリダイゼーションの結果と組織学的成績を同時に評価することができる．
8) 必要な場合には，染色体でよく行われているように，細胞成分を取り出して，特異的に反応する遺伝子を検出したり，局在を決定したりすることもできる．
9) 検出目的とする塩基配列が，組織内にわずかしか存在していなかったり，あるいは一部の組織に集中していたりする場合でも，他の核酸ハイブリダイゼーション法と比較して検出感度が高い．
10) 核酸を抽出したり，精製したりしないので，操作が簡単である．
また，それらに伴う危険な試薬（例えば，フェノールやグアニジン塩酸等）を使わずに行うことができる．

in situ ハイブリダイゼーション法の欠点
1) 小さな切片で行うことから，サンプリングエラーを起こしやすい．
2) 凍結切片やパラフィン切片を使用することから，それに伴う技術を必要とする．
3) ドットハイブリダイゼーション法と比べると，たくさんの検体を同時に処理するのが難しい．

ブロット法の優れている点
1) *in situ* ハイブリダイゼーション法よりも，サンプリングエラーを起こしにくい．
2) 多くの検査室で比較的簡単に行える傾向にある．
3) 感度が高い．

ブロット法の劣っている点
1) 検査材料とする核酸を精製するために，量的にたくさんの組織を必要とする．
2) 少量の核酸を出発材料として，PCR法等で増幅させることによって検査に使用することもできるが，その場合には，手間や時間，コストに大変な負担がかかる．
3) 新鮮な組織か，あるいは−20℃で適切に保存しておいた組織でなければ使用することができない．RNAを検査に使用する場合には，もっと厳密である．
4) 採取時の組織の由来は分かるが，それ以上の組織学的背景の情報を得ることはできない．

たり，同定したりする場合にも，この技術が利用されている[10],[11]．もちろん，この技術を駆使すれば，細胞サンプルやバイオプシー標本，あるいはパラフィンブロック標本からも，想定する病原体の塩基配列の所在を決定することができる．したがって，この *in situ* ハイブリダイゼーション技術は，組織内の塩基配列の分布状態[12]~[14] や，それらによる病態を理解するためにも，大きな役割りを果たしているといえる．さらに，遺伝子発現の観点から眺めてみても，様々な種類の細胞間に分布しているmRNAの量を特異的に調べたり，特異的にmRNAを転写している組織の発生段階や，各種分化段階での転写RNAの変化，新生物の発生過程における転写RNAの変化など，*in situ* ハイブリダイゼーション技術が貢献している研究は，数え切れない[15]~[17]．

一方，免疫組織化学染色技術は，組織内および細胞内に局在しているタンパク質やその他の抗原物質を特異的に検出する手法として，近年，脚光を浴びている．この技術も，きわめて感度が

よく，臨床診断や医科学，ならびに生物学等の分野で，広く使用されている。これらの技術はどちらも，放射性標識物質を使用することによって，目的とする標的物質を容易に検出することができるが，日常検査として広く利用できるようにするためには，発色反応等による非放射性検出法を採用する必要がある。しかし，in situ ハイブリダイゼーション技術も，免疫組織化学染色技術も，その技術の習得には，かなりの時間を必要とし，個人的な熟練度や精密さに，その成績がかなり左右されることが多い。したがって，これらの技術を自動化することには，いろいろな意味で意義がある。それぞれのステップに必要な，高価な試薬を節減することもそのひとつである。また，これらの技術を日常病理検査や診断に導入したり，アッセイの再現性を図ることも，開発の大きな目的といえる。我々は，これらの理由を踏まえて，in situ ハイブリダイゼーション法や免疫組織化学染色法に利用できる自動装置を開発した。ここでは，この自動装置と，それを使って行った核酸ハイブリダイゼーションによる細胞内および組織内のウイルス塩基配列の検出について述べる。また，免疫組織化学染色のアプリケーションとして，ヒトの扁桃組織内における抗体産生細胞と，ヒトの脳白質組織内の Grial fibrillary acidic protein(GFAP)の検出についても併せて述べる。

3.2.2 材料と方法

(1) 化学試薬

ニトロブルーテトラゾリウム (nitroblue tetrazolium; NBT)と5-ブロモ-4-クロロ-3-インドリルリン酸(5-bromo-4-chloro-3-indolyl phosphate; BCIP)は，Enzo Diagnostics社 (Enzo Diagnostics, Inc., NY, USA)の製品として，コスモ・バイオ㈱(Cosno-Bio, Co., Ltd., Tokyo)から購入した。クリスタル/マウント (BM-M03)™は，Fisher Scientific 社 (Fisher Scientific Co., Ltd., Springfield, NJ, USA)から購入した。プロナーゼE[a]（プロテアーゼ XXV型；カタログナンバー，P-6911)，ジアミノベンジディン テトラハイドロクロライド[b]，デオキシリボ核酸Ⅶ型(ニシン精子)[c]，ならびに膵 DNase(Ⅲ型)[d]は全て，Sigma 社 (Sigma Chemical Co., St. Louis, MO)から入手した。硫酸デキストラン(分子量 約500,000)[e]は，Pharmacia 社 (Charmacia Fine Chemicals, Piscataway. NJ)から購入したものを使用した。

---

[a]: Pronase E(protease type XXV; Cat. No. P-6911).

[b]: Diaminobenzidine tetrahydrochloride.

[c]: Deoxyribonucleic acid tyoe Ⅶ(herring sperm).

[d]: Pancreatic DNase(type Ⅲ).

[e]: Dextran sulfate(Mr about 500,000).

(2) 細胞と組織

　EagleのMEM培地に仔牛胎児血清を10％の割合で加え，さらにペニシリン，ストレプトマイシン，ゲンタミシンをそれぞれ添加して培地を調製した[18]。この培地を使用して，MRC-5細胞，HeLa細胞，およびVero細胞を培養した。これらの培養細胞に，それぞれ細胞あたり，moi 5～20ＰＦＵで，サイトメガロウイルス（CMV），アデノウイルス（ADV），および２型単純疱疹ヘルペスウイルス（HSV typeⅡ）を感染させた。McCoy細胞に関しては，EagleのMEM培地（日水製薬）に次の試薬を，それぞれ最終濃度が，0.5％グルコース，10％仔牛胎児血清，10μg/ml Fungizone, 100μg/mlバンコマイシン，0.03g/ml　Ｌ-グルタミン，および0.1mM 非必須アミノ酸（日水製薬）となるように添加して培養した。培養したMcCoy細胞には，*Chlamydia trachomatis* G/84-1/CX株を感染させた。感染後，細胞を37℃で24～72時間，インキュベートした。

(3) パラフィン切片

　病理解剖において，顕性肝炎患者および不顕性肝炎患者から肝組織を採取し，肝標本としてパラフィンに包埋したものを使用した。全てのサンプルを薄切し，ヘマトキシリン・エオシン，もしくはエオシン単独で型のごとく染色した。既に述べたように[19]，これらのサンプルの中から，ＨＢ抗原が存在するものを選択した。その結果，得られたＨＢ抗原陽性の切片を *in situ* ハイブリダイゼーションに使用した。

(4) 自動装置とその操作

　装置の製作に関しては，サクラ精器および千代田製作所に依頼した。この装置の上面図（A），背面図（B），正面図（C），および側面図（D）を図１に示した。また，装置の各部に番号をつけ，それらの名称および機能をそれぞれの図の脚注に示した。

①操作方法

　この装置の操作は，基本的には，次の６つのステップから成る。すなわち，1)システムの初期化，2)試薬の設置，3)スライドグラスのセッティング，4)自動操作のセッティング，5)スライドグラスの除去，6)パワースイッチのオフ，である。

1) メインスイッチ(37)を入れて〔"POWER"(13)が点灯する〕，装置自身に作動準備をさせる。
2) 作動準備が終了したら（"READY"が点灯），試薬ストッカー(1-7)に各試薬をセットする。装置にセットする各試薬の種類と位置を表２に示した。
3) 反応チャンバーのスライドホルダー(19)にスライド標本を試料面を下にしてセットする。セット終了後，反応チャンバーのフタを閉めて，セットしたスライドグラス標本の枚数を処理数カウンター(29)にセットする。
4) マニュアルに従って，各反応ステップの反応時間と変性温度を設定する。
　表３に，今回使用した各反応ステップの反応時間と変性温度を要約した。

図1（A） 上面図の注記：
2. Protease用ストッカー
3. Probe用ストッカー / 3'. 免疫組織化学用ストッカー
4. SA-AP用ストッカー
5. BCIP用ストッカー
6. NBT用ストッカー
7. 混合用ストッカー
1. PBS用ストッカー
8.～16. 表示灯およびスイッチ
17. 排液ボトル
18. 反応チャンバー
19. スライドホルダー

図1（B） 背面図の注記：
20. ペリスタポンプ
21. ラジエター
22. シーケンサーボックス

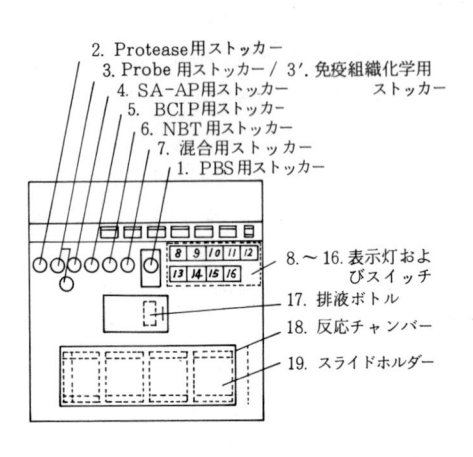

図1（A） 上面図

1. PBS用ストッカー
2. Protease用冷却ストッカー
3. Probe用冷却ストッカー
3'. 免疫組織化学用ストッカー
4. SA-AP用冷却ストッカー
5. BCIP用冷却ストッカー
6. NBT用冷却ストッカー
7. BCIP, NBT混合用ストッカー：送液直前にBCIP, NBTを混合する。
8. "READY" 表示灯：準備工程の終了を知らせる。
9. "WASHING" 表示灯：洗浄工程であることを知らせる。
10. "FINISH" 表示灯：全工程が終了したことを知らせる。
11. "LOW LEVEL" 表示灯：水量が足りないことを知らせる。
12. "ERROR" 表示灯：トラブルが生じたことを知らせる。
13. "POWER" 表示灯：メインスイッチが入っていることを知らせる。
14. "START" ボタン：Hybridization を開始する。
15. "CLEANING" ボタン：装置のクリーニングを行う。
16. "RESET" ボタン：Error を解除する。
17. 排液ボトル
18. 反応チャンバー
19. スライドホルダー

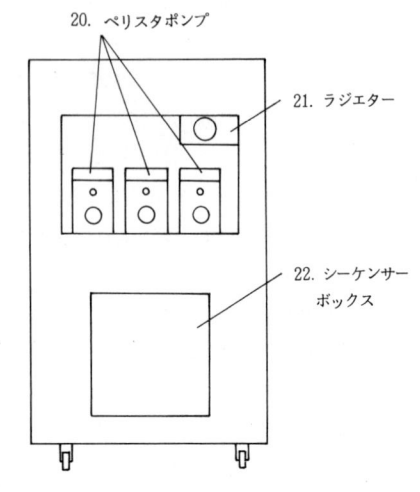

図1（B） 背面図

20. ペリスタポンプ
21. 冷却ストッカー用ラジエター
22. シーケンサーボックス

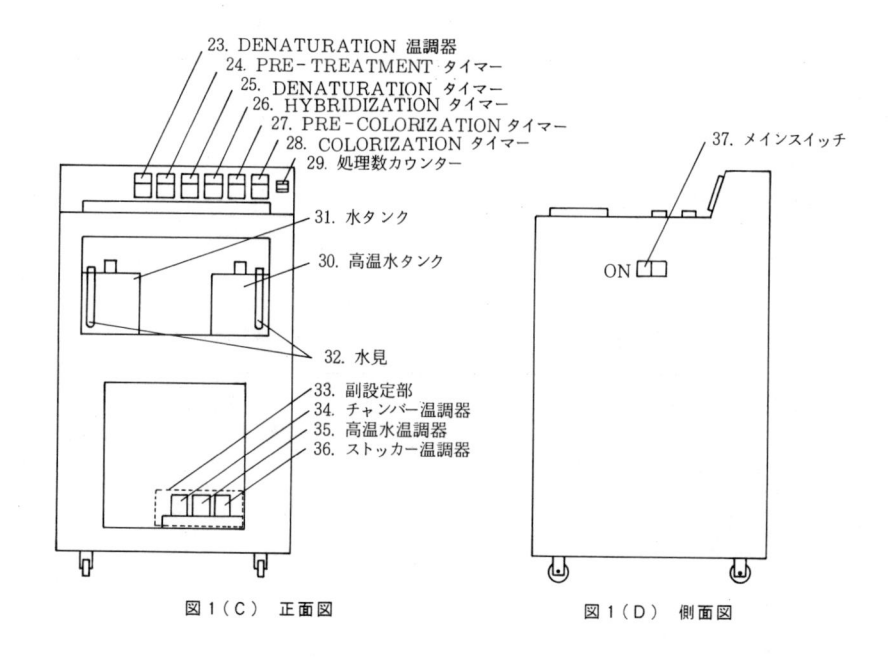

23. DENATURATION 温調器
24. PRE-TREATMENT タイマー
25. DENATURATION タイマー
26. HYBRIDIZATION タイマー
27. PRE-COLORIZATION タイマー
28. COLORIZATION タイマー
29. 処理数カウンター
31. 水タンク
30. 高温水タンク
32. 水見
33. 副設定部
34. チャンバー温調器
35. 高温水温調器
36. ストッカー温調器
37. メインスイッチ

図1(C) 正面図　　　図1(D) 側面図

23. DENATURATION温度調節器：変性温度の設定を行う。
24. PRE-TREATMENT タイマー：Proteaseの反応時間の設定を行う。
25. DENATURATION タイマー：変性時間の設定を行う。
26. HYBRIDIZATION タイマー：ハイブリダイゼーション時間の設定を行う。
27. PRE-COLORIZATION タイマー：SA-APの反応時間の設定を行う。
28. COLORIZATION タイマー：BCIP-NBTの反応時間の設定を行う。
29. 処理数カウンター：スライドグラスの処理枚数の設定を行う。
30. 高温水タンク：90℃の温水をストックする。
31. 水タンク
32. 水見：タンクの水量を確認する。
33. 副設定部
34. チャンバー温調器：反応チャンバー内の温度を調節する。
35. 高温水タンク温調器：高温水タンク内の温度を調節する。
36. 冷却ストッカー温調器：冷却ストッカーの温度を調節する。
37. メインスイッチ（電源）

表2 装置にセットする各試薬の種類と位置

装置上のパネル番号	1	2	3	4	5	6	7
試　薬	PBS	プロテアーゼ	プローブ	SA-AP	BCIP	NBT	—
必要量(ml)/20 スライド	70	5	5	5	2.5	2.5	—
装置との関連性	ws	pt	dn	pc	cl	cl	mx

略号；ws: washing, pt: pretreatment, dn: denaturation, pc: precolorization, cl: colorization, mx: mixing.

表3 今回使用した各反応ステップの反応時間と変性温度

各反応ステップ	パネル番号	設定タイマー／設定温度	
Pretreatment Washing	24	10分	37℃
Denaturation Prehybridization	25/23	3分	95℃
Hybridization Washing	26	1晩	37℃
Precolorization Washing	27	10分	37℃
Colorization Washing	28	5分	37℃
Counter stain Washing	28	5分	37℃

5) 各設定値を確認した後，"START"ボタン(14)を押して始動する。反応の進行状態は，装置上の各ステップのパネルランプの点灯により知ることができる。洗浄テスップに関しても"WASHING"パネル(9)の点灯により，知ることができる。

6) 全工程の終了は，"FINISH"(10)パネルの点灯と，ブザーで知ることができる。"FINISH"(10)パネルランプが点灯した後，スライドグラス標本を取り出し，封入後，光学顕微鏡で観察し，写真を撮影した。

②自動装置の保守管理

1) 全工程終了後，微量送液回収孔をよく洗うために，ダミーのスライドグラスを20枚，スライドホルダーにセットした。

2) 試薬ボトルの接続チューブをまとめて，DW_2のボトルに入れ，"CLEANING"(15)のボタンを押すことによって，装置およびチューブをDW_2で洗浄した。長期間使用しない場合には，クリーニング後，ペリスタポンプの締め付けを緩めた。

3.2.3　非放射性標識DNAプローブ

CMVの検出には，プラスミド pBR322 の *Bam* HI制限切断部位に，クローン化した2種類の

CMV-DNA塩基配列(25.2kbと17.2kb)をホモローガスプローブとして使用した。ADVの検出には，ADV-DNA塩基配列の全ゲノムをホモローガスプローブとして使用した。HSV-DNAプローブは，3種類の塩基配列から成る。1つは，HSV-2を*Bgl* IIで切断して得た16.0kbのフラグメントで，残りの2つはそれぞれ，HSV-1を*Bam* HIで切断して得た3.0kbのフラグメントと8.0kbのフラグメントである。これらのフラグメントは，pBR322クローニングベクターから切断分離し，HSV-DNAを検出するための混合プローブとして使用した。

HBV-DNAは，Dr.Mark Berninger(Bethesda research Laboratories)の好意により，分与して頂いた。これらのDNAプローブは，基本的に全て，既に報告したBRP法（a method for the preparation of biotinylated random probes)にしたがって，調製し，ビオチン標識した[19]。

自動法による *in situ* ハイブリダイゼーション法の化学に関しては，既にUnger *et al*.[20]によって述べられている。われわれは，ビオチン標識ハイブリダイゼーションプローブを使い，Brigati *et al*.[21] の方法にしたがって，手動法および自動法で，培養細胞やパラフィン包埋切片におけるウイルスゲノムの検出を行った。クラミジアDNAの検出は，一部，Enzo Diagnostics社から購入したキットを使用して行った。また，このプローブと平行して，*Chlamydia trachomatis* からDNA（クラミジアの全ゲノム塩基配列）を抽出精製し，それをBRP法[19]でビオチン標識して，ホモローガスプローブとして使用した。

3.2.4 *in situ* ハイブリダイゼーションと免疫組織化学染色

それぞれ *in situ* ハイブリダイゼーションと免疫組織化学染色を，自動法（自動装置で行う方法）および手動法で比較検討した。実験に使用したスライドグラスは全て，3-アミノプロピルトリエトキシシラン(3-aminopropyltriethoxy silane; Aldrich Europe, Beerse, Belgium)[22] でコーティングし，その上に培養細胞，あるいはパラフィン切片をマウントした。手動法による *in situ* ハイブリダイゼーションは，既に報告した方法にしたがって行った[19]。手動法による免疫組織化学染色の場合は，キットを使用して，業者の説明書にしたがって行った[23]。

自動操作は，*in situ* ハイブリダイゼーションの場合も，免疫組織化学染色の場合も全て，今回述べる自動装置を使用して行った。この時，自動装置にセットした *in situ* ハイブリダイゼーション用の，各試薬の種類と位置は，既に表2に示した通りである。

免疫組織化学の場合は，免疫組織化学用ストッカー(3')にビオチン標識二次抗体液を入れた（表4）。

変性の必要はないので，設定温度は37℃にする。表5に，今回使用した各反応ステップの反応時間と変性温度を要約した。

表4 装置にセットする各試薬の種類と位置

装置上の パネル番号	1	2	3	3′	4	5	6	7
試　薬	PBS	プロテアーゼ	一次抗体	二次抗体	AV-POD	C-AEC	H_2O_2*	―
必要量(ml) /20 スライド	70	5	5	5	5	3.7	1.3	―
装置との 関連性	ws	pt	pr	sr	pc	cl	cl	mx

略号; ws: washing, pt: pretreatment, pr: primary reaction, sr: secondary reaction, pc: precolorization, cl: colorization, mx: mixing, H_2O_2*: 0.1% H_2O_2.

表5 今回使用した各反応ステップの反応時間と変性温度

各反応ステップ	パネル番号	設定タイマー	設定温度
Pretreatment Washing	24	10 分	37℃
Primary reaction Washing	25/23	10 分	37℃
Secondary reaction Washing	26	10 分	37℃
Precolorization Washing	27	10 分	37℃
Colorization Washing	28	5 分	37℃
Counter stain Washing	28	5 分	37℃

3.2.5 結　果

(1) 自動装置

　自動装置の概観を写真1に示す。この装置は，主として三つの部分から成る。つまり，化学試薬を設置するためのスタンド，標本のための反応チャンバー，ならびに機械的配管と自動操作のための電気回路である。スタンドには，それぞれの試薬（例えば，洗浄のためのPBS，プロテアーゼ，核酸プローブあるいは抗体，ストレプトアビジン－アルカリホスファターゼ複合体，BCIP，NBT）を入れるための7つの容器が配置してある。これらの容器は，それぞれ目的によって独立的に冷却することができる。最後の容器には（表2と表4のパネル番号

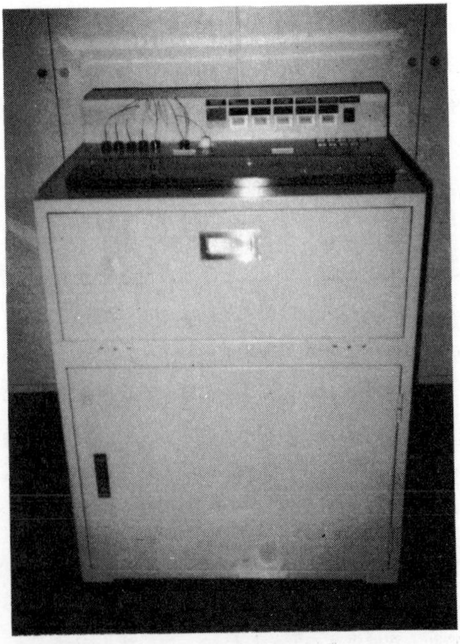

写真1　*in situ* ハイブリダイゼーション法および免疫組織化学染色のための全自動装置

7），自動的に発色基質が注入されて，迅速に攪拌混合できるようにスターラーシステムを設けた。発色原を混合するための容器も設けた。

標本のための反応チャンバーは，このシステムの最も重要な部分で，中にトレイが設置してある（図2）。このトレイは，テフロン製で，20枚のスライドグラスを支えることができるスライドホルダーサブユニットから成っている。それぞれのスライドホルダーサブユニットには，二つの小さな穴が開いている。一つは，試薬を送り込むための送液孔で，もう一つは，反応液を吸引除去するための廃液回収孔である。このスライドホルダーに，それぞれスライドグラスを試料面を下にしてセットする。こうすると，スライドホルダーとガラス面との間にわずかな間隙が生じ

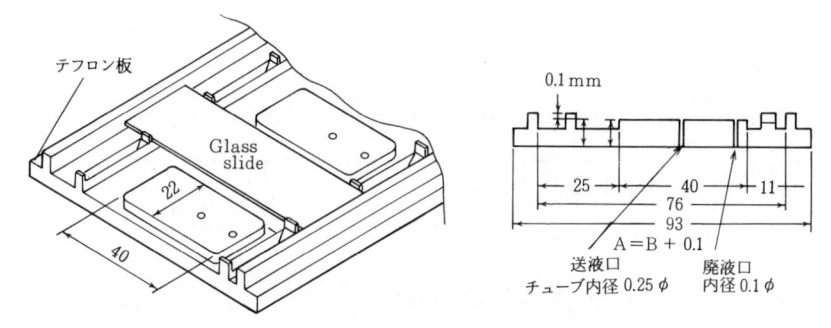

図2 自動装置の反応チャンバー内に設置したトレイ
数字の単位はmm

るようにしてある。試薬（100〜150μl）は，この間隙内にペリスタポンプで送り込まれる。毛細管現象とペリスタポンプの陽圧で，間隙全体に試薬が拡がり，試料は試薬で被われることになる。反応のための温度は，トレイを介して伝導される。一定の反応時間が終了すると，反応液は，吸引されて廃液孔から排除される。洗浄液の場合も，同様のプロセスで送液，および廃液される。配管システムと電気泳動回路システムを図3に要約する。

この装置には，たくさんの指示ランプを設置した。それらのうちのいくつかは，システムの初期化が終了したことを示すもので，他のランプは，各段階の処理が終了したことを示す。また，in situ ハイブリダイゼーションや免疫組織化学染色の特異的な過程が進行中であることを示すランプも設置した。

(2) この自動装置を用いた応用例
① *in situ* ハイブリダイゼーション

この装置は，*in situ* ハイブリダイゼーションに必要な，脱パラフィンから発色までの過程を自動的に行うことができる。

基礎研究室から病理診断検査室へのハイブリダイゼーション技術の移行に，*in situ* ハイブリダイゼーションの自動化は非常に大きな貢献をするに違いない。ＡＩＤＳ(Acquired Immune Deficiency Syndrome)患者や，免疫抑制剤の投与を受けている臓器移植患者におけるウイルス感染の特異的診断や，癌患者の診断は，今後，臨床的にますます重要になりつつある。このような臨床的見地から，最も重要と思われるウイルスには，ＣＭＶやＡＤＶ，ＨＳＶ（単純疱疹ウイルス）などがある。全自動化 *in situ* ハイブリダイゼーション装置を使用した発色反応で，これらのウイルスの遺伝子を証明した例を，写真２Ａ〜２Ｃに示す。写真２〜３に示したように，自動法で行ったサンプルは全て，細胞の概観，ハイブリダイゼーションシグナルの強さ，染色領域の形態等から手動法によって得られたものにほとんど匹敵する成績を示した。実験は全て，宿主細

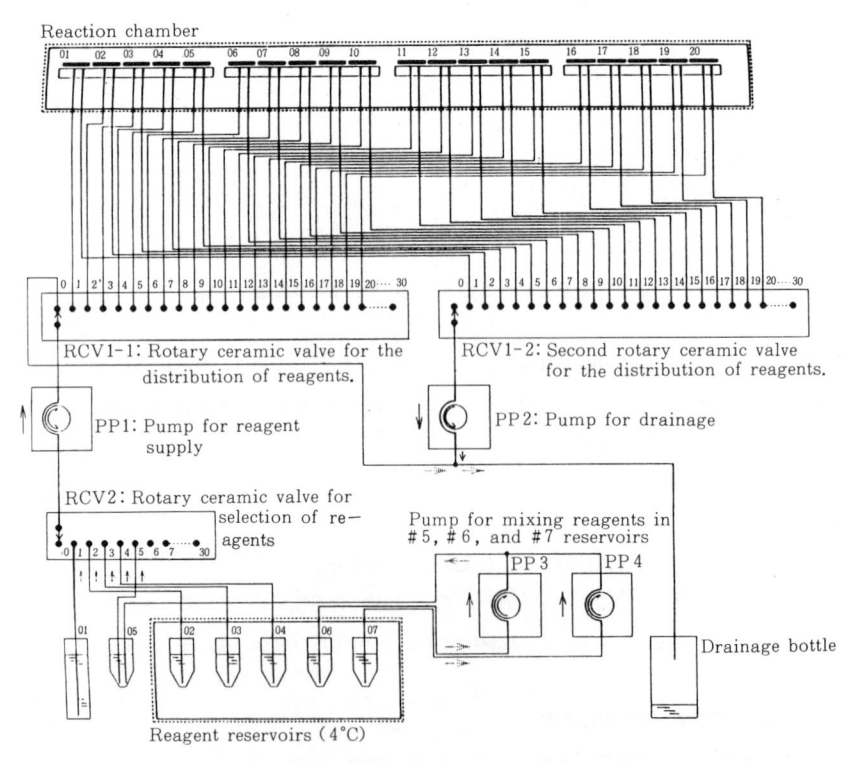

図３　配管および電気回路システム

複雑さを避けるために，脱パラフィンシステムと容器の一部，ならびにその関連システムは省略してある。

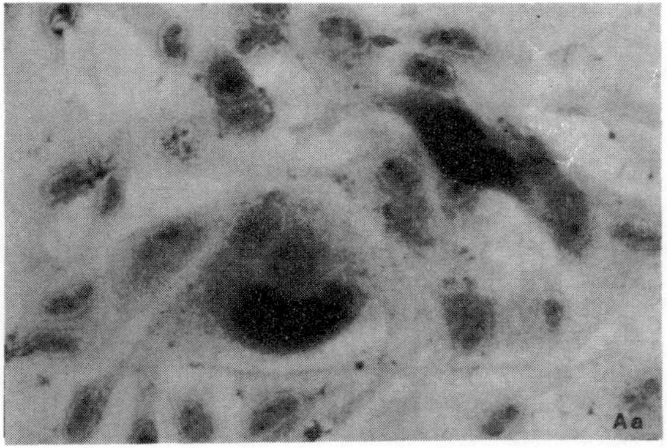

写真 2 A b

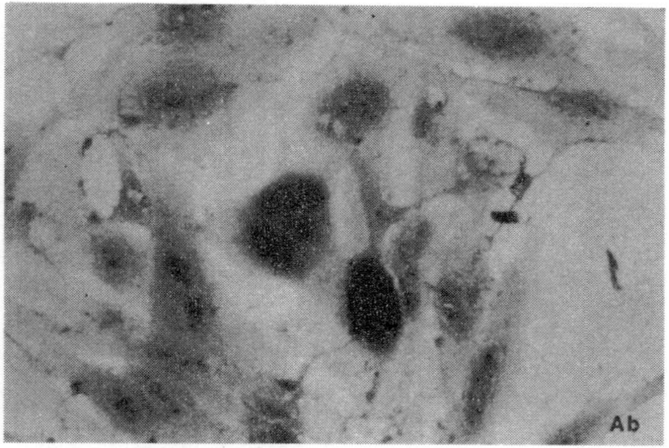

写真 2 A d

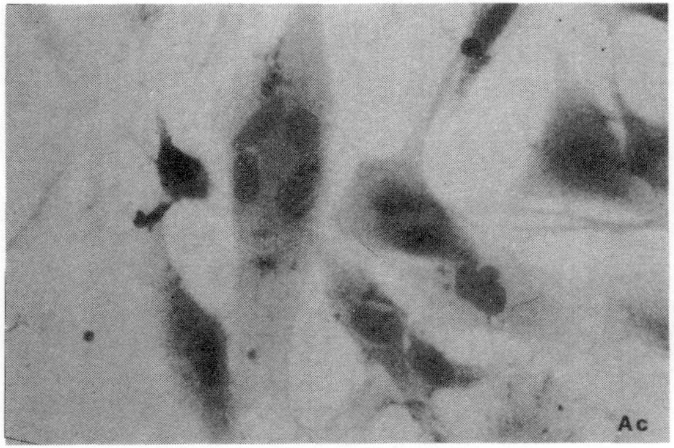

写真 2 A a

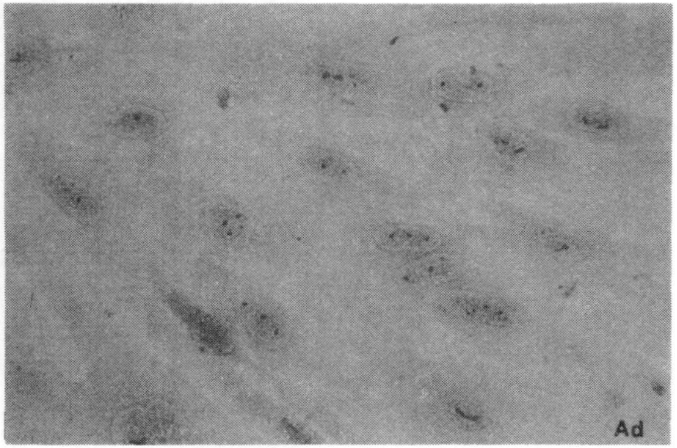

写真 2 A c

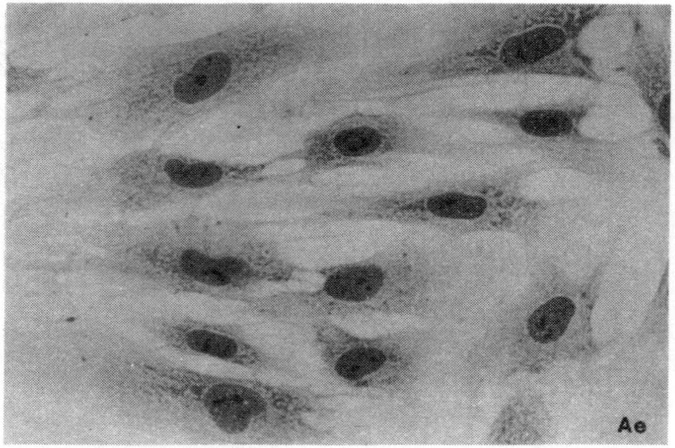

写真 2 A e

写真 2 A　MRC-5細胞におけるCMV感染の検出（×200）

(a) 自動装置．DNA Probe (+)．CMV感染 (+)．Counter stain(Eosin 染色)
(b) 手動．　　 〃　　 〃 ．　 〃　　 〃 ．　 〃　　 〃
(c) 自動装置．DNA Probe (-)．　 〃　　 〃 ．Counter stain(HE染色)
(d) 〃 ．　 〃 ．DNA Probe (+)．CMV感染 (-)．　 〃　　 〃
(e) 〃 ：　 〃 ．DNA Probe (-)．　 〃　　 〃 ．　 〃　　 〃

HE：Hematoxylin-Eosin

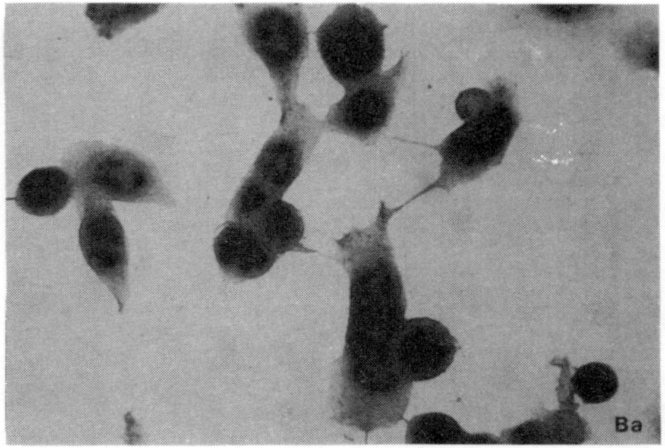

写真 2 B a

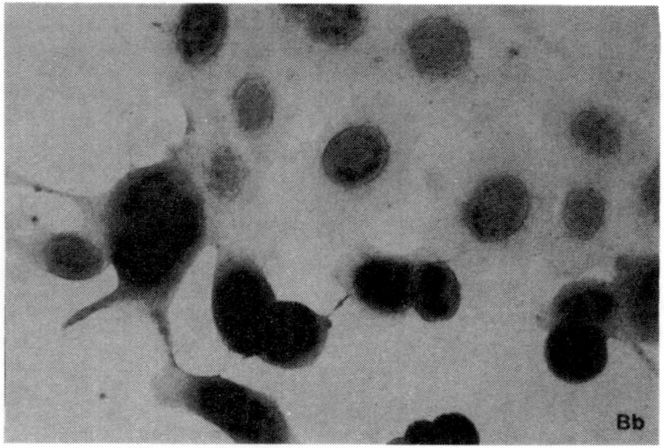

写真 2 B b

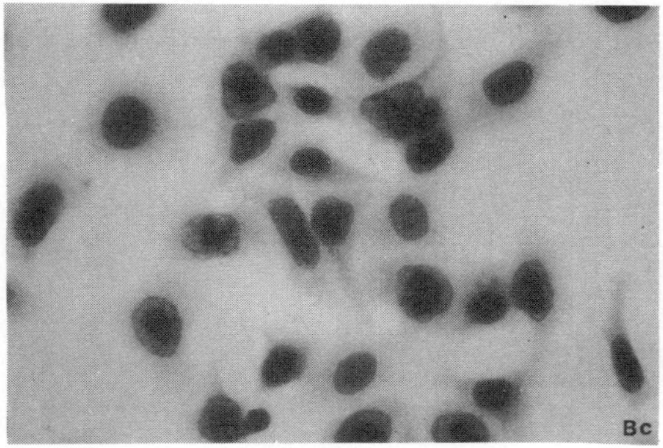

写真 2 B c

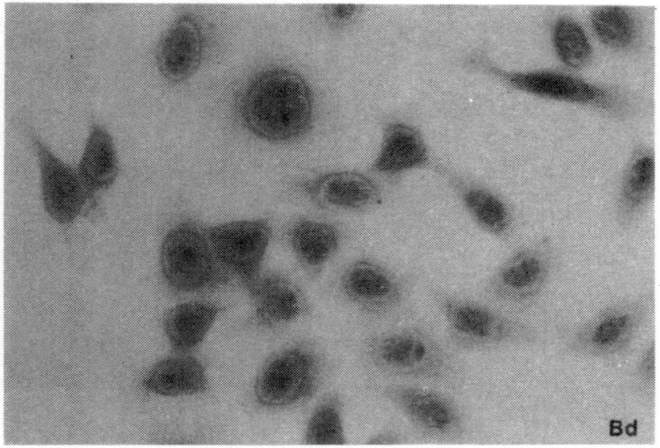

写真 2 B d

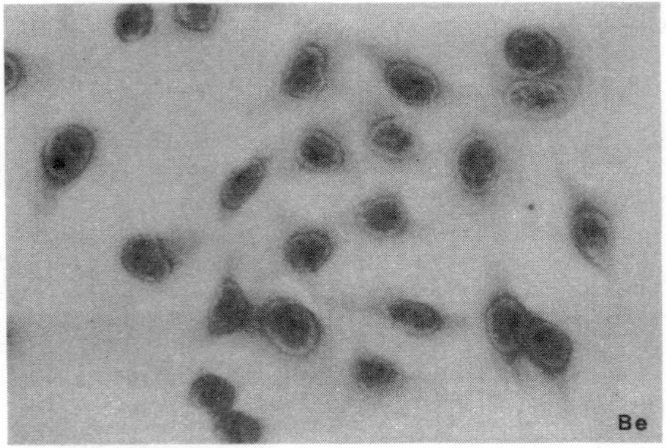

写真 2 B e

写真 2 B　HELA細胞におけるADV感染の検出（×200）

(a) 自動装置．DNA Probe（+），ADV感染（+），Counter stain(Eosin 染色)
(b) 手動．　〃　　　〃　　　　　〃　　　　　〃　　　　　〃
(c) 自動装置．DNA Probe（-），　〃　　　　　　　：Counter stain(HE染色)
(d)　〃　　．DNA Probe（+），　〃　　　　　　　：Counter stain(Eosin染色)
(e)　〃　　．DNA Probe（-），ADV感染（-），Counter stain(HE染色)
HE：Hematoxylin-Eosin

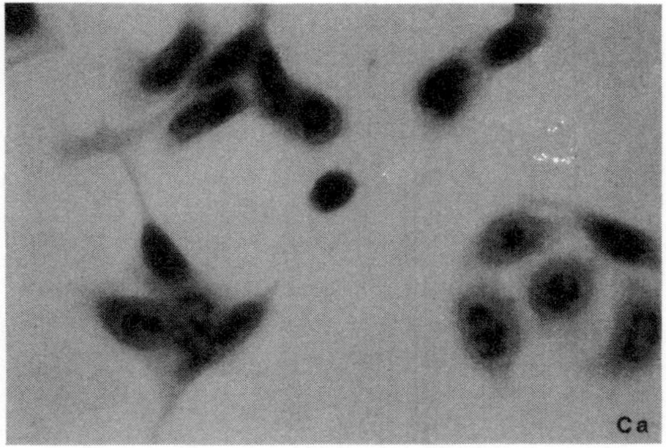

写真 2 C a

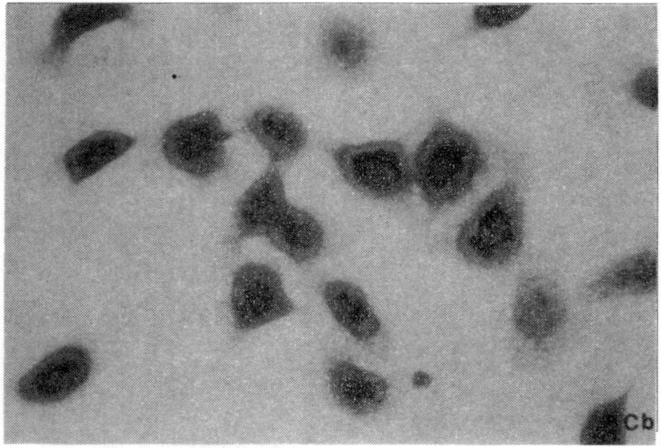

写真 2 C b

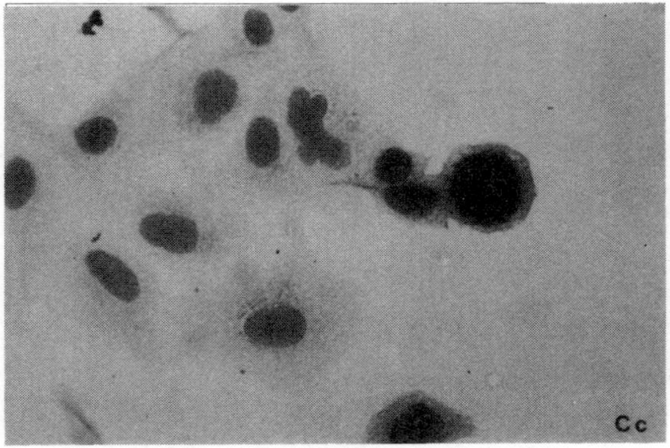

写真 2 C c

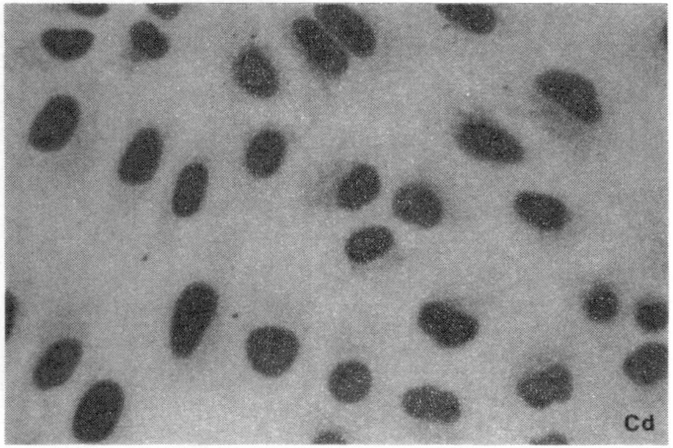

写真 2 C d

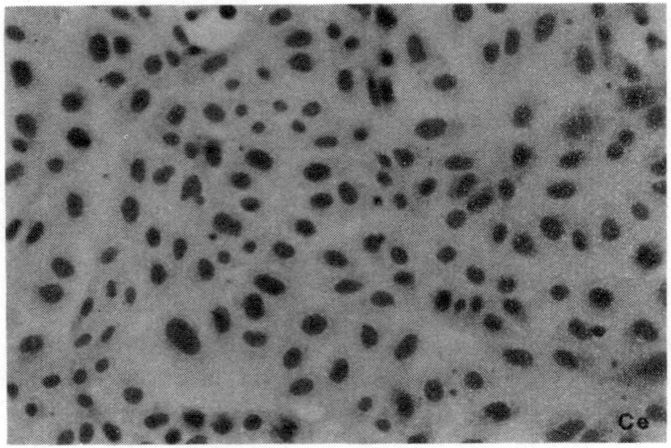

写真 2 C e

写真 2 C Vero細胞におけるHSV typeⅡ感染の検出

(a) 自動装置. DNA Probe (+), HSV typeⅡ (+), Counter stain(Eosin染色)
(b) 手動. 〃 　 〃　　(−), 〃　　　(+), 〃　　　 〃
(c) 自動装置, DNA Probe (+), 〃　　　(+), Counter stain(HE染色)
(d) 〃　　, DNA Probe (−), HSV typeⅡ (−), 〃　　　 〃
(e) (a)〜(d)は×200. (e)は×100

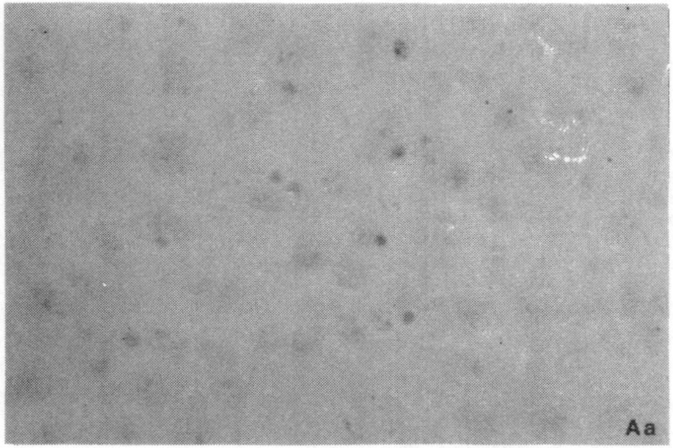

写真 3 A b

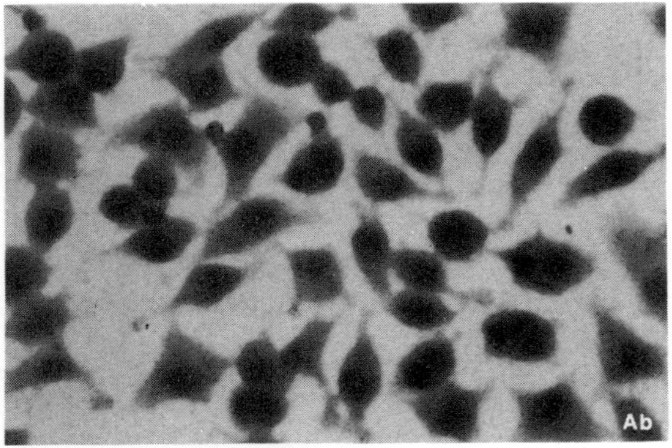

写真 3 A d

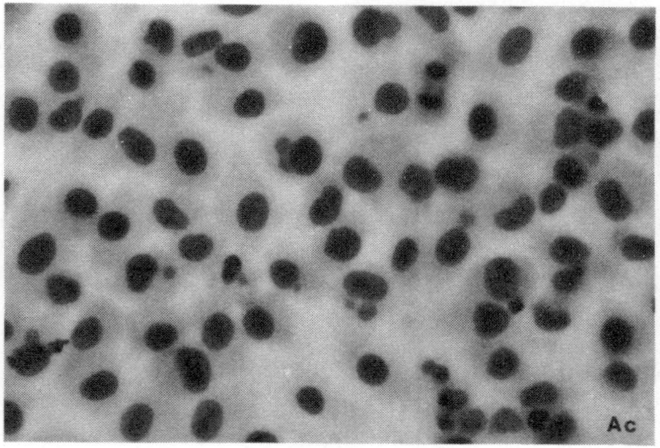

写真 3 A a

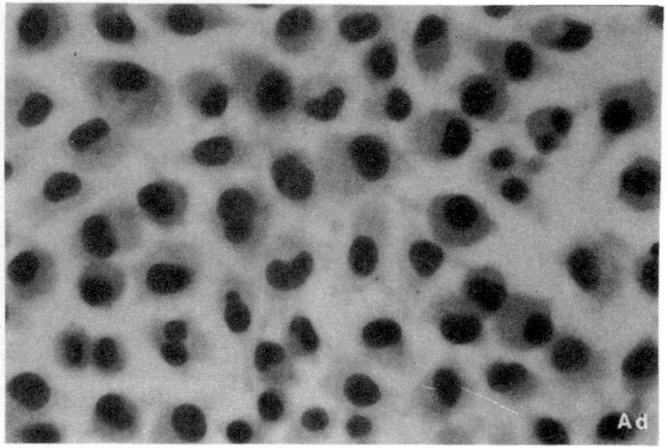

写真 3 A c

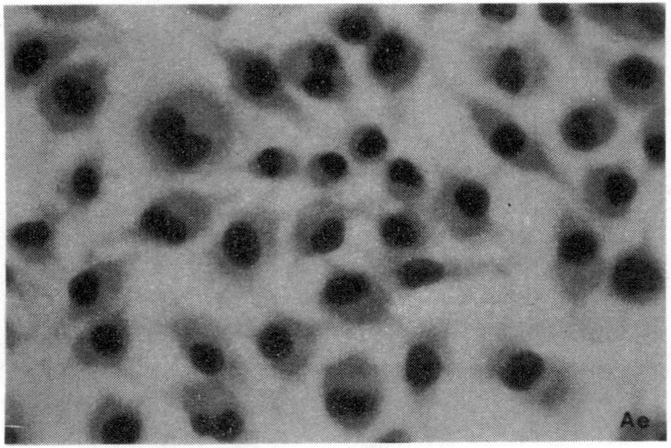

写真 3 A e

写真 3 A　McCoy 細胞におけるクラミジア感染の自動装置による検出（×200）

(a) Chlamydia 感染（+），DNA Probe（+），Counter stain（Eosin 染色）
(b) 〃 〃 〃 〃 ：Counter stain（HE 染色）
(c) 〃 〃 ：DNA Probe（−）， 〃
(d) Chlamydia 感染（−），DNA Probe（+）， 〃
(e) 〃 〃 ，DNA Probe（−）， 〃
プローブの検出系は，(a)が Peroxidase／DAB／H_2O_2，(b)〜(e)は Alkaline phosphatase／NBT／BCIP

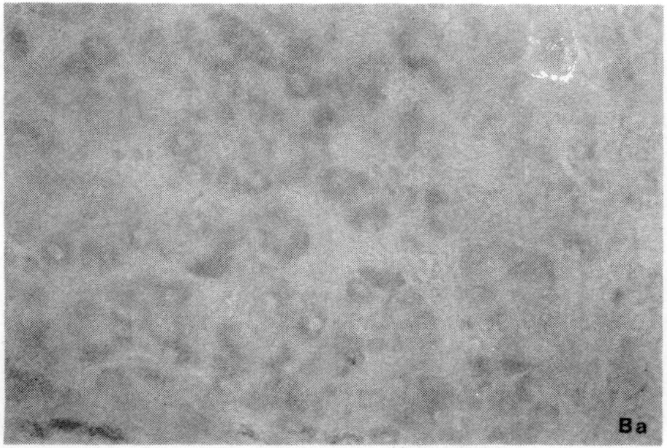

写真 3 B a

写真 3 B b

写真 3 B 自動装置で行った肝炎患者（HBV感染+）剖検例パラフィン
包埋組織切片の*in situ* ハイブリダイゼーション

(a) DNA Probe (−)．×100
(b) DNA Probe (−)．×200
プローブの検出系は，Peroxidase／DAB／H_2O_2．対比染色は，Methylgreen stain

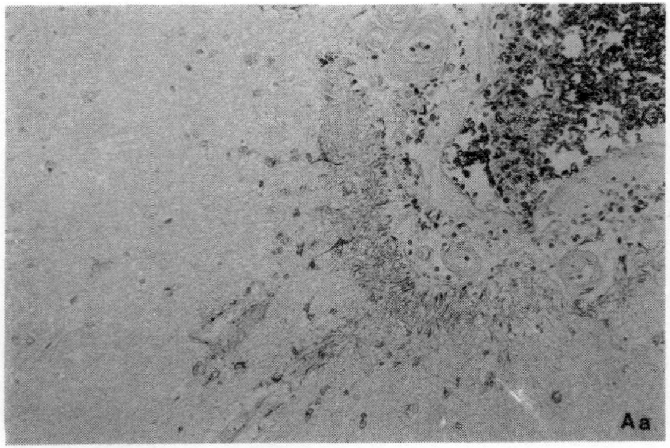

写真 4 B a　　　　　写真 4 B b

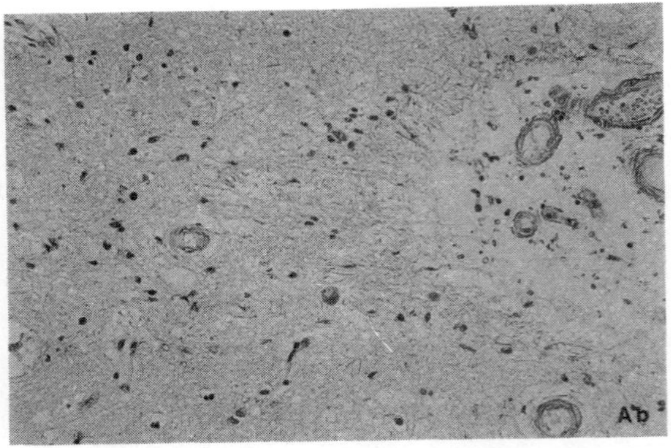

写真 4 A　自動装置を使って行った免疫組織化学染色

(a) GFAPの検出。
　　ヘマトキシリン・エオジン対比染色。　×130
(b) 6Aaのコントロール。
　　ヘマトキシリン・エオジン対比染色。　×130

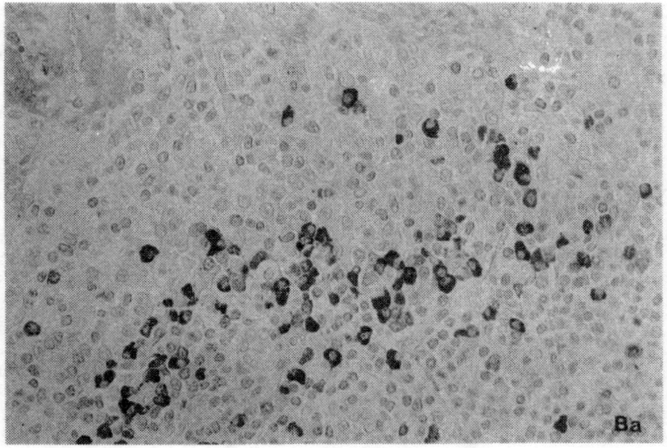

写真 4 B a

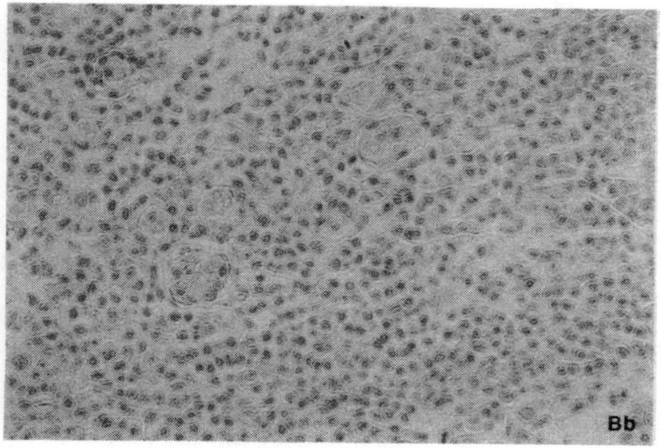

写真 4 B b

写真 4 B　自動装置を使って行った免疫組織化学染色

(a) ヒト甲状腺組織における IgG 産生細胞の検出（黒いシグナル；実際は赤色として検出される）
ヘマトキシリン・エオジン対比染色。　×130
(b) 6 B a のコントロール。
ヘマトキシリン・エオジン対比染色。　×130

胞，ウイルス，および相当するDNAプローブを使って行った。使用した限りにおいては，宿主細胞やウイルスの種類，あるいは使用したDNAプローブの塩基配列の違いや長さの違いによって，自動法と手動法の成績に差は生じなかった。写真2Aaと写真2Abに示したように，CMV感染細胞の細胞質内には，いくつかのシグナルが観察された。このことは，CMV感染細胞の細胞質内に出現する封入体が，ホモローガスなDNAプローブとハイブリダイズしうる核酸塩基配列を含んでいることを示唆している。コントロール実験では，ウイルスDNAの存在を示すハイブリダイゼーションシグナルは認められない。（写真2Ac-2Ae，写真2Bc-2Be，写真2Cc-2Ce）。しかし，感染細胞の中には，細胞変性効果によって，DNAプローブを加えなくても染色されているものも認められた。（写真2Ac，写真2Bc，写真2Cc）。これらの細胞変性効果には，細胞内の顆粒産生，核融合，ならびに細胞の形態変化があり，ヘマトキシリン・エオシンで感染細胞を対比染色することによって観察することができた。写真2と写真3のコントロールスライドには，いくらかバックグランドがみられた。ストレプトアビジン法で得られたシグナルは，ペルオキシダーゼ法で得られたシグナルよりも強く感じられた。

性文化が多様化している今日，クラミジア感染は，性行為感染症（Sexually transmitted diseases; STDs）の一つとして見逃すことのできない感染症である。ここでは，同じ塩基配列のDNAプローブを使って，市販の非放射性標識・検出システムと，われわれが開発したBRP法による標識・検出システムを in situ ハイブリダイゼーションによるシグナルの強さで，比較検討してみた。その結果，BRP法で行った方が，はるかに強いシグナルが得られることが分かった。市販のジアミノベンジディンとH_2O_2試薬による発色でも，感染McCoy細胞の細胞質内に，鮮明にクラミジアのヌクレオチド配列が検出された。アルカリホスファターゼ検出システムを利用したBRP法[22]を使って，自動法で得られた成績とシグナルの強さを比較検討すると，BRP法で自動装置を使って得られた成績の方が，ずっと強いハイブリダイゼーションシグナルを生じることが分かった（写真3Ab）。ハイブリダイゼーション時に，感染細胞にDNAプローブを加えなかった場合には，どちらの実験の場合もシグナルが検出されなかった。もちろん，クラミジアを感染させていない細胞の場合は，たとえハイブリダイゼーション混液にDNAプローブを加えても，ハイブリダイゼーションシグナルが細胞質内に検出されなかった。同様に，未感染の細胞で，DNAプローブも加えなかった場合には，当然のことながら，検出シグナルは認められなかった。

病理学領域では，永久標本の作成という観点から，アルカリホスファターゼ／NBT／BCIPによる発色よりも，ペルオキシダーゼ／DAB／H_2O_2の系が広く用いられている。そこでここでは，組織標本を使用して，ペルオキシダーゼによる検出を試みた。典型的な結果を，写真3Baに示す。この写真は，ホルマリン固定し，パラフィンに包埋した組織切片を，ペルオキシダーゼ

標識したDNAプローブを使って[3],[22]，自動法で検出したものである。ハイブリダイゼーション後に，肝炎患者由来の肝組織標本切片の細胞質内にたくさんの褐色のシグナルが検出された。プラスミドベクターDNA(pBR322 と pBR325)や，単純疱疹ヘルペスウイルスⅠ型のゲノムDNA，あるいはサケ精子DNAを，それぞれ標識して，HBV-DNAプローブの代わりにDNAプローブとして使用した場合には，どの場合でも，これらのシグナルを検出することができなかった。

②免疫組織化学染色

この装置は，免疫組織化学染色も自動的に行うことができる。その応用例として，ヒトの大脳白質細胞領域およびヒトの扁桃組織をホルマリン固定し，パラフィンに包埋した。これらのパラフィンブロックから，ミクロトームで切片を作成し，ヒトの大脳白質細胞組織切片に関しては，Glial fibrillary acidic protein(GFAP) に対する一次抗体で検索し，ヒトの扁桃組織切片に関しては，抗IgG 一次抗体で検索した。特異的に抗原に結合した一次抗体は，それぞれ，ペルオキシダーゼで標識した二次抗体で検出した。典型的な免疫組織化学染色を，写真4Aaと写真4Baに示した。GFAPやIgGを産生する細胞は，どちらの場合も，赤色のシグナルとして鮮明に検出された。これは，コントロールの組織切片と比べて明らかである。切片は，コントロールとして，次のような抗体の組み合わせで検出した。

1) 一次抗体を加えたが，二次抗体は反応に加えなかった。
2) 一次抗体は加えなかったが，二次抗体は反応に加えた。

これらの処理を受けた切片は，どれもシグナルを示さなかった。典型的な例を写真4Abと写真4Bbに示した。

3.2.6 おわりに

我々は，分子生物学的技術を診断検査に導入させる目的で，*in situ* ハイブリダイゼーション法による核酸ハイブリダイゼーション技術と，免疫組織化学染色技術が利用できるように，これらの技術を自動化した。日本の経済が非常に伸びていることから，我々が自動化装置を考案した時点では，なかなか注文通りの部品が揃わず，結局，大きな部品で組み立てざるを得ず，考えていたものよりも大きなタイプのものになってしまったが（写真1），将来は，小さい部品が揃いしだい，すぐに，机上におけるタイプの装置を作ることが可能である。日常診断の観点から，特に発色反応によって検出できるように，この装置を開発したが，この装置には，1台で全て必要なものが充分に備わっているので，必要な場合には，安全フード内，あるいは特別な施設内に設置して，放射性プローブ，あるいは放射性標識抗体を使っても安全に行うことができる。この装置は，ドットブロットハイブリダイゼーションやサザーンハイブリダイゼーション，あるいはノーザンハイブリダイゼーションにも応用することができる。その場合には，スライドグラスと

同じ大きさの，特殊なフレームでニトロセルロース膜やナイロンメンブランを固定する必要がある。このシステムで行うと，少量のハイブリダイゼーション溶液と少量のプローブでハイブリダイゼーションを行うことができる。従来の方法に使用する量と比べると，スポットやバンドも，より少量の検出試薬で検出することができる。ここでは紙面の都合から，この種のシステムに関しては，また別の機会に述べたいと思う。この技術は，他の多くの生物学分野で広く用いられているが[4),24),25)]，ここでは応用例として，各種のウイルスやクラミジアに感染した培養細胞と，肝炎患者由来のホルマリン固定組織包埋切片の in situ ハイブリダイゼーションについて述べた。また，日常操作として，多くの病理診断検査室で行われている。ホルマリン固定パラフィン包埋切片を使って免疫組織化学染色を自動化装置で行った応用例も紹介した。我々はとくに，このような組織学的な診断を効率よく行うために，この装置を開発したが，他の様々な分野の研究にも，この装置は有用である。

付属設備品として，この装置に自動光学顕微鏡や，コンピュータ画像解析装置，あるいはディジタルシステムなどを取り付けることも，技術的に充分可能である。

我々が以前に開発した非放射性ビオチン標識法[19)] は，従来，使われている市販のペルオキシダーゼ検出システムよりも優れていることが分かった（写真3A）。

このBRP法を使用すると，クラミディア感染細胞は，ハイブリダイゼーション後，紫色から黒色に至る，きわめて強いシグナルを示した。CMVs, ADVs, あるいは HSVs に感染した細胞も，それぞれ，ビオチン標識プローブでハイブリダイゼーションした後に，強いシグナルを示した。

これらの知見は，従来の標識検出システムよりも，我々の標識検出システムの方が優れていることを示しているが，それはおそらく，我々の標識システムでは，細胞の中に容易に侵入していける，様々な大きさのフラグメントが産生されることによるものと思われる。しかし，市販のペルオキシダーゼ標識検出キットを利用しても，この装置で in situ ハイブリダイゼーションができることが分かった（写真3A）。パラフィンブロックは，外科病理診断用に日常操作として作成されるので，病理学のファイルには，たくさんの標本が蓄積，維持されている。したがって，これらの標本を効率よく使用することは，きわめて重要である。この観点からも，われわれの自動化装置を使用して，効率のよい，優れた成績が得られた（写真3B，写真4Aおよび写真4B）。

この装置を開発している間に，Brigati の仲間と，Fisher Scientific 社ならびに Biomeda Corp. 社(Foster City, CA, USA)の何人かが共同で，毛細管現象の原理を応用して，免疫細胞化学のためのロボット装置を考案した[26)]。彼らは，化学試薬に耐性な塗料を，片面に75μmの厚さに塗布したスライドグラスを，2枚重ね合わせて使用している（図4）。塗料は，スライドグラスの両端に塗布してある。つまり，一端は長方形に一つ，もう一端は，両角に小さな三角形のかたちで二つ，塗布してある。このスライドグラスを2枚重ね合わすと，150μmの隙間ができる。

この隙間を利用して,微量の試薬を毛細管現象によって吸い上げ,固定化した組織切片に作用させることができる。

我々が開発した技術は,毛細管現象のほかに,トレイの小さな二つの穴に,それぞれ陽圧や陰圧をかけて,試薬を注入したり,排出したりするものである。in situ ハイブリダイゼーションを行うと,手動法でも,自動化法でも,黒色から紫色にいたる強いシグナルが得られた。他の非放射性標識プローブでも,in situ ハイブリダイゼーションで高感度な成績が得られる可能性がある。

例えば,それらのプローブには,1本鎖のRNAプローブ[27]や,フォトビオチン標識プローブ[28],酵素標識オリゴヌクレオチドプローブ[29],あるいはCBB法による標識プローブ[30]などがある。これらのプローブを臨床診断分野にどんどん導入して,その有用性を評価すべきと思うが,それも自動化によって促進することができる。免疫組織化学染色とin situ ハイブリダイゼーションの自動化は,すでに行われているが,まだ総合的に信頼しうる方法は,報告されていない。

Stross et al.[31]は,標準的な組織処理装置に電気タイマーを付けて,半自動的に免疫組織化学染色ができるようにした(図5)。彼らは簡単なアプローチを使って,試薬を再使用して経費を節約している。この半自動化システムは,時間や手間の節約にもなり,全自動化装置の開発の発端になったといってもいいであろう。

現在,市販されているCode-On Immunology System™は,自動免疫染色装置として初めて実用化されたものである。この装置は,プログラム化を促進しているIBM Personal Computer Systemによってたくさんのアッセイステップをコントロールしている。しかし,このシステムは,77ステップの間接法からなっており,この装置では試薬を機械的に分配することはできない。

したがって,スライドグラスの位置に合わせて試薬を適切な溝に正確に入れなければならない。

Unger et al.[20]は,Fisher Code-On Immunology System™ を改良して,自動化in situ ハイブリダイゼーションシステムを開発した。

Montone et al.[32]は,Code-On Pathology System™ として,免疫組織化学染色とin situ ハイブリダイゼーションのシステムを初めて報告した(図6)。彼らのシステムは,2時間以内に目的とする標的物質を検出することができる。このシステムは,同時に30種類のイムノアッセイ,もしくは遺伝子プローブによる検出を行うことができる。免疫アッセイと核酸ハイブリダイゼーションによる検出を組み合わせて行うことも可能である。しかし,二つの過程から得られる類似の発色反応から,結果の判定を誤る可能性が多々ある。これらの3種類のCode-On™ Systemは,どれも毛細管現象を利用しており(図7〜10),上述のごとく特殊なスライドグラスを必要とするのが特徴である。

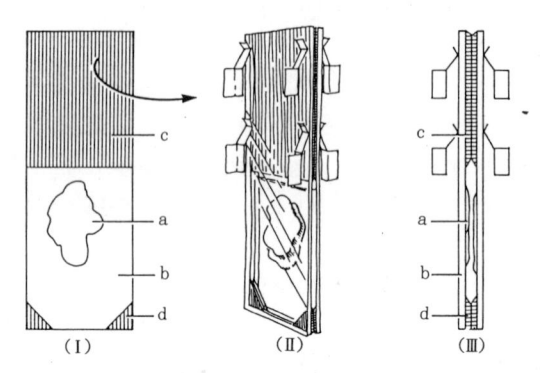

図4 三方向から見たBrigati *et al.* [26]のProbe-On™スライドグラス

(Ⅰ) 前方向から見たところ。
    (a) 透明なスライドグラスの部分に固定された組織切片。
    (b) 透明なスライドグラスの部分。
    (c) $75\mu m$ の厚さに塗られたペイント被覆部分。
    (d) 三角形の形でスライドグラスの隅に$75\mu m$の厚さに塗られたペイント被覆部分。
(Ⅱ) 2枚のProbe-On™スライドグラスを重ね合わせて斜め方向から見たところ。
    ペイント被覆部分を互いに重ね合わせると，$150\mu m$ の隙間ができる。
(Ⅲ) 2枚のProbe-On™スライドグラスを重ね合わせて，側面から眺めたところ。
    (a) 両方のスライドグラスにそれぞれ，固定されている組織切片。
    (b) スライドグラスの透明な部分。
    (c)と(d)スライドグラスを被覆したペイント部分。

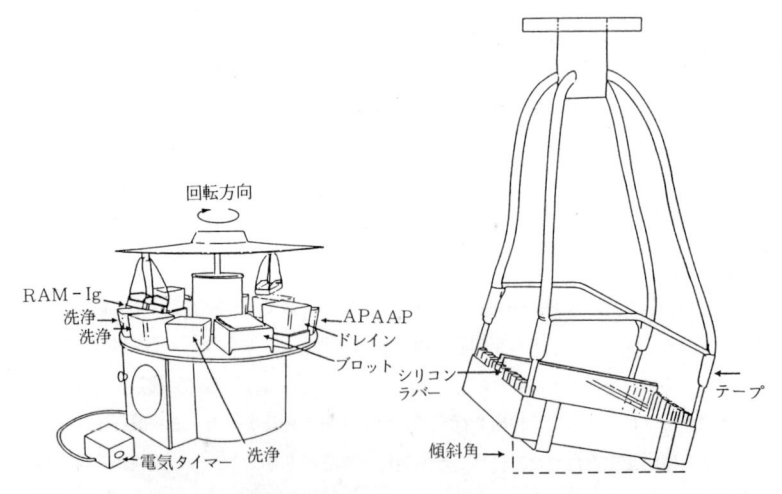

図5 Stross *et al.* [31]が組織処理装置 ―― tokinette)に電気タイマーを取り付けて改良した半自動免疫組織化学染色装置とスライドホルダー
    RAM-Ig: Rabbit anti-mouse Ig （ウサギ抗マウス免疫グロブリン抗体）
    APAAP: Alkaline Phosphatase and Anti-Alkaline Phosphatase Complex
        （アルカリホスファターゼ-抗アルカリホスファターゼ抗体複合体）

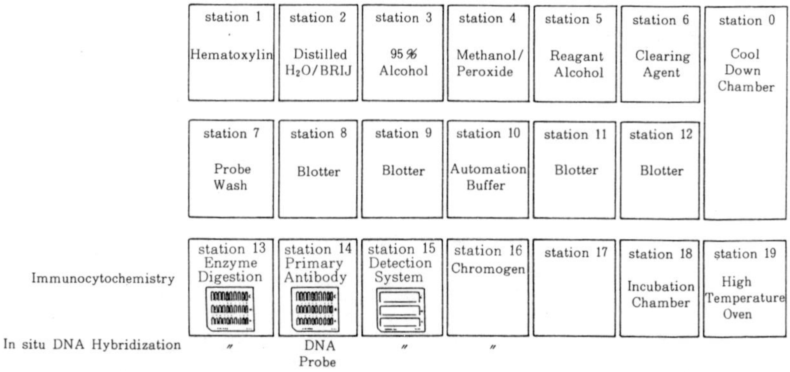

	station 1	station 2	station 3	station 4	station 5	station 6	station 0
	Hematoxylin	Distilled H₂O/BRIJ	95% Alcohol	Methanol/ Peroxide	Reagant Alcohol	Clearing Agent	Cool Down Chamber
	station 7	station 8	station 9	station 10	station 11	station 12	
	Probe Wash	Blotter	Blotter	Automation Buffer	Blotter	Blotter	
	station 13	station 14	station 15	station 16	station 17	station 18	station 19
Immunocytochemistry	Enzyme Digestion	Primary Antibody	Detection System	Chromogen		Incubation Chamber	High Temperature Oven
In situ DNA Hybridization	〃	DNA Probe	〃	〃			

図6 Fisher Code-On™システムを設定するために使われている基本的な試薬フォーマット
Montone et al.[32]の開発した装置は、免疫組織化学染色とDNAハイブリダイゼーションの両方ができるように設定されている。

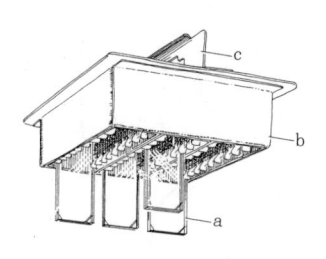

図7 Fisher Code-On™システムのホルダー
(a) 特殊ホルダーに固定された毛細管現象作用スライド(Probe-On™スライドグラス)。
(b) 同時に30対のスライドグラス(Probe-On™スライドグラス)を保持することができるホルダー。
上部のハンドル(c)をFisher Code-On Stainer™に接続することによってこのホルダーを移動させることができる。

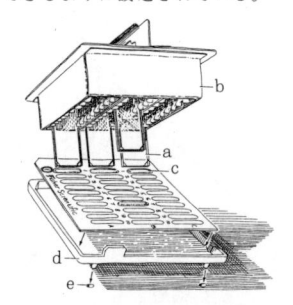

図8 Fisher Code-On™システムの試薬吸い上げ機構
(a) 2枚を1組として重ね合わされたProbe-On™スライドグラス。
(b) スライドホルダー。
(c) 試薬を設置するための試薬分離ラバー。
この試薬分離ラバーには、微量の試薬が入れられるように30個の穴があいている。表面が疎水性なために、それぞれの試薬が、互いに効率よく分離されるようになっている。この図では、4つの穴が、それぞれ別々の試薬で満たされている。これらの穴の配置は、ホルダーに固定されたスライドグラスが、ぴったりとはまるように設定されている。したがって、ホルダーを下げると、それぞれのスライドグラスが、目的とする試薬に接触できるようになっている。
(d) プラスチックホルダー。
上述の試薬分離ラバーは、このプラスチックホルダーに、しっかりと収まるようになっている。
(e) 装置(Fisher Code-On Stainer™)に設置できるように空けられている穴。

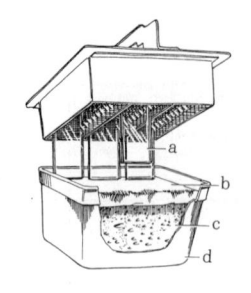

自動的にスライドグラスの底の部分が，ブロッターパッド(b)に設置されることによって，キャピラリーギャップ(a)からの試薬の除去が行われる。400ml 容のプラスチック製の容器(d)に，スポンジ(c)に入っていて，その上にブロッターパッド(b)が被いかぶさっている。
キャピラリーギャップ内の試薬は，逆毛細管現象によって，このブロッターパッドに吸収される。

図9　試薬の除去

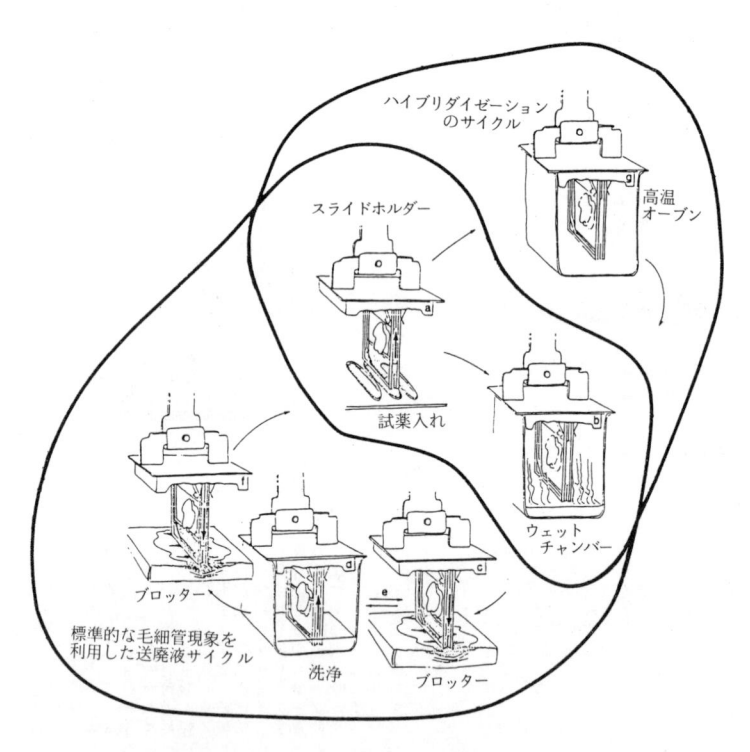

図10　毛細管現象で試薬を吸い上げたり，吸い取ったりするサイクルと *in situ* ハイブリダイゼーションのサイクル

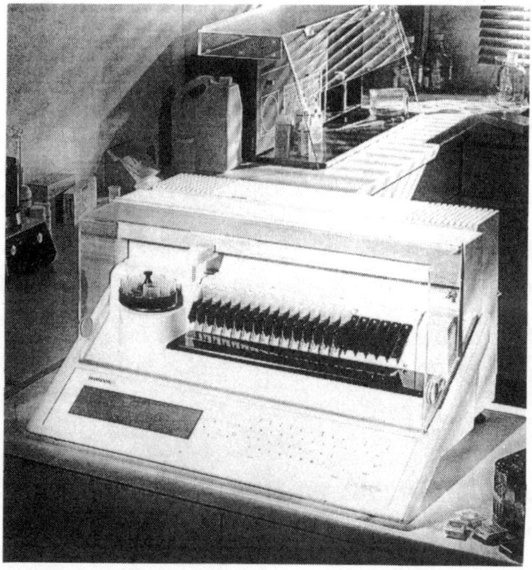

写真5　英国のShandon社が市販している免疫自動染色装置Cadenza™

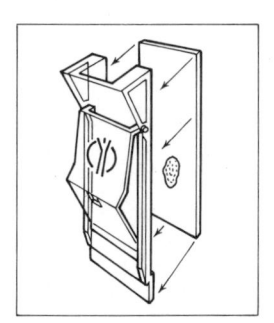

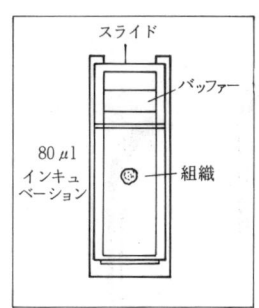

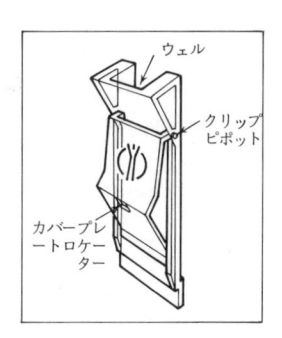

図11　カデンザCadenza™に必要なカバープレート

　Shandon社が開発したカバープレート：
　　上部からバッファーや試薬を注入すると，重力によってこれらのバッファーや試薬が，スライドグラスとカバープレートの隙間に自然落下する。80μl量のバッファーや試薬が，隙間に保持される。次に加えるバッファーや試薬が，前の液体を押し出す形で液の入れ換えが行われる。

もう一つの市販品として，最近，イギリスの会社で市場に出された免疫組織化学用機器がある（写真5）[33]。この装置は，簡単にプログラム操作することができ，最大20枚のスライドグラスを解析することができる。ディスポーザブルのカバープレートを，それぞれのスライドグラスに固定して行う。このカバープレートは，三壁からできていて，一方に試薬が流れるようにバーがついている。試薬は，重力によって，このカバープレートから下に流れていき，組織サンプル面に接触する（図11）。残念なことに，この装置には，過熱装置や試薬を混合するための機能がついていない。

　最近，MaWhinney *et al.*[34]によって開発された自動化免疫装置の原型は，スライドグラスの片面に"O"リングによって狭い密閉空間を設け（図12），この中にポンプを利用して送液したり，廃液したりするものである（図13）。我々のシステムは，スライドグラスとテフロンプレートとの間に狭い空間を生じさせて行う。試薬は，ポンプを使って細いチューブを介して，テフロンプレートの基部に注入させる。この二つの装置は，概念的にはよく似ているが，根本的に次の点が異なる。

1) 我々のシステムは，解放系で試薬を標本に接触させるが，イギリスのグループは閉鎖系で試薬を標本に接触させる。イギリスの研究グループは，試薬の維持にリングシステムを採用し

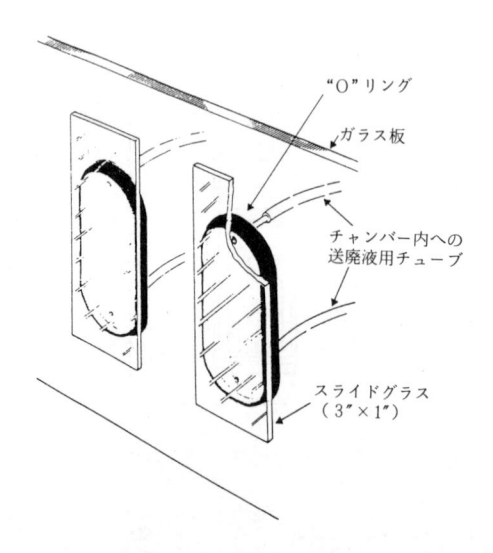

図12　MaWhinney *et al.*[34]が使用している"O"リング式のスライドチャンバー
　　　スライドグラスの後にあてがうプレートは図中に示していない。

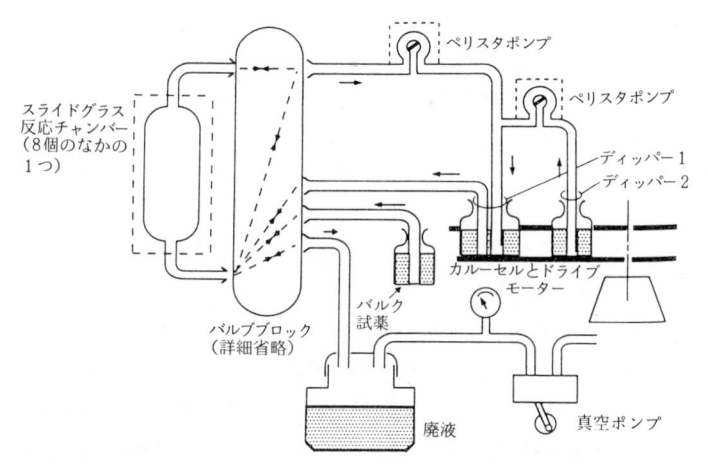

図13　MaWhinney *et al.*[31] による試薬輸送システム

　試薬容器から試薬がスライドチャンバー内に輸送され，反応後，内径0.5mmのシリコンチューブ(Altec.Code 01-93-1404)を介して廃液される。チューブは直径が小さいので，試薬チャンバーが満たされた後でも，最大0.1mlのリテンションである。チューブ内の試薬の流れは，ソレノイドピンチバルブを使用することによってコントロールすることができる。このバルブは保障されている。
　それぞれ別々のペリスタポンプとデッパーを使用することによって，カルーセルの内側から外側のリングへ試薬を輸送したり，また，そこからスライドチャンバー内に試薬を移行させたりすることができる。これに対して，スライドチャンバー内の試薬液を廃液する場合は，真空システムを利用している。バッファー洗浄とリンスのプログラムに関しては，ペリスタポンプと真空システムの両方を使用している。

ている。その場合"O"リングで囲まれた閉鎖チャンバー内で，液体試薬の汚染が生じやすいことが指摘される。イギリスの研究グループは，金属を使用しているが，金属は比熱が高く，腐食しやすい欠点がある。我々のシステムで使用しているテフロンプレートは，比較的比熱が小さく，そのために広い範囲の温度条件で，液体試薬の残存度が少なく，腐食に対する抵抗力も非常に優れている。その他にもテフロンは可塑性に優れており，低価格で安定な製品を作ることができ，さらに，端水性においても金属より優れている。

2) イギリスの開発グループは"O"リングで密閉したスライドチャンバーに，真空システムを使用して廃液しているが，この場合，"O"リング周辺に試薬が残りやすく，次に使用する試薬が汚染される可能性が充分にある。これに対して，我々は，オープンシステムを採用しているため，毛細管現象とペリスタポンプによるアスピレーションが同時に作動し，効率よく送廃液することができる。

3) イギリスの装置は，単に免疫組織化学染色用に開発されたもので，サンプルをあらかじめ至

適条件下で酵素で消化するための過熱機能は有しているようだが,著者らは,これに関しては何も述べていず,また,適切なデータも示していない。応用すれば,DNAハイブリダイゼーションやその検出にも使用できるものと思われる。

4) 我々のシステムで採用しているスチームによる加熱は,反応チャンバー内の温度を急速に上げることができることから,チャンバー内の試薬の蒸散を効果的に防ぐことができる。また,冷却システムには,冷却水を使用しており,迅速に反応温度を下げることができる。

Stark *et al.*[35] は,新しい別の概念を報告している。彼らの装置は,免疫組織化学染色における,いくつかの抗血清を処理したり,洗浄したりする操作を制御できるようにしたものである。しかし,彼らは,この装置の実用開発化への可能性については,何もふれていない。我々の装置は,スライドグラスあたり,150μlの試薬を必要とする。これは,Brigatiの装置[20],[26],[32]と比べると,少なくとも2倍のコスト高になる。もっとも,これには配管中のデッドスペースの量も含まれているので,装置を小型化することによって解消できる余地を充分に残している。しかし,この種の手法に現在,使われている試薬は,核酸プローブも含めて,非常に高価なものが多いので,少ない試薬量で充分な成績が得られるように工夫することは,非常に大切なことである。先に述べたように,我々の装置は,部品上,大型化してしまったが,加圧送液システムや吸引廃液システムを含めて,さらに小型化することが充分に可能で,すでに調査済みである。

文　献

1) Klausner, A., and Wilson, T. : Gene detection technology opens doors for many industries. *Biotechnology*, **1** : 471-478, 1983
2) Matthews, J. A., and Kricka, L. J. : Analytical strategies for the use of DNA probes. *Anal. Biochem.*, **169**, 1-25, 1988
3) 高橋豊三:DNAプローブ ― 技術と応用 ―, pp.1-407, シーエムシー, 1988
4) 高橋豊三:DNAプローブⅡ ― 新技術と新展開 ―, pp.1~397, シーエムシー, 1990
5) Gall, J. G., and Pardue, M. : Formation and detection of RNA-DNA hybrid molecules in cytological preparations. *Proc. Natl. Acad. Sci. U.S.A.*, **63** : 378-383, 1969
6) John, H. A., Birnstiel, M. L., and Jones, K. W. : RNA-DNA hybrids at the cytological level. *Nature*, **223** : 582-587, 1969
7) Buongiorno-Nardelli, S., and Amaldi, F. : Autoradiographic detection of molecular hybrids between rRNA and DNA in tissue sections. *Nature*, **225** : 946-948, 1970
8) Pardue, M. L., and Dawid, I. B. : Chromosomal locations of two DNA segments that

flank ribosomal insertion-like sequences in *Drosophila* : Flanking sequences are mobile elements. *Chromosoma*, **83** : 29-43, 1981

9) Fostel, J., Narayanswami, S., Hamkalo, B., Clarkson, S. G., and Pardue, M. L. : Chromosomal location of a major tRNA gene clusrer of *Xenopus laevis*. *Chromosoma*, **90** : 254-260, 1984

10) Brahic, M., and Haase, A. T. : Detection of viral sequences of low reiteration frequency by *in situ* hybridization. *Proc. Natl. Acad. Sci. U.S.A.*, **75** : 6125-6129, 1978

11) Harper, M. E., Marselle, L. M., Gallo, R. C., and Wong-Staal, F. : Detection of lymphocytes expressing human T-lymphotropic virus type III in lymph nodes and peripheral blood from infected individuals by *in situ* hybridization. *Proc. Natl. Acad. Sci. U.S.A.*, **83** : 772-776, 1986

12) Blount, P., Elder, J., Lipkin, W. I., Southern, P. J., Buchmeier, M. J., and Oldstone, M. B. A. : Dissecting the molecular anatomy of the nervous sysrem: analysis of RNA and protein expression in whole body sections of laboratory animals. *Brain Res.*, **382** : 257-265, 1986

13) Dubensky, T. W., Murphy, F. A., and Villarreal, L. P. : Detection of DNA and RNA virus genomes in organ systems of whole mice : Patterns of mouse organ infection by polyomavirus. *J. Virol.*, **50** : 779-783, 1984

14) Lipkin, W. I., Villarreal, L. P., and Oldstone, M. B. A. : Whole animal section *in situ* hybridization and protein blotting : new tools in molecular analysis of animal models for human disease. *Curr. Topics in Microbiol. Immunol.*, **143** : 33-54, 1989

15) Cox, K. H., DeLeon, D. V., Angerer, L. M., and Angerer, R. C. : Detection of mRNAs in sea urchin embryos by *in situ* hybridization using asymmetric RNA probes. *Dev. Biol.*, **101** : 485-502, 1984

16) Angerer, R. C., and Davidson, E. H. : Molecular indices of cell lineage specification in sea urchin embryos. *Science*, **226** : 1153-1160, 1984

17) Anderson, D. J., and Axel, R. : Molecular probes for the development and plasticity of neural crest derivatives. *Cell*, **42** : 649-662, 1985

18) Smith, T. F. : Virus, p. 537-624, *In* J. A. Washington(ed.), Laboratory procedures in clinical microbiology, 2nd ed., Springer-Verlag, New York, 1985

19) Takahashi, T., Mitsuda, T., and Okuda, K. : An alternative nonradioactive method for labeling DNA using biotin. *Anal. Biochem.*, **179** : 77-85, 1989

20) Unger, E. R., Brigati, D. J., Chenggis, M. L., Budgeon, L. R., Koebler, D., Cuomo, C., and Kennedy, T. : Automation of *in situ* hybridization : Application of the capillary action robotic workstation. *J. Histotechnol.*, **11** : 253-258, 1988

21) Brigati, D. J., Myerson, D., Leary, J. J., Spalholz, B., Travis, S. Z., Fong, C. K. Y., Hsiung, G. D., and Ward, D. C. : Detection of viral genomes in cultured cells and paraffin-embedded tissue sections using biotin-labeled hybridization probes. *Virololgy*, **126** : 32-50, 1983

22) Van Prooijen-Knegt, A. C., Raap, A. K., Van der Burg, M. J. M., Vrolijk, J., and Van der

Ploeg, M. : Spreading and staining of human metaphase chromosomes on aminoalkyl-silane-treated glass slides. *Histochem. J.*, **14** : 333-344, 1982

23) Biomeda Corp. : Instructions for immunoperoxidase staining kits. New improved formulation and instructions. P.O.Box 8045, Foster City, CA 94404. 1986

24) Haase, A. T., and Oldstone, M. B. A., eds. : "*In situ* hybridization", *Curr. Topics in Microbiol. Immunol.*, **143** : 1-90, 1989

25) Valentino, K. L., Eberwine, J. H., and Barchas, J. D., eds. : "*In situ* hybridization ; application to neurobiology.", pp. 1-242, Oxford University Press, New York, 1987

26) Brigati, D. J., Budgeon, L. R., Unger, E. R., Koebler, D., Cuomo, C., Kennedy, T., and Perdomo, J. M. : Immunocytochemistry is automated : The development of a robotic workstation based upon the capillary action principle. *J. Histotechnol.*, **11** : 165-183, 1988

27) Stoler, M. H., and Broker, T. R. : "*In situ* hybridization detection of human papillomavirus DNAs and messenger RNAs in genital condylomas and a cervical carcinoma. *Hum. Pathol.*, **17** : 1250-1258, 1986

28) Forster, A. C., McInnes, J. L., Skingle, D. C., and Symons, R. H. : Non-radioactive hybridization probes prepared by the chemical labelling of DNA and RNA with a novel reagent, photobiotin. *Nucleic Acids Res.*, **13** : 745-761, 1985

29) Peterson, E. M., Aarnaes, S. L., Bryan, R. N., Ruth, J. L., and de la Maza, L. M. : Typing of herpes virus with synthetic DNA probes. *J. Infect Dis.*, **153** : 757-762, 1986

30) Takahashi, T., Arakawa, H., Maeda, M., and Tsuji, A. : A new biotinylating system for DNA using biotin aminocaproyl hydrazide and glutaraldehyde. *Nucleic Acids Res.*, **17** : 4899-4900, 1989

31) Stross, W. P., Jones, M., Mason, D. Y. : Automation of APAAP immuno-cytochemical technique. *J. Clin. Pathol.*, **42** : 106-112, 1989

32) Montone, K. T., Brigati, D. J., and Budgeon, L. R. : Anatomic viral detection is automated : the application of a robotic molecular pathology system for the detetion of DNA viruses in anatomic pathology substrates, using immunocytochemical and nucleic acid hybridization techniques. *Yale J. Biol. Med.*, **62** : 141-158, 1989

33) Shandon Southern Scientific Ltd. : A manual for an automated immunostainer, Cadenza, Astmoor Runcorn Cheshire WA 7, England, 1991

34) MaWhinnney, W. H. B., Warford, A., Rae, M. J. L., Lauder, I. : Automated immunochemistry. *J. Clin. Pathol.*, **43** : 591-596, 1990

35) Stark, E., Faltinat, D., Van der Fecht, R. : An automated device for immunocytochemistry. *J. Immunol. Methods*, **107** : 89-92, 1988

3.3 生化学自動分析装置

竹内正樹*

3.3.1 生化学自動分析装置の歴史

生化学自動分析装置の歴史は1953年,Dr.Skeggがフロー方式のオートアナライザを開発した事に始まる。オートアナライザはContinuous Flow System（連続流れ方式）と呼ばれる方式により,その特徴は一定の内径を有する数種類のタイゴンチューブを,一定速度で回転するローラでしごく事によって,試料と試薬を分析系に送り,まず透析によって除タンパクを行い,ガラス製混合コイルの中で気泡により流れの分節を行って試料間の汚染を防ぎながら一定温度下で化学反応を起こし,光吸収その他の方法で分析を行っていた。オートアナライザの基本型はＡＡ-1と言われ,比色法で尿素窒素,血糖,クレアチン等の単項目の自動測定が1時間当り60検体可能であった。

1950年代の後半になってディスクリート方式による自動分析装置が開発された。ディスクリート方式は分離独立分析方式によるもので,用手法による方法を自動化したもので,バッチ処理方式のものがまず開発されている。

続いて最初のスーパーマルチシステムである大型自動分析装置が住民検診用としてスウェーデンで開発された。この装置は化学検査20項目を1時間に240検体処理できるものであり,当時としては画期的な処理速度であった。

1960年代の後半にはフロー方式によるオートアナライザはマルチ化の時代を迎え,Biochemical Profile, Biomedical Profile, Organ Profile等の言葉が登場してきた。またこの時期に国産品が相次いで登場してきた。国産自動分析装置はディスクリート方式によるものであり,2項目あるいは6項目を同時に1時間当り60検体処理できるものであった。

1970年代に入ってディスクリート方式によるレートアナライザが開発された。レート法は従来のエンドポイント法に対して,近似的な一次反応や零次反応等の初速度を測定するもので,主として紫外部吸光度法による酵素測定に応用された。またこの時期にディスクリート方式の応用から遠心方式による装置が開発されている。遠心方式は遠心力を利用して試料と試薬を混合する方法で,ロータと言われる円盤に試料と試薬を分注し,これを回転させ混合・反応させ,回転したまま同期を取りながら,吸光光度法により測定するものである。

遠心方式による装置は検知に紫外部吸光度法を採用し,反応の時間経過を多数検体同時にモニターできる事からレート法による酵素活性の測定に盛んに使用されるようになった。

1970年代中頃ディスクリート方式によるもう一つの方法として試薬パック方式による自動分析装置が登場した。試薬パック方式は錠剤化または液状の試薬を各分析項目毎に準備された反応試薬パックに入れ,自動分析装置にセットし,試料を分注後,物理的な加圧機構により試料と順次

---

* Masaki Takeuchi ㈱東芝 那須工場 検体技術部

混合し一定時間加温・反応させ吸光度測定を行うものである。試薬取り扱いの簡便さから緊急検査用として普及した。

1970年代後半に入ってフロー方式による大型装置が開発され，大量検体高速処理の時代に入った。また検出系に吸光光度法のみでなく，電解質成分の分析用としてイオン選択性電極も使用されるようになってきた。またフィルムメーカーより写真用フィルム製造技術を応用したドライケミストリー自動分析装置が開発された。ドライ方式の測定法は多層フィルムを用いた反応フィルムに試料を滴下し，拡散により試薬層と反応させ，反応生成物を反射光を用いて検知するものである。

レーザーネフェロメトリーによる免疫測定の自動化装置が登場したのもこの頃であった。

1980年代に入りコンピュータ技術の大幅な進歩により，検体識別・反応条件・データ処理・精度管理等の自動化が急速に進歩し始めた。より多項目化，高速化，微量化が達成されるとともにより高度のアプリケーションが可能になってきた。

オイルテクノロジーを利用した試料および試薬分注の微量化技術の開発，反応セルを1回転＋1ピッチ駆動させる事により全反応過程をモニター可能にした装置等が相次いで開発された。

この時期に濃度・活性値測定のみでなく血清タンパク分画の全自動分析装置が相次いで開発された。

血液凝固因子の自動測定機器の開発・普及も著しく，フィブリンの態度を種々の方式で検知したり，合成基質を用いて化学的に測定する機器が多く開発された。

1980年代後半から現在に至るまでは特に新しい方式の出現は見られないが，大量検体を効率的に処理する大型自動分析装置と処理速度は比較的小さいが各種のアプリケーションや運営方法に柔軟に対応できる小型自動分析装置，緊急検査や迅速検査に適した自動分析装置の大きく分類すれば3種類のタイプに分類されてきた。また検体の前処理・搬送の自動化も進み始め，検体前処理搬送システムの開発や搬送ラインに自動分析装置の直接接続の試みが開始されている。

応用範囲も広がり，免疫検査の分野でも開発が急速に進んでおり，各種の免疫化学的手段による自動化機器が開発されている。ホモジニアスな EIA法，Florescent法，Porarized Florescent法，Bio or Chemiluminecent法等による装置が短期間の間に相次いで開発された。最近ではヘテロジーニアスな系で磁性粒子を利用して高感度化をはかったり，ドライ方式によるものも開発されている。測定範囲も免疫タンパク，特殊微量タンパク，各種ホルモン，腫瘍マーカ，ウイルスマーカ，各種薬物のルーチン検査に利用されつつある。

3.3.2 生化学自動分析装置の方式

生化学自動分析装置の方式を分類すると，大別して次の5種類に分類される。

(1) Continuous Flow 方式（連続流れ方式）

(2) Discrete方式（分離独立分析方式）
　①パラレルマルチ方式
　②シーケンシャルマルチ方式
　③ランダムアクセス方式
(3) 遠心方式
(4) 試薬パック方式
(5) ドライケミストリー方式
　①多層フィルム方式
　② 錠剤方式

もちろん多種多様な方法があり，詳細に分類すればさらに多種類に分類可能である。
以下にこれら5種類の方式を簡単に紹介する。

(1) Continuous Flow 方式（連続流れ方式）

図1参照。サンプリングされた試料および試薬がまず混合され（各試料間は気泡により分離），ミキシングコイルにより混合された後恒温槽内で反応をさせ，気泡除去後比色計のフローセルに導き，吸光度の変化をアナログチャートに記録または濃度演算処理を行う。

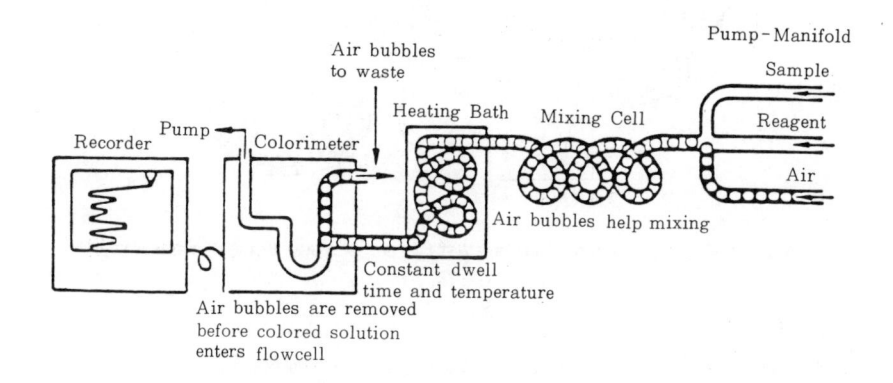

図1　フロー方式機能系統図

(2) Discrete方式（分離独立分析方式）

図2参照。ディスクリート方式には多数の項目を同時に固定ラインで平行処理するパラレルマルチ方式と，反応管を連続的に項目を切り換えて効率的に処理を行うランダムアクセス方式と，

測定項目を順次切り換えて処理を行うシーケンシャルマルチ方式等がある。近年は機構が簡単で，全反応過程のモニターができ，しかも使用試薬量の微量化が可能なランダムアクセス方式の装置が処理速度の小さい装置では普及している。ランダムアクセス方式は試料および試薬を反応管に分注後，反応管が回転の途中で直接測光により吸光度測定を行い，反応管は $1/n$ 回転 $+1$ ピッチずつ進み次の項目または試料の測定が連続的に行われていく方式である。反応管は停止時に分注，撹拌，洗浄，乾燥処理等が行われ，空き反応管がないように連続的に測定が行われる。多波長測光システムは通常は340〜800nmの波長範囲で固定された波長が選択できるようになっている。

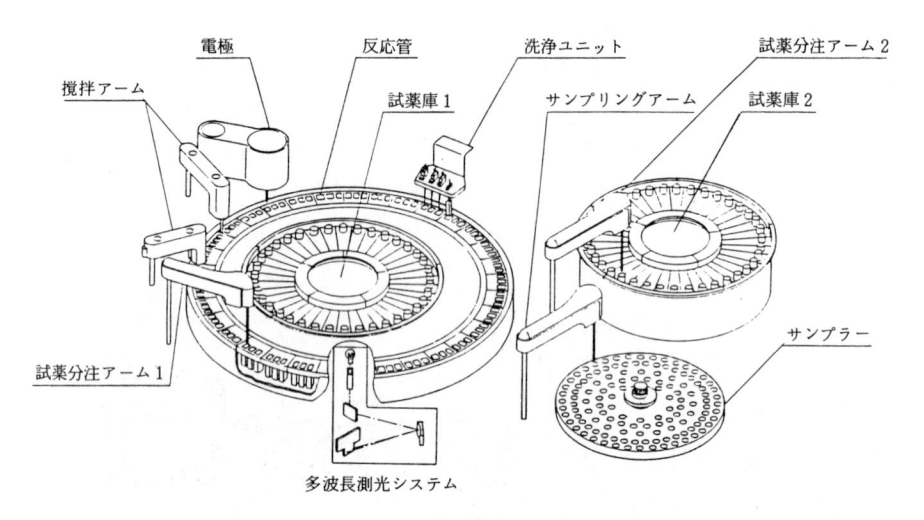

図2 ディスクリート方式（分離独立方式）"ランダムアクセス方式の機能系統図"

(3) 遠心方式

図3参照。遠心方式は図3のようなロータを使用してシステムが構成されている。

ロータに分注された試料と試薬は回転時の遠心力により混合された反応セル部に入る。回転したまま同期をとりながら反応による吸光度の変化を経時的にモニターする。本方式は反応の時間経過を多数検体同時にモニターできる事からレート法による酵素活性測定に適しているが，ロータのセル数に制限されるバッチ処理方式である事と，単項目測定となる事から使用目的が限定される。

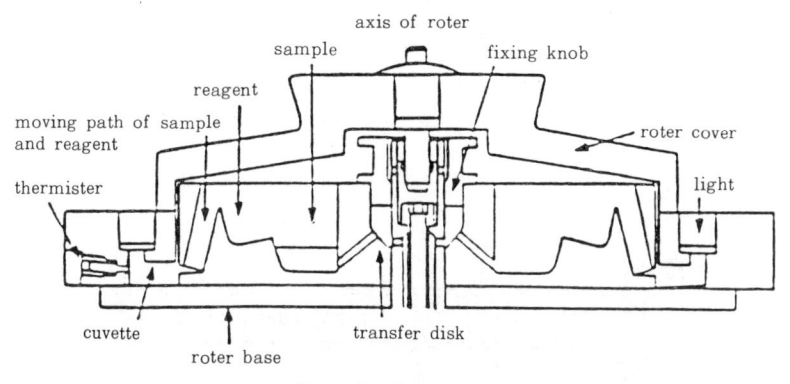

図3 遠心方式のロータ

(4) 試薬パック方式

図4参照。試薬調製等の準備が不要な事から主に緊急検査用に採用されている。試薬パック方式は錠剤または液状の試薬が試薬ポケットと呼ばれる部分に入っており，分析装置にセットされ試料を分注後，分析装置内で時間の経過とともに順次物理的加圧機構により試料と混合され，一定時間加温・反応後吸光度測定を行う方式である。

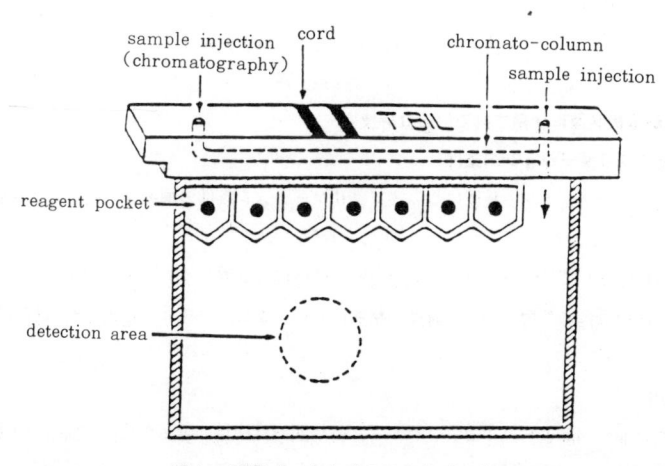

図4 試薬パック方式のテストパック

(5) ドライケミストリー方式

図5参照。ドライケミストリー方式には大別して，多層フィルムを用いるフィルム方式と錠剤化された試薬を逐次投入していく錠剤方式の2種類がある。いずれも試薬調製の準備が不要な事から緊急検査用分析装置に使用されている。多層フィルム方式の原理は拡散層により拡散した試料が多層フィルム上にコーティングされた試薬と反応，発色生成物を反射光を利用して測定を行う。

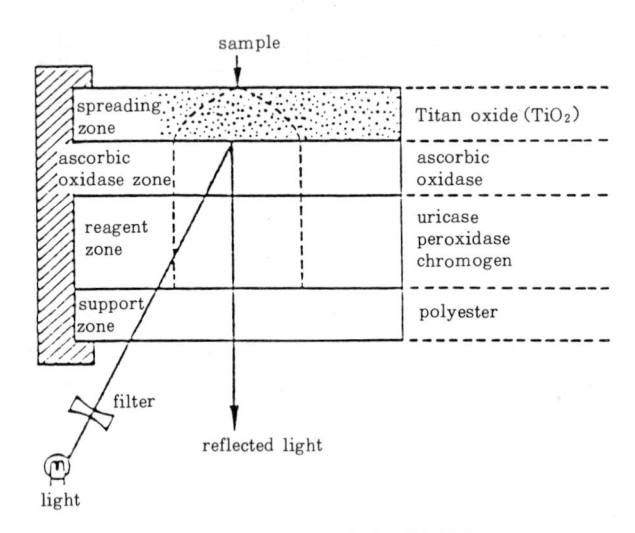

図5　ドライフィルム方式の測定原理

3.3.3 自動分析装置に使用されている分析技術

(1) 試薬アプリケーションの条件

ランダムアクセスタイプの装置についてアプリケーション条件の概要を一例として説明する。

① サンプリング

分注量の範囲としては 2～50μl 程度で可能（機種により異なる）であるが，パルスカウント定量方式の採用等により用手法より確度，精度は高い。またサンプルの自動前希釈も可能になっている。

② 試薬分注

1分注当り50～400μl（1μlステップ）の範囲で分注量の設定が可能，通常は1項目当り2分注（最近は4分注まで可能になってきた），試薬分注位置は固定（反応時間固定），最大総

反応液量は 600μl 程度である。なおランダムアクセスタイプの装置では試薬瓶は専用の形状になっている。

③ 反応条件

反応温度は通常37℃，反応時間はトータル10分，試薬添加後撹拌可能（位置固定），測定終了後はセルを純水で自動洗浄するが必要ならば酸性洗浄液，アルカリ性洗浄液の使用も可能である。

④ 検出系

分光光度計が主に使用されている。測光部は光源にタングステンハロゲンランプ，分光は凹面回折格子，検出部にフォトダイオードアレイが使用されている。測定は反応管直接測光方式により，測定のサイクルタイムの間隔で反応過程の吸光度測定が行われる。測定波長は 340~800 nmの範囲に設定された波長の任意の2波長または1波長を選択指定できる。2波長の設定制限は特にないが100 nmの範囲で設定が好ましい。設定波長は一例としては340，380，404，412，444，476，500，524，548，572，604，628，660，700，748，804 nm等がある。反応管の材質には硬質ガラスが使用されている。

(2) 測定の演算処理

① 血清情報の測定

図6参照。測定値に影響を与える試料の乳び，溶血，黄疸の程度を多波長（6波長使用）測光，連立方程式処理により自動的に測定する。

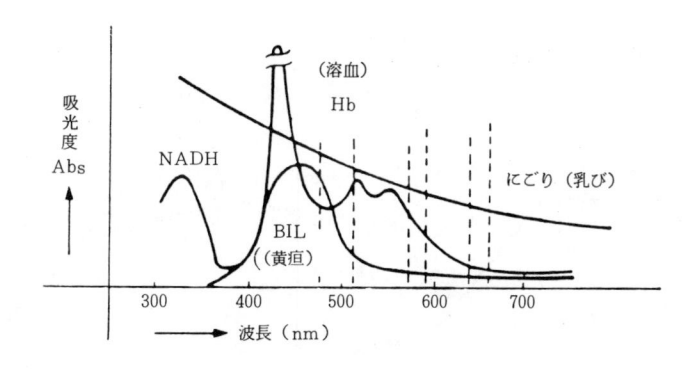

図6　血清色調の吸光度スペクトル

② 1ポイントアッセイ

図7参照。一般的なエンドポイント法で，試薬ブランク，検体ブランクを補正して測定する。R_1は第一試薬，Sは試料，R_2は第二試薬，縦軸は吸光度，横軸は時間，矢印は吸光度測定を示す。

③ 2ポイントアッセイ

図8参照。指定した測定区間内の最初の点と最後の点の吸光度差を吸光度測定値とする。

④ レート法（カイネティックアッセイ）

図9参照。指定した区間内の吸光度測定データより，直線最少自乗近似法により，1分間当たりの吸光度変化量を求める方法で，酵素活性測定等に使用される。

⑤ レート法（マルチアッセイ）

図10参照。測定吸光度変化量 $\Delta ABS\ 2/min$ から検体ブランク吸光度変化

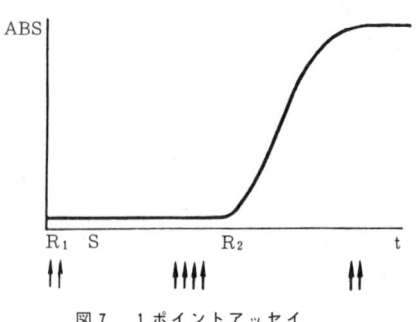

図7　1ポイントアッセイ

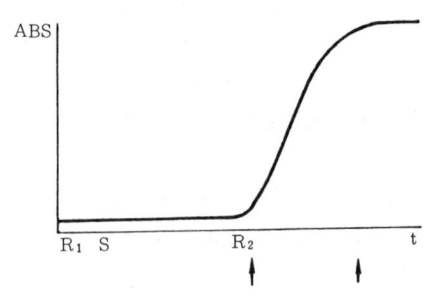

図8　2ポイントアッセイ

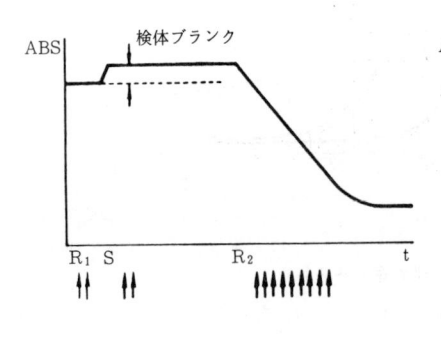

図9　レート法（カイネティックアッセイ）

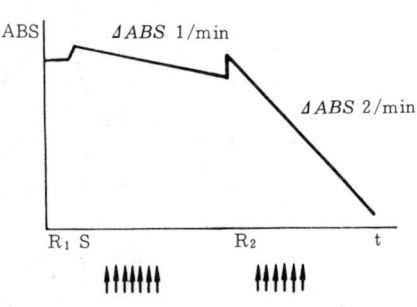

図10　レート法（マルチアッセイ）

量 ΔABS 1/min（リファレンス）を差し引いて吸光度変化量を求める方式で，複数の項目測定に応用する事もできる。ダブルカイネティックアッセイとも言う。

⑥ マックスレート法

図11参照。マックスレート法はより高値まで直線性を伸ばす事が可能な測定法で，測定区間中反応カーブが直線でかつ最も傾きの大きな範囲内の吸光度変化量を求める事ができる。低活性試料と高活性試料の測定条件が使い分けられる。

⑦ レシオチェック法

図12参照。免疫反応等に起こる可能性があるプロゾーンや，通常のレート法のラグタイムに対してチェックを行う事ができる。図12に示すように，任意に指定されたエリア①，およびエリア②の吸光度変化量を比べ，吸光度変化量の比が指定された範囲を超えた場合，データエラーとしてチェックができるので前述の方法がそのまま使用できる。

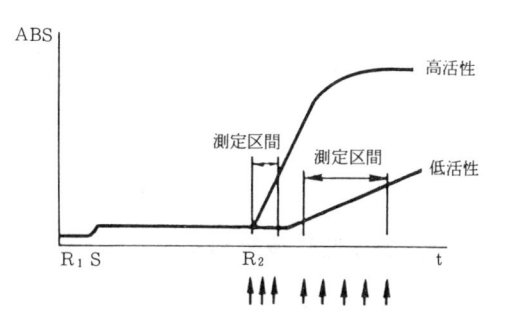

図11　マックスレート法

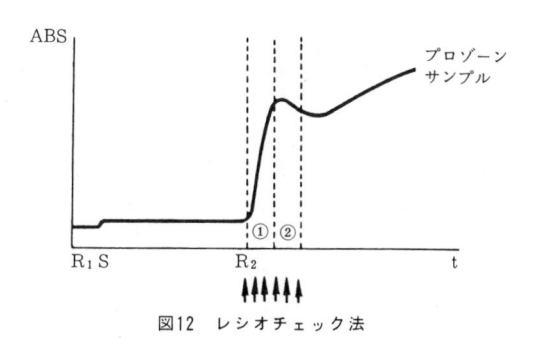

図12　レシオチェック法

⑧ その他のデータ処理機能

以上主に測定方式に関する説明をしてきたが，これらに関連する機能として特殊タンパク等の非直線検量線用の多点検量線（マルチポイントキャリブレーション），キャリブレーションの有効時間表示，反応のタイムコースの保存・表示，$\overline{X}-R$管理図の保存・表示，リアルタイム精度管理図（ウェストガード理論に基づくマルチルール）の保存・表示等の多様な機能が装備されるようになった。

3.3.4 おわりに

生化学自動分析装置に関して概要を述べたが，実際には非常にバラエティに富んだ多種類の装置が開発されており，それらの機能を簡単に説明する事は困難である。したがって使用目的を明確にして機種の検討・選択を行う事が好ましい。

第3章 資料編

〈主要病原性微生物と検査薬〉

岡田　淳*

関東通信病院　臨床検査科

微生物名	市販検査薬 （測定原理）	発売元	備　考 （対象微生物名など）
細菌 黄色ブドウ球菌	スタフォーレックス （ラテックス凝集）	住友製薬 （Wellcome社製）	*Staphylococcus aureus*のコアグラーゼ検出等
	PSラテックス （ラテックス凝集）	栄研化学	〃
	スタフィスライド （ラテックス凝集）	ビオメリュー	〃
	コアグラーゼ型別用試薬 「生研」（ラテックス凝集）	デンカ生研	〃
レンサ球菌 －抗原	ストレップID （ラテックス凝集）	ダイアヤトロン，日本ケミファ（Marion）	A群β溶連菌検出・同定用
	ペントレスクリーンStrep A	医学生物学研究所 （Pentrex）	〃
	ストレップ－A－チェック （酵素検出）	コスモバイオ（EY Labo.）	〃
	レスピラレックス （ラテックス凝集）	第一化学薬品（ORION）	〃
	ストレップAテストパック （EIA）	塩野義，ダイナボット （Abott）	〃
	ストレプテックス	ダイアヤトロン （Wellcome）	〃
	ファディレクトストレップA ダイレクトテスト （スライド凝集）	ファルマシア （Diagnostics）	〃
	セロダイレクト"栄研"ストレプトA （逆受身ラテックス凝集）	田辺製薬（栄研）	〃
	ウェルコゲンストレップB	ウェルカム，住友製薬	B群
	Slidex meningite Strepto-B （ラテックス凝集）	ビオメリュー	〃
	ファデバクトストレプトコッカステスト（共同凝集反応）	塩野義製薬（Farmacia）	A．B．C．G レンサ球菌
	ファデバクトストレプトDテスト（共同凝集）	塩野義（Farmacia）	D群
	ファディレクトストレップDテスト（スライド凝集）	ファルマシア （Diagnostics）	〃
	ファディレクトストレプトコッカステスト（スライド凝集）	ファルマシア （Diagnostics）	A．B．C．G レンサ球菌
	溶血レンサ球菌群別用免疫血清 「生研」	デンカ生研	A．B．C．G レンサ球菌

（つづく）

微生物名	市販検査薬 (測定原理)	発 売 元	備 考 (対象微生物名など)
	レンサ球菌型鑑別用抗血清	ダイアヤトロン (Wellcome)	A, B, C, D, E, F, G, H, K, M, O, Q, R
－抗体	ASO キットHJ	ヘキスト	A群溶連菌多糖体 抗体
	ラナASO-N (ラテックス凝集)	カイノス	ASO価
	ASO価スクリーニング用「セ ロテック」(ラテックス凝集)	セロテック	〃
	ASO スライド栄研 (ラテックス凝集)	田辺(栄研)	〃
	ラピディア－ASO (ラテックス凝集)	富士レビオ	〃
	セラテスタムASO-E (ラテックス凝集比濁法)	カイノス(日立化成)	〃
	ランピアラテックスASO (ラテックス凝集定量)	極東製薬	〃
	ASO 試薬	国際試薬	
	ストレプトリジンO "栄研"	田辺(栄研)	〃
	ストレプトリジン－O 「ニッスイ」	日水製薬	〃
	BLUE・ASO (マイクロタイター 法)	富士レビオ	〃
	ラピテックスASO	ヘキスト	〃
	ASO ラテックス(KW) (スライド法)	協和薬品(日本凍結)	〃
	ASO ラテックス	極東	〃
肺炎球菌	Slidex pneumo-Kit	ビオメリュー	*Streptococcus* *pneumoniae*
	ファデバクトニューモコッカス テスト	塩野義(Farmacia)	〃
大腸菌	腸内大腸菌型鑑別用抗血清 (ZA01 … ZA25までの18type)	ダイアヤトロン (Wellcome)	*Escherichia coli*
	病原大腸菌因子血清「北研」 (OKⅠ, OKⅡ, OKⅢ)	第一化学(北里研究所)	〃
	病原大腸菌免疫血清「生研」	デンカ生研	〃
サルモネラ	サルモネラO型菌型鑑別用抗血 清(ZC01 … ZC37までの29type)	ダイアヤトロン (Wellcome)	*Salmonella*
	サルモネラH型菌型鑑別用抗血 清(ZD01 … ZD39までの37type)	〃	〃
	サルモネラ菌因子血清「北研」 (O多価, Vi, H等)	第一化学(北里研究所)	〃
	サルモネラ菌免疫血清「生研」	デンカ生研	〃
	サルモネラーフルオロテックス (蛍光抗体法)	フジモト(CSI)	〃
	Q-TROL(ELISA)	長瀬産業	〃
(抗体)	ウィダール反応用診断液	第一化学(北里研究所)	チフス菌, パラチ フス菌
	ウィダール反応用抗原「生研」	デンカ生研	〃
赤痢菌	赤痢菌型鑑別用抗血清 (ZE01 … ZE12までの11type)	ダイアヤトロン (Wellcome)	志賀赤痢菌(*Shige-* *lla dysentheriae*)
	フレキシナー菌型別抗血清 (ZF01 … ZF10までの9 type)	〃	*S. flexineri*

(つづく)

微生物名	市販検査薬 （測定原理）	発売元	備考 （対象微生物名など）
	ボイド型鑑別用抗血清 （ZG01 …ZG20までの18type）	ダイアヤトロン （Wellcome）	S. boydii
	ゾンネ型鑑別用抗血清 （ZH01 …ZH03までの 3 type）	〃	S. sonnei
	赤痢菌因子血清「北研」	第一化学（北里研究所）	
	赤痢菌免疫血清「生研」	デンカ生研	
緑膿菌	メイアッセイ緑膿菌	三光純薬（明治製菓）	緑膿菌群別用モノ クローナル
	緑膿菌群別用免疫血清「生研」	デンカ生研	緑膿菌群（A～G）
クレブシエラ	クレブシエラ莢膜型別用免疫血 清「生研」	デンカ生研	Klebsiella
エルシニア	エルシニア・エンテロコリチカ O 群別用免疫血清「生研」	デンカ生研	Yersinia entero- colytica
プロテウス	プロテウス菌型鑑別用抗血清 （OX2, OX19, OXK）	ダイアヤトロン （Wellcome）	Proteus
コレラ菌	コレラ型鑑別用抗血清	ダイアヤトロン （Wellcome）	Vibrio cholerae
	コレラ菌免疫血清「生研」	デンカ生研	〃
腸炎ビブリオ	腸炎ビブリオ型別用免疫血清 「生研」（O 型, K 型）	デンカ生研	Vibrio parahaem- olyticus
ウェルシュ菌	耐熱性A型ウェルシュ菌免疫血 清「生研」	デンカ生研	Clostridium per- fringens
インフルエンザ菌	インフルエンザ菌莢膜型別用免 疫血清「生研」	デンカ生研	H. influenzae
	Anti Haemophilus influenzae type B	コスモバイオ（ケミコン）	〃
	ファデバクトヘモフィルステスト	塩野義（Farmacia）	〃
ブランハメラ	Anti Branhahmella catarrhalis	コスモバイオ（ケミコン）	Branhahmella catarrhalis
百日咳菌	百日ぜき１相菌免疫血清 「生研」	デンカ生研	Bordetella pert- ussis
	百日咳菌型鑑別用抗血清 （ZM10, ZM11）	ダイアヤトロン （Wellcome）	〃
髄膜炎菌	髄膜炎菌型鑑別用抗血清 （ZM33 …ZM44までの 3 type）	ダイアヤトロン （Wellcome）	N. meningitidis
	抗髄膜炎菌グループ	コスモバイオ（EY Labo.）	〃
レジオネラ	Anti Legionella serotype （1～6）	コスモバイオ（ケミコン）	Legionella
マイコプラズマ	抗肺炎マイコプラズマ	コスモバイオ（EY Labo.）	Mycoplasma pneu- moniae
	肺炎マイコプラズマCF抗原	日水（ビリオン）	〃
	イムノティクルスMYCO （高比重粒子凝集法, HDPA法）	シノテスト（徳山曹達）	
	マイコプラズマHA(KW)	協和薬品（日本凍結）	

（つづく）

微生物名	市販検査薬 (測定原理)	発売元	備考 (対象微生物名など)
	マイコMC(KW) CF抗原・抗血清 セロディア−MYCOⅡ	協和薬品(日本凍結) デンカ生研 富士レビオ	
バクテロイデス	Fluofragilis-Kit	ビオメリュー	*Bacteroides fragilis*
淋菌	ゴノザイム(EIA)	ダイナボット(Abott)	*Neisseria gonorrhoeae*
	ゴノチェック(酵素基質発色法) ファディレクトゴノコッカステスト	コスモバイオ(EY Labo.) 塩野義(Farmacia)	〃 〃
ガードネラ	Anti *Gardnella vaginalis*	コスモバイオ(ケミコン)	*Gardnella vaginalis*
細菌毒素検出	SET-RPLA「生研」	デンカ生研	ブドウ球菌エンテロトキシン
	VET-RPLA「生研」	〃	コレラ菌エンテロトキシン
	KAP-RPLA「生研」	〃	腸炎ビブリオ耐熱性溶血毒
	PET-RPLA「生研」	〃	ウェルシュ菌エンテロトキシン
	リムルステスト〔Toxicolor, Endospacy〕(合成基質法)	生化学工業	エンドトキシン(主にグラム陰性桿菌,深在性真菌症)
真菌 カンジダ	*Candida* HAテスト＜ロシュ＞ (間接赤血球凝集反応)	ロシュ	*Candida*
	カンジテック(ラテックス凝集反応)	持田製薬	〃
	LABOFIT D-アラビニトール測定用試薬	ナカライテスク	〃
	真菌抗体検査キット カンジダ Anti *Candida albicans* Cand-Tec	コスモバイオ(メルシア) コスモバイオ(EY Labo.) 未発売(Ramco Labo.)	〃 〃 易熱性プロテアーゼ変性タンパク
アスペルギルス	真菌抗体検査キット アスペルギルス(免疫電気泳動,二元拡散システム)	コスモバイオ(EY Labo.)	*Aspergillus*
	Aspergillus HAテスト ＜ロシュ＞	ロシュ	〃
クラミジア −抗原	マイクロトラッククラミジアトラコマチスダイレクトテスト(蛍光抗体法)	第一化学(Syva)	*Chlamydia trachomatis*
	クラミジアザイム(EIA) クラミジアテストパック(EIA)	ダイナボット(Abott) ダイナボット(Abott)	〃 〃
	カルチャーセットクラミジア同定用キット(PAP,FA)	オーソ(オーソ)	〃

(つづく)

微生物名	市販検査薬 (測定原理)	発売元	備考 (対象微生物名など)
-抗体	オウム病クラミジアCF抗原 「生研」 抗クラミジア(LPS.MONP) 抗クラミジア (LPS-FITC labelled)	デンカ生研 コスモバイオ(ケミコン) 〃	*C.psittaci* *C.trachomatis* 〃
リケッチア	ワイルフェリックス反応抗原 セット ワイルフェリックス反応用抗原 「生研」	第一化学(北里研究所) デンカ生研	*Rickettsia* 〃
ウイルス インフルエンザ ・パラインフ ルエンザ	インフルエンザ診断用抗原 "化血研" インフルエンザ菌型鑑別用抗血 清(ZM20 …ZM25) インフルエンザウイルスNT, HI, FA 試薬「生研」 抗インフルエンザA, B インフルエンザウイルス (A_2, B) パラインフルエンザウイルス NT試薬 パラインフルエンザウイルス HI試薬 パラインフルエンザウイルス FA試薬 抗パラインフルエンザ I, II, III	化血研 ダイアヤトロン (Wellcome) デンカ生研 コスモバイオ(ケミコン, ケンブリッジメディカ ル) 日水(ビリオン) デンカ生研 〃 〃 コスモバイオ(ケミコン, ケンブリッジメディカ ル)	influenza virus 〃 〃 〃 〃 parainfluenza virus 〃 〃 〃
風疹ウイルス	ルバレックス ルバザイム, ルバザイムM ルベラ(IgG)エライザ 「コクサイ」 ルベライージーHIテスト 風疹HIテストシオノギ 風疹ウイルスCF, HI試薬 「生研」 風疹ウイルスHI試験用キット R-HI セロディアールベラ 診断用風疹HI抗原 診断用乾燥風疹HA抗原 「タケダ」 風疹ウイルスCF試薬「生研」 エンザイグノスト風疹テストプ レート ルベスタット, ルベスタットM	国際(オラリオン) 北里研究所 国際, ミドリ 三光(ウェルマー研) 塩野義 デンカ生研 デンカ生研 富士レビオ 第一化学(北里研究所) 武田薬品 デンカ生研 ヘキスト(ベーリングベルク) 旭メディカル	rubella virus 〃 〃 〃 〃 〃 〃 〃 〃 〃 〃 〃 〃 IgG.IgM抗体
単純ヘルペス ウイルス	マイクロトラックヘルペスダイ レクトテスト(蛍光抗体法) カルチャーセットHSV同定用キ ット(PAP), タイピングキット (IFA)	第一化学(Syva) オーソ(オーソ)	herpes simplex virus(HSV) 〃

(つづく)

微生物名	市販検査薬 （測定原理）	発　売　元	備　考 （対象微生物名など）
	抗ヘルペス・シンプレックス （Ⅰ，Ⅱ）	コスモバイオ（ケンブリッジメディカル）	herpes simplex virus(HSV)
	エンザイグノストヘルペス （Ⅰ型）テストプレート（EIA）	ヘキスト（Behringberge）	〃 IgG, IgM 抗体
	オーソHSV ELISAテスト	オーソ（オーソ）	〃
	オーソHSVタイピング（IFA）	〃	〃
	ファッセイ－HSV	日本商事（化血研）	〃
	抗ヘルペスウイルス	コスモバイオ（ケミコン）	herpes simplex virus(HSV)
	単純ヘルペスウィルス（CF, HI, FA試薬）「生研」	デンカ生研	〃
	ヘルペススタット	旭メディカル	HSV IgG抗体
サイトメガロ ウイルス	サイトメガロCF	日水（ビリオン）	cytomegalovirus (CMV)
	ラボザイムサイトメガロウイルスIgG	マルホ（ラボシステム）	〃
	抗サイトメガロウイルス	コスモバイオ（ケミコン）	〃
	抗サイトメガロウイルス－FITC	〃	〃
	CMV(IgG)エライザ「コクサイ」	国際（クリニカルサイエンス）	〃
	サイトメガロウイルスCF試薬 「生研」	デンカ生研	〃
	エンザイグノストサイトメガロテストプレート（EIA）	ヘキスト（Behringberge）	〃
	サイトメガロELA(KW)・IgG, M	協和薬品（日本凍結）	CMV IgG, IgM 抗体
	サイトスタット	旭メディカル	CMV IgG 抗体
EBウイルス	EBウイルス特異抗体検出用モノラート	オーソ（オーソ）	Ebstein-Barr virus
	抗EBウイルス〔NA, VCA, EA〕	コスモバイオ（ケミコン）	〃
	EBウイルス抗体検出用スライド	和光（科薬）	〃
水痘－帯状疱疹 ウイルス	イムチェック－VZV(DFA)	第一化学	varicella-zoster virus(VZV)
	水痘－帯状疱疹ウイルス（CF）	日水（ビリオン）	〃
	水痘－帯状疱疹ウイルスCF試薬 「生研」	デンカ生研	〃
	抗バリセラ ゾースター ウイルス	コスモバイオ	〃
RSウイルス	RSウイルス（CF）	日水（ビリオン）	respiratory syncytial virus
	RSV・EIA「アボット」	ダイナボット （Abott Labo.）	〃
	オーソRSV ELISA, FA	オーソ（オーソ）	〃
	RSウイルスCF, HI, NA試薬 「生研」	デンカ生研	〃
	抗RSV	コスモバイオ（ケミコン）	〃
コクサッキー ウイルス	コクサッキーA群ウイルスCF, NT試薬	デンカ生研	coxsackii virus
	コクサッキーB群ウイルスCF, NT試薬	〃	〃
	抗コクサッキーウイルス	コスモバイオ（ケミコン）	〃
麻疹ウイルス	麻疹ウイルスCF抗原	日水（ビリオン）	measles virus

（つづく）

微生物名	市販検査薬 （測定原理）	発売元	備考 （対象微生物名など）
	麻疹ウイルスCF, NT, HI, FA 試薬「生研」	デンカ生研	measles virus
ムンプス ウイルス	ムンプスウイルスCF抗原 ムンプスウイルスCF, NT, HI, FA試薬「生研」	日水（ビリオン） デンカ生研	mumps virus 〃
アデノウイルス	アデノウイルスCF試薬「生研」 アデノウイルスCF抗原 抗アデノウイルス 〔blend. for cupture〕	デンカ生研 日水（ビリオン） コスモバイオ（ケミコン）	adenovirus 〃 〃
ロタウイルス	ロタウイルスCF ロタチック（ラテックス凝集） 抗ロタウイルス ロタセル ロタレックス（EIA） テストパック（EIA） ロタエンザイム（EIA） ロタクロン（ELISA） エンザイグノストロタウイルス テストプレート	日水（ビリオン） 三菱化成 コスモバイオ（ケミコン） 日水（目黒研） 第一化学 　（Orion Diagnostia） ダイナボット 　（Abott Labo） 明治乳業 　（Internationl Diag.） トーレ・フジ・バイオニ クス ヘキスト（Behringberge）	rota virus 〃 〃 〃
エンテロ ウイルス	エンテロウイルスNT試薬 「生研」 抗エンテロウイルス〔EV70〕	デンカ生研 コスモバイオ（ケミコン）	enterovirus 〃
日本脳炎 ウイルス	日本脳炎診断用抗原 "化血研" 日本脳炎CF, HI 試薬「生研」	化血研 デンカ生研	Japanese enceph- alitis virus 〃
原　虫 トキソプラズマ	トキソプラズマCF抗原 化血研トキソプラズマ抗原 　（マイクロタイター法） トキソテスト-MT "栄研" 　（マイクロタイター法） トキソHA(KW) 　（マイクロタイター法） トキソラテックス(KW) 　（ラテックス） トキソ蛍光スライド(KW)(FA) 「ゼウス」トキソプラズマ抗原 セット（ラテックス） TOXO(IgG) エライザ 「コクサイ」 トキソHAテストキット"ウェル カム" トキソスタット	日水（ビリオン） 化血研 田辺（栄研） 協和薬品（日本凍結） 〃 〃 シノテスト（日本テクニ コン） 国際（クリニカルサイエ ンス） ダイアヤトロン 　（Wellcome）	Toxoplasma 〃 （主に動物用） 〃 〃 〃 〃 〃 〃 〃 〃　　IgG抗体
赤痢アメーバ	赤痢アメーバCF抗原	日水（ビリオン）	Entamoeba histo- lytica

（つづく）

微生物名	市販検査薬 （測定原理）	発売元	備考 （対象微生物名など）
DNAプローブ			
結核菌	結核菌群同定用DNA プローブ 「中外」	中外製薬	*Mycobacterium tuberculos*
	マイコバクテリウム アビウム ・イン トラセルラー同定用DNA プロー ブ「中外」	〃 〃	*M.avium*complex
マイコプラズマ	肺炎マイコプラズマDNA プロー ブ「中外」	〃	*Mycoplasma pneu- moniae*
クラミジア	DNA プローブ「中外」 ークラミジア	〃	*Chlamydia*(検体か ら直接検出)
淋菌	DNA プローブ「中外」 ーゴノレア （上記は1991年末までに保険適用） 各種の標識（ビオチンなど）によるプローブが開発されている。	中外製薬	*N.gonorrhoeae* （検体から直接 検出）

肝炎ウイルス（HBV，HCV等）は省略：別項で紹介される

バイオ検査薬の開発 (B583)

1992年4月28日　初版第1刷発行
2000年9月25日　普及版第1刷発行

　　監　修　山本　重夫　　　　　　Printed in Japan
　　発行者　島　健太郎
　　発行所　株式会社　シーエムシー
　　　　　　東京都千代田区内神田1－4－2（コジマビル）
　　　　　　電話　03(3293)2061

　　定価は表紙に表示してあります。　　©S.Yamamoto, 2000
　　落丁・乱丁本はお取替えいたします。

ISBN4-88231-085-6　C3047

☆本書の無断転載・複写複製（コピー）による配付は、著者および出版社の権利の侵害になりますので、小社あて事前に承諾を求めてください。

CMC Books 普及版シリーズのご案内

プラスチックリサイクル技術
ISBN4-88231-076-7　　　　　　　B573
A5判・250頁　本体3,000円＋税（〒380円）
初版1992年1月　普及版2000年7月

◆構成および内容：廃棄プラスチックとリサイクル促進／わが国のプラスチックリサイクルの現状／リサイクル技術と回収システムの開発／資源・環境保全製品の設計／産業別プラスチックリサイクル開発の現状／樹脂別形態別リサイクリング技術／企業・業界の研究開発動向他
◆執筆者：本多淳祐／遠藤秀夫／柳澤孝成／石倉豊他14名

分解性プラスチックの開発
監修／土肥義治
ISBN4-88231-075-9　　　　　　　B572
A5判・276頁　本体3,500円＋税（〒380円）
初版1990年9月　普及版2000年6月

◆構成および内容：〈廃棄プラスチックによる環境汚染と規制の動向〉〈廃棄プラスチック処理の現状と課題〉〈分解性プラスチックスの開発技術〉生分解性プラスチックス／光分解性プラスチックス〈分解性の評価技術〉〈研究開発動向〉〈分解性プラスチックの代替可能性と実用化展望〉他
◆執筆者：土肥義治／山中唯義／久保直紀／柳澤孝成他9名

自動車用高分子材料の開発
監修／大庭敏之
ISBN4-88231-073-2　　　　　　　B570
A5判・274頁　本体3,400円＋税（〒380円）
初版1989年12月　普及版2000年7月

◆構成および内容：〈外板、塗装材料〉自動車用SMCの技術動向と課題、RIM材料〈内装材料〉シート表皮材料、シートパッド〈構造用樹脂〉繊維強化先進複合材料、GFRP板ばね〈エラストマー材料〉防振ゴム、自動車用ホース〈塗装・接着材料〉鋼板用塗料、樹脂用塗料、構造用接着剤他
◆執筆者：大庭敏之／黒川滋樹／村田佳生／中村胖他23名

不織布の製造と応用
編集／中村義男
ISBN4-88231-072-4　　　　　　　B569
A5判・253頁　本体3,200円＋税（〒380円）
初版1989年6月　普及版2000年4月

◆構成および内容：〈原料編〉有機系・無機系・金属系繊維、バインダー、添加剤〈製法編〉エアレイパルプ法、湿式法、スパンレース法、メルトブロー法、スパンボンド法、フラッシュ紡糸法〈応用編〉衣料、生活、医療、自動車、土木・建築、ろ過関連、電気・電磁波関連、人工皮革他
◆執筆者：北村孝雄／萩原勝男／久保栄一／大垣豊他15名

オリゴマーの合成と応用
ISBN4-88231-071-6　　　　　　　B568
A5判・222頁　本体2,800円＋税（〒380円）
初版1990年8月　普及版2000年6月

◆構成および内容：〈オリゴマーの最新合成法〉〈オリゴマー応用技術の新展開〉ポリエステルオリゴマーの可塑剤／接着剤・シーリング材／粘着剤／化粧品／医薬品／歯科用材料／凝集・沈殿剤／コピー用トナーバインダー他
◆執筆者：大河原信／塩谷啓一／廣瀬拓治／大橋徹也／大月裕／大見賀広芳／土岐宏俊／松原次男／富田健一他7名

DNAプローブの開発技術
著者／髙橋豊三
ISBN4-88231-070-8　　　　　　　B567
A5判・398頁　本体4,600円＋税（〒380円）
初版1990年4月　普及版2000年5月

◆構成および内容：〈核酸ハイブリダイゼーション技術の応用〉研究分野、遺伝病診断、感染症、法医学、がん研究・診断他への応用〈試料DNAの調製〉濃縮・精製の効率化他〈プローブの作成と分離〉〈プローブの標識〉放射性、非放射性標識他〈新しいハイブリダイゼーションのストラテジー〉〈診断用DNAプローブと臨床微生物検査〉他

ハイブリッド回路用厚膜材料の開発
著者／英一太
ISBN4-88231-069-4　　　　　　　B566
A5判・274頁　本体3,400円＋税（〒380円）
初版1988年5月　普及版2000年5月

◆構成および内容：〈サーメット系厚膜回路用材料〉〈厚膜回路におけるエレクトロマイグレーション〉〈厚膜ペーストのスクリーン印刷技術〉〈ハイブリッドマイクロ回路の設計と信頼性〉〈ポリマー厚膜材料のプリント回路への応用〉〈導電性接着剤、塗料への応用〉ダイアタッチ用接着剤／導電性エポキシ樹脂接着剤によるSMT他

植物細胞培養と有用物質
監修／駒嶺穆
ISBN4-88231-068-6　　　　　　　B565
A5判・243頁　本体2,800円＋税（〒380円）
初版1990年3月　普及版2000年5月

◆構成および内容：有用物質生産のための大量培養－遺伝子操作による物質生産／トランスジェニック植物による物質生産／ストレスを利用した二次代謝物質の生産／各種有用物質の生産－抗腫瘍物質／ビンカアルカロイド／ベルベリン／ビオチン／シコニン／アルブチン／チクル／色素他
◆執筆者：高山眞策／作田正明／西荒介／岡崎光雄他21名

CMC Books 普及版シリーズのご案内

高機能繊維の開発
監修／渡辺 正元
ISBN4-88231-066-X
A5判・244頁　本体3,200円＋税（〒380円）　B563
初版1988年8月　普及版2000年4月

◆構成および内容：〈高強度・高耐熱〉ポリアセタール〈無機系〉アルミナ／耐熱セラミック〈導電性・制電性〉芳香族系／有機系〈バイオ繊維〉医療用繊維／人工皮膚／生体筋と人工筋〈吸水・撥水・防汚繊維〉フッ素加工〈高風合繊維〉超高収縮・高密度素材／超極細繊維他

◆執筆者：酒井紘／小松民郎／大田康雄／飯塚登志他24名

導電性樹脂の実際技術
監修／赤松 清
ISBN4-88231-065-1
A5判・206頁　本体2,400円＋税（〒380円）　B562
初版1988年3月　普及版2000年4月

◆構成および内容：染色加工技術による導電性の付与／透明導電膜／導電性プラスチック／導電性塗料／導電性ゴム／面発熱体／低比重高導電プラスチック／繊維の帯電防止／エレクトロニクスにおける遮蔽技術／プラスチックハウジングの電磁遮蔽／微生物と導電性／他

◆執筆者：奥田昌宏／南忠男／三谷雄二／斉藤信夫他8名

形状記憶ポリマーの材料開発
監修／入江 正浩
ISBN4-88231-064-3
A5判・207頁　本体2,800円＋税（〒380円）　B561
初版1989年10月　普及版2000年3月

◆構成および内容：〈材料開発編〉ポリイソプレイン系／スチレン・ブタジエン共重合体／光・電気誘起形状記憶ポリマー／セラミックスの形状記憶現象〈応用編〉血管外科的分野への応用／歯科用材料／電子配線の被覆／自己制御型ヒーター／特許・実用新案他

◆執筆者：石井正雄／唐牛正夫／上野桂二／宮崎修一他

光機能性高分子の開発
監修／市村 國宏
ISBN4-88231-063-5
A5判・324頁　本体3,400円＋税（〒380円）　B560
初版1988年2月　普及版2000年3月

◆構成および内容：光機能性包接錯体／高耐久性有機フォトロミック材料／有機DRAW記録体／フォトクロミックメモリ／PHB材料／ダイレクト製版材料／CEL材料／光化学治療用光増感剤／生体触媒の光固定化他

◆執筆者：松田実／清水茂樹／小関健一／城田靖彦／松井文雄／安藤栄司／岸井典之／米沢輝彦他17名

DNAプローブの応用技術
著者／髙橋 豊三
ISBN4-88231-062-7
A5判・407頁　本体4,600円＋税（〒380円）　B559
初版1988年2月　普及版2000年3月

◆構成および内容：〈感染症の診断〉細菌感染症／ウイルス感染症／寄生虫感染症〈ヒトの遺伝子診断〉出生前の診断／遺伝病の治療〈ガン診断の可能性〉リンパ系新生物のDNA再編成〈諸技術〉フローサイトメトリーの利用／酵素的増幅法を利用した特異的塩基配列の遺伝子解析〈合成オリゴヌクレオチド〉他

多孔性セラミックスの開発
監修／服部 信・山中 昭司
ISBN4-88231-059-7
A5判・322頁　本体3,400円＋税（〒380円）　B556
初版1991年9月　普及版2000年3月

◆構成および内容：多孔性セラミックスの基礎／素材の合成（ハニカム・ゲル・ミクロポーラス・多孔質ガラス）／機能（耐火物・断熱材・センサ・触媒）／新しい多孔体の開発（バルーン・マイクロサーム他）

◆執筆者：直野博光／後藤誠史／牧島亮男／作花済夫／荒井弘通／中原佳子／守屋善郎／細野秀雄他31名

エレクトロニクス用機能メッキ技術
著者／英 一太
ISBN4-88231-058-9
A5判・242頁　本体2,800円＋税（〒380円）　B555
初版1989年5月　普及版2000年2月

◆構成および内容：連続ストリップメッキラインと選択メッキ技術／高スローイングパワーはんだメッキ／酸性硫酸銅浴の有機添加剤のコント／無電解金メッキ〈応用〉プリント配線板／コネクター／電子部品および材料／電磁波シールド／磁気記録材料／使用済み無電解メッキ浴の廃水・排水処理他

機能性化粧品の開発
監修／髙橋 雅夫
ISBN4-88231-057-0
A5判・342頁　本体3,800円＋税（〒380円）　B554
初版1990年8月　普及版2000年2月

◆構成および内容：Ⅱアイテム別機能の評価・測定／Ⅲ機能性化粧品の効果を高める研究／Ⅳ生体の新しい評価と技術／Ⅴ新しい原料、微生物代謝産物、角質細胞間脂質、ナイロンパウダー、シリコーン誘導体他

◆執筆者：尾沢達也／高野勝弘／大郷保治／福田英憲／赤堀敏之／萬秀憲／梅田達也／吉田酵他35名

CMC Books 普及版シリーズのご案内

フッ素系生理活性物質の開発と応用 監修／石川 延男 ISBN4-88231-054-6　　　　B552 A5判・191頁　本体2,600円＋税（〒380円） 初版1990年7月　普及版1999年12月	◆構成および内容：〈合成〉ビルディングブロック／フッ素化／〈フッ素系医薬〉合成抗菌薬／降圧薬／高脂血症薬／中枢神経系用薬／〈フッ素系農薬〉除草剤／殺虫剤／殺菌剤／他 ◆執筆者：田口武夫／梅本照雄／米田徳彦／熊井清作／沢田英夫／中山雅陽／大髙博／塚本悟郎／芳賀隆弘
マイクロマシンと材料技術 監修／林 輝 ISBN4-88231-053-8　　　　B551 A5判・228頁　本体2,800円＋税（〒380円） 初版1991年3月　普及版1999年12月	◆構成および内容：マイクロ圧力センサー／細胞およびDNAのマニュピュレーション／Si-Si接合技術と応用製品／セラミックアクチュエーター／ph変化形アクチュエーター／STM・応用加工他 ◆執筆者：佐藤洋一／生田幸士／杉山進／鷲津正夫／中村哲郎／高橋貞行／川崎修／大西一正他16名
UV・EB硬化技術の展開 監修／田畑 米穂　編集／ラドテック研究会 ISBN4-88231-052-X　　　　B549 A5判・335頁　本体3,400円＋税（〒380円） 初版1989年9月　普及版1999年12月	◆構成および内容：〈材料開発の動向〉〈硬化装置の最近の進歩〉紫外線硬化装置／電子硬化装置／エキシマレーザー照射装置〈最近の応用開発の動向〉自動車部品／電気・電子部品／光学／印刷／建材／歯科材料他 ◆執筆者：大井吉晴／実松徹司／柴田讓治／中村茂／大庭敏夫／西久保忠臣／滝本雅之／伊達宏和他22名
特殊機能インキの実際技術 ISBN4-88231-051-1　　　　B548 A5判・194頁　本体2,300円＋税（〒380円） 初版1990年8月　普及版1999年11月	◆構成および内容：ジェットインキ／静電トナー／転写インキ／表示機能性インキ／装飾機能インキ／熱転写／導電性／磁性／蛍光・蓄光／減感／フォトクロミック／スクラッチ／ポリマー厚膜材料他 ◆執筆者：木下晃男／岩田靖久／小林邦昌／寺山道男／相原次郎／笠置一彦／小浜行行／髙尾道生他13名
プリンター材料の開発 監修／髙橋 恭介・入江 正浩 ISBN4-88231-050-3　　　　B547 A5判・257頁　本体3,000円＋税（〒380円） 初版1995年8月　普及版1999年11月	◆構成および内容：〈プリンター編〉感熱転写／バブルジェット／ピエゾインクジェット／ソリッドインクジェット／静電プリンター・プロッター／マグネトグラフィ〈記録材料・ケミカルス編〉他 ◆執筆者：坂本康治／大西勝／橋本憲一郎／碓井稔／福田隆／小鍛治徳雄／中沢亨／杉崎裕他11名
機能性脂質の開発 監修／佐藤 清隆・山根 恒夫 　　　　岩橋 槇夫・森 弘之 ISBN4-88231-049-X　　　　B546 A5判・357頁　本体3,600円＋税（〒380円） 初版1992年3月　普及版1999年11月	◆構成および内容　工業的バイオテクノロジーによる機能性油脂の生産／微生物反応・酵素反応／脂肪酸と高級アルコール／混合型油脂／機能性食用油／改質油／リポソーム用リン脂質／界面活性剤／記録材料／分子認識場としての脂質膜／バイオセンサ構成素子他 ◆執筆者：菅野道廣／原健次／山口道広他30名
電気粘性（ER）流体の開発 監修／小山 清人 ISBN4-88231-048-1　　　　B545 A5判・288頁　本体3,200円＋税（〒380円） 初版1994年7月　普及版1999年11月	◆構成および内容：〈材料編〉含水系粒子分散型／非含水系粒子分散型／均一系／EMR流体〈応用編〉ERアクティブダンパーと振動抑制／エンジンマウント／空気圧アクチュエーター／インクジェット他 ◆執筆者：滝本淳一／土井正男／大坪泰文／浅子佳延／伊ケ崎文和／志賀亨／赤塚孝寿／石野裕一他17名
有機ケイ素ポリマーの開発 監修／櫻井 英樹 ISBN4-88231-045-7　　　　B543 A5判・262頁　本体2,800円＋税（〒380円） 初版1989年11月　普及版1999年10月	◆構成および内容：ポリシランの物性と機能／ポリゲルマンの現状と展望／工業的製造と応用／光関連材料への応用／セラミックス原料への応用／導電材料への応用／その他の含ケイ素ポリマーの開発動向他 ◆執筆者：熊田誠／坂本健吉／吉良満夫／松本信雄／加部義夫／持田邦夫／大中恒明／直井嘉威他8名

CMC Books 普及版シリーズのご案内

有機磁性材料の基礎
監修／岩村 秀
ISBN4-88231-043-0　　　　　　　　B541
A5判・169頁　本体2,100円＋税（〒380円）
初版1991年10月　普及版1999年10月

◆構成および内容：高スピン有機分子からのアプローチ／分子性フェリ磁性体の設計／有機ラジカル／高分子ラジカル／金属錯体／グラファイト化途上炭素材料／分子性・有機磁性体の応用展望他
◆執筆者：富田哲郎／熊谷正志／米原祥友／梅原英樹／飯島誠一郎／溝上恵彬／工位武治

高純度シリカの製造と応用
監修／加賀美 敏郎・林 瑛
ISBN4-88231-042-2　　　　　　　　B540
A5判・313頁　本体3,600円＋税（〒380円）
初版1991年3月　普及版1999年9月

◆構成および内容：〈総論〉形態と物性・機能／現状と展望／〈応用〉水晶／シリカガラス／シリカゾル／シリカゲル／微粉末シリカ／IC封止用シリカフィラー／多孔質シリカ他
◆執筆者：川副博司／永井邦彦／石井正／田中映治／森本幸裕／京藤倫久／滝田正俊／中村哲之他16名

最新二次電池材料の技術
監修／小久見 善八
ISBN4-88231-041-4　　　　　　　　B539
A5版・248頁　本体3,600円＋税（〒380円）
初版1997年3月　普及版1999年9月

◆構成および内容：〈リチウム二次電池〉正極・負極材料／セパレーター材料／電解質／〈ニッケル・金属水素化物電池〉正極と電解液／〈電気二重層キャパシタ〉EDLCの基本構成と動作原理〈二次電池の安全性〉他
◆執筆者：菅野了次／脇原將孝／逢坂哲彌／稲葉稔／豊口吉徳／丹治博司／森田昌行／井土秀一他12名

機能性ゼオライトの合成と応用
監修／辰巳 敬
ISBN4-88231-040-6　　　　　　　　B538
A5判・283頁　本体3,200円＋税（〒380円）
初版1995年12月　普及版1999年6月

◆構成および内容：合成の新動向／メソポーラスモレキュラーシーブ／ゼオライト膜／接触分解触媒／芳香族化触媒／環境触媒／フロン吸着／建材への応用／抗菌性ゼオライト他
◆執筆者：板橋慶治／松方正彦／増田立男／木下二郎／関沢和彦／小川政英／水野光一他

ポリウレタン応用技術
ISBN4-88231-037-6　　　　　　　　B536
A5判・259頁　本体2,800円＋税（〒380円）
初版1993年11月　普及版1999年6月

◆構成および内容：〈原材料編〉イソシアネート／ポリオール／副資材／〈加工技術編〉フォーム／エラストマー／RIM／スパンデックス／〈応用編〉自動車／電子・電気／OA機器／電気絶縁／建築・土木／接着剤／衣料／他
◆執筆者：髙柳弘／岡部憲昭／奥薗修一他

ポリマーコンパウンドの技術展開
ISBN4-88231-036-8　　　　　　　　B535
A5判・250頁　本体2,800円＋税（〒380円）
初版1993年5月　普及版1999年5月

◆構成および内容：市場と技術トレンド／汎用ポリマーのコンパウンド（金属繊維充填、耐衝撃性樹脂、耐熱焼性、イオン交換膜、多成分系ポリマーアロイ）／エンプラのコンパウンド／熱硬化性樹脂のコンパウンド／エラストマーのコンパウンド／他
◆執筆者：浅井治海／菊池巧／小林俊昭／中條澄他23名

プラスチックの相溶化剤と開発技術
－分類・評価・リサイクル－
編集／秋山三郎
ISBN4-88231-035-X　　　　　　　　B534
A5判・192頁　本体2,600円＋税（〒380円）
初版1992年12月　普及版1999年5月

◆構成および内容：優れたポリマーアロイを作る鍵である相溶化剤の「技術的課題と展望」「開発と実際展開」「評価技術」「リサイクル」「市場」「海外動向」等を詳述。
◆執筆者：浅井治海／上田明／川上雄資／山下晋三／大村博／山本隆／大前忠行／山口登／森田英夫／相部博史／矢崎文彦／雪岡聡／他

水溶性高分子の開発技術
ISBN4-88231-034-1　　　　　　　　B533
A5判・376頁　本体3,800円＋税（〒380円）
初版1996年3月　普及版1999年5月

◆構成および内容：医薬品／トイレタリー工業／食品工業における水溶性ポリマー／塗料工業／水溶性接着剤／印刷インキ用水性樹脂／用廃水処理用水溶性高分子／飼料工業／水溶性フィルム工業／土木工業／建材建築工業／他
◆執筆者：堀内照夫他15名

CMC Books 普及版シリーズのご案内

機能性高分子ゲルの開発技術
監修／長田義仁・王 林
ISBN4-88231-031-7　　　　　B531
A5判・324頁 本体3,500円＋税（〒380円）
初版1995年10月　普及版1999年3月

◆構成および内容：ゲル研究—最近の動向／高分子ゲルの製造と構造／高分子ゲルの基本特性と機能／機能性高分子ゲルの応用展開／特許からみた高分子ゲルの研究開発の現状と今後の動向

◆執筆者：田中穰／長田義仁／小川悦代／原一広他

熱可塑性エラストマーの開発技術
編著／浅井治海
ISBN4-88231-033-3　　　　　B532
B5判・170頁 本体2,400円＋税（〒380円）
初版1992年6月　普及版1999年3月

◆構成および内容：経済性、リサイクル性などを生かして高付加価値製品を生みだすことと既存の加硫ゴム製品の熱可塑性ポリマー製品との代替が成長の鍵となっているTPEの市場／メーカー動向／なぜ成長が期待されるのか／技術開発動向／用途展開／海外動向／他

シリコーンの応用展開
編集／黛 哲也
ISBN4-88231-026-0　　　　　B527
A5判・288頁 本体3,000円＋税（〒380円）
初版1991年11月　普及版1998年11月

◆構成および内容：概要／電気・電子／輸送機／土木、建築／化学／化粧品／医療／紙・繊維／食品／成形技術／レジャー用品関連／美術工芸へのシリコーン応用技術を詳述。

◆執筆者：田中正喜／福田健／吉田武男／藤木弘直／反町正美／福永憲朋／飯塚徹／他

コンクリート混和剤の開発技術
ISBN4-88231-027-9　　　　　B526
A5判・308頁 本体3,400円＋税（〒380円）
初版1995年9月　普及版1998年9月

◆構成および内容：序論／コンクリート用混和剤各論／AE剤／減水剤・AE減水剤／流動化剤／高性能AE減水剤／分離低減剤／起泡剤・発泡剤他／コンクリート用混和剤各論／膨張材他／コンクリート関連ケミカルスを詳述。◆執筆者：友澤史紀／他21名

機能性界面活性剤の開発技術
著者／堀内照夫ほか
ISBN4-88231-024-4　　　　　B525
A5判・384頁 本体3,800円＋税（〒380円）
初版1994年12月　普及版1998年7月

◆構成および内容：新しい機能性界面活性剤の開発と応用／界面活性剤の利用技術／界面活性剤との相互作用／界面活性剤の応用展開／医薬品／農薬／食品／化粧品／トイレタリー／合成ゴム・合成樹脂／繊維加工／脱墨剤／高性能AE減水剤／防錆剤／塗料他を詳述

高分子添加剤の開発技術
監修／大勝靖一
ISBN4-88231-023-6　　　　　B524
A5判・331頁 本体3,600円＋税（〒380円）
初版1992年5月　普及版1998年6月

◆構成および内容：HALS・紫外線吸収剤／フェノール系酸化防止剤／リン・イオウ系酸化防止剤／熱安定剤／感光性樹脂の添加剤／紫外線硬化型重合開始剤／シランカップリング剤／チタネート系カップリング剤による表面改質／エポキシ樹脂硬化剤／他

フッ素系材料の開発
編集／山辺正顕，松尾 仁
ISBN4-88231-018-X　　　　　B518
A5判・236頁 本体2,800円＋税（〒380円）
初版1994年1月　普及版1997年9月

◆構成および内容：フロン対応／機能材料としての展開／フッ素ゴム／フッ素塗料／機能性膜／光学電子材料／表面改質材／撥水撥油剤／不活性媒体・オイル／医薬・中間体／農薬・中間体／展望について、フッ素化学の先端企業、旭硝子の研究者が分担執筆。

※ホームページ（http://www.cmcbooks.co.jp/）